医療制度改革

先進諸国では、経済の大幅な成長が期待できないなかで、全ての国民に対して医学・医療技術の進歩を適切に反映した質の高い医療を効率的に提供することができる体制を整備することが求められている。

ドイツ・フランス・イギリスの
比較分析と日本への示唆

編著者―**松本勝明**

著者

加藤智章
片桐由喜
白瀬由美香
松本由美

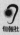
旬報社

はしがき

　人口高齢化の進展，疾病構造の変化，医学・医療技術の進歩などに対応し，すべての国民に対して質の高い医療を提供するとともに，増加する費用を安定的かつ公平に賄える制度を構築することは，先進諸国において重要課題となっている。

　本書は，近年，医療制度（医療保障制度および医療供給体制）に関して多くの議論が積み重ねられ，様々な改革が実施されているドイツ・フランス・イギリスを対象として，医療制度が直面する課題およびその解決のための改革について把握・検討し，改革の効果と問題点を明らかにするとともに，日本の改革への示唆を得ることを目的としている。外国における改革がそのままの形で日本に適用できるというわけではないが，比較の視点に立った検討を行うことにより，日本の医療制度改革について考える新たな視点を提供し，政策の選択肢を拡大することや効果を高めることが可能になると考えられる。

　このため，本書の前半では，日本における改革の重要な論点と考えられる事項に沿って，ドイツ・フランス・イギリスの医療制度改革についての検討を行い，改革の基本的考え方，具体的内容，効果および問題点などを明らかにする。さらに後半においては，3ヵ国間の横断比較を行い，重要な共通点と相違点を明らかにする。さらに，これらの成果をもとに日本の改革への示唆を導きだす。

　医療保障制度および医療供給体制は，いずれも国民に必要な医療を保障するうえで欠かせないものであることから，本書ではこの両方を一体的にとらえた検討を行っている。なお，この3ヵ国の医療制度を解説することは本書の目的ではないため，制度の現状に関する記述は，医療制度改革について理解するうえで必要な範囲内にとどめている。

　本書は，厚生労働科学研究費補助金による政策科学総合研究事業（政策科学推進研究事業）として2012年度および2013年度に実施した『諸外国における医療制度改革と日本への適用可能性に関する研究』（H24 - 政策 - 一般 -

008，研究代表者：松本勝明）の成果にもとづいている。本書の執筆者はこの研究事業の研究代表者および研究分担者により構成されている。この研究事業においては，それぞれの国の社会保障を専門的に研究している執筆者が担当する国および分野に関する研究を行った。各執筆者は，これまでの研究を通じて蓄積した知見を基盤として，この3ヵ国の医療制度改革に関する文献研究ならびに現地でのヒアリング調査および意見交換を行うことにより，この研究を実施した。これと併せて，3ヵ国間の横断比較のための討議などを共同で行った。こうした共同作業は，3ヵ国における課題や対応方策を比較検討するうえで大変有意義なものであったといえる。ただし，本書において示された見解は，あくまでも当該部分を担当する執筆者個人のものである。

　現地でのヒアリング調査や意見交換の実施にあたっては，各国の政府，政府関係機関および関係団体の専門家，大学および民間研究機関の研究者，現地所在の日本国大使館館員などから多大なご協力をいただいた。これらの皆様方の協力は，この研究が所期の目的を達成するために欠くことのできないものであった。この場を借りて皆様方に改めて深く感謝の気持ちを表したい。

　医療制度改革に関心を有する多くの方々にこの研究の成果を広く活用していただくため，図書として刊行することを希望していたところ，幸いにも旬報社より出版いただけることとなった。出版事情の厳しいなか本書の刊行が実現することとなったのは，ひとえに同社の木内洋育社長のおかげであり，ご尽力に対して心からのお礼を申し上げたい。

2015年2月

松本　勝明

目　　次

はしがき　3

序章　本書の課題と視点　9

第1章　ドイツにおける医療制度改革　17
　第1節　現行制度の概要　19
　　1　医療保険制度　19
　　2　医療供給体制　22
　第2節　改革の目的と手段　23
　　1　検討対象とする改革　23
　　2　改革の主要目的　25
　　3　中心的な手段　25
　第3節　医療保険に関する改革　26
　　1　公私関係の見直し　26
　　2　給付の範囲の見直し，選択制の導入　30
　　3　診療報酬制度の改善　34
　　4　保険者の役割　44
　　5　財政的な公平性と安定の確保　47
　　6　新たな薬剤および診断・治療方法の導入　53
　第4節　医療供給体制に関する改革　60
　　1　平等な医療アクセスの確保　60
　　2　供給者間の連携確保　66
　　3　質の確保　75
　第5節　考察　79
　　1　他国と比較した改革の特徴とそれをもたらした要因　79
　　2　日本への示唆　81

第2章　フランスにおける医療制度改革　99
 第1節　現行制度の概要　101
  はじめに　101
  1　医療需要の概要　101
  2　医療供給の概要　104
 第2節　改革の目的と手段　107
  1　対象とする改革　107
  2　2004年改革・2009年改革の主要目的　108
  3　中心的な手段　109
 第3節　医療保険に関する改革　112
  1　公私関係の見直し　112
  2　給付の範囲の見直し，選択制の導入　114
  3　診療報酬制度の改善　123
  4　保険者の役割　128
  5　財政的な公平性と安定の確保　131
  6　新たな治療方法・薬剤の導入　138
 第4節　医療供給体制に関する改革　140
  1　医療供給体制の現状　141
  2　平等な医療アクセスの確保　150
  3　供給者間の連携確保　155
  4　質の確保　162
 第5節　考察　165
  1　医療保険　165
  2　医療供給体制　169

第3章　イギリスにおける医療制度改革　191
 第1節　現行制度の概要　193
  1　NHSの組織　193
  2　NHSの供給体制　194
  3　NHSの財源　196

4　NHS における予算配分と診療報酬　197
　第 2 節　改革の目的と手段　197
　　1　改革の目的　197
　　2　改革の目的と手段　201
　第 3 節　NHS に関する改革　205
　　1　医療保障における公私の役割分担　205
　　2　医療機関の選択の拡大　208
　　3　診療報酬制度の改革　212
　　4　費用負担者の役割　217
　　5　新たな治療法・薬剤の導入　218
　第 4 節　医療供給体制に関する改革　221
　　1　平等な医療アクセスの確保　222
　　2　供給者間の連携確保　233
　　3　質の確保　239
　第 5 節　考察　246
　　1　NHS　246
　　2　医療供給体制　252

第 4 章　3ヵ国の比較と日本への示唆　265
　第 1 節　公私関係　267
　　1　医療費負担における公私関係　267
　　2　医療供給体制における公私関係　270
　　3　日本への示唆　271
　第 2 節　診療報酬　273
　　1　3ヵ国の比較　273
　　2　日本への示唆　279
　第 3 節　競争，保険者の役割　282
　　1　3ヵ国の比較　282
　　2　日本への示唆　284
　第 4 節　医療保険財政の安定と負担の公平　288

  1 検討対象の確定　288
  2 負担の公平　289
  3 個別的な保険料レベルでの負担の公平　290
  4 医療費の総額コントロール　292
  5 財政運営に関する説明責任　293
  6 日本への示唆　295
 第5節 新たな薬剤および診断・治療方法の導入　297
  1 新たな薬剤の導入　297
  2 新たな診断・治療方法の導入　302
 第6節 保健医療計画　303
  1 3ヵ国における保健医療計画の概要　303
  2 ドイツとフランスの比較　305
  3 日本への示唆　307
 第7節 医療人材　309
  1 医療アクセスにおける人材の量的・質的確保の重要性　309
  2 3ヵ国の取組みの比較　310
  3 日本への示唆　314
 第8節 医療供給者間の連携　316
  1 3ヵ国の比較　317
  2 日本への示唆　320
 第9節 質の確保　322
  1 医療の質への視点　322
  2 3ヵ国における取組みの比較　323
  3 日本への示唆　327

参考資料　331
訳語一覧　332
執筆分担　340
事項索引　341
執筆者紹介　344

序　章

本書の課題と視点

先進諸国においては，人口高齢化の進展，疾病構造の変化，医学・医療技術の進歩など，医療制度に大きな影響をもたらす変化が進展している。人口高齢化の背景には平均寿命の伸長がある。医療の進歩などにより人々が長い人生を享受できるようになったことは，誠に喜ばしいことである。しかし，人は年齢を重ねると疾病にかかる頻度が高まり，また，その治療のためにより長い期間，より多くの費用がかかるようになる。慢性病の増加などの疾病構造の変化に適切に対応するためには，医療供給の各分野の連携のもとで個々の患者の状態の変化に応じて必要となる医療を継続的に提供することが可能な体制を整備する必要がある。医学・医療技術の進歩は，これまでは治療ができなかった，あるいは，対症療法しかなかった疾病の治療を可能にする。しかし，新たな医療技術を用いた治療のために従来の方法に比べて遥かに多くの費用がかかる場合も少なくない。

　こうした要因により，医療のために必要な費用は今後一層増加すると考えられる。このため，先進諸国では，経済の大幅な成長が期待できないなかで，すべての国民に対して，医学・医療技術の進歩を適切に反映した質の高い医療を効率的に提供することができる体制を整備することが求められている。併せて，人口高齢化などにともない増加する費用を安定的かつ公平に賄える制度を構築していくことが重要課題となっている。

　このような状況をふまえ，本書は，ドイツ，フランス，イギリスの医療制度が直面している課題とその解決のための改革を検討の対象としている。先進諸国のなかでも特にこの3ヵ国を取り上げたのは，次のような理由による。この3ヵ国では，近年，医療制度に関する様々な改革が実施されてきた。ドイツでは，1988年末に制定された医療保障改革法以降，医療の需要面での対策にとどまらず，医療の供給構造の改善にまで踏み込んだ改革が進められてきている。フランスでは，1990年以降，医療の供給と需要の両面に着目した改革が進められてきている。さらに，イギリスでは，1997年のブレア政権成立後，医療サービスを受けるための期間（待期期間）の短縮と誰もが平等に良質の医療サービスを受けることができる体制を確立するための改革が行われてきている。これらの改革の過程を通じて，この3ヵ国においては，医療制度のあるべき姿やそれを実現するための方策に関して多くの政策

的・学術的な議論が積み重ねられている。これらの議論には，この3ヵ国と同様の課題に直面している日本の医療制度改革について検討する際にも参考となる重要な情報が含まれていると考えられる。

　この3ヵ国の医療制度は，人口高齢化などの要因がもたらす共通の課題に直面している。しかし，実施された改革の内容や手段には，医療に関する基本的な考え方や制度の歴史的沿革がそれぞれの国において異なることなどを背景とする重要な相違点・特徴がみられる。ドイツの改革の特徴は，当事者間の競争の促進および保険料の事業主負担の軽減に重点が置かれていることである。その背景には，費用抑制のための公的介入が持続的な効果を持たなかった経験や，国際競争が激化するなかで賃金コストの増加が国内雇用の減少をもたらすことへの強い危惧がある。フランスの改革の特徴は，普遍的な医療給付の実現と包括的な医療供給のコントロールにある。その背景には，分立した医療保険制度が不平等を生み出す恐れがあること，および医療アクセスの確保についての政策的重要性が高いことがある。イギリスの改革の特徴は，多くの予算を投入することにより医療サービスの質と量を確保しようとする点にある。その背景には，長期にわたる予算抑制により，患者に対する十分な医療が確保できなかったことがある。このため，この3ヵ国間での横断比較を行うことにより，それぞれの国の医療制度改革についての検討を行うことだけでは得られない重要な示唆を得ることができると考えられる。

　本書における検討の対象は，医療制度に関する改革である。この場合に「医療制度」という用語は，医療保障制度および医療供給体制の両方を指すものとして用いている。すべての国民が必要とする医療を受けられるようにするためには，各地域の需要に応じて医療サービスを供給することができる体制（医療供給体制）を整備する必要がある。例えば，医療サービスに従事する医師について地域的な偏在がみられる場合には，医師が不足する地域では，必要な医療が受けられない，あるいは，適時に受けられないなどの問題が生じる恐れがある。これと併せて，国民が医療を受けるための費用を保障する制度（医療保障制度）が必要である。例えば，医療保険制度や国民保健サービス（NHS）のような医療保障制度が存在しないか，存在したとしても不十分な場合には，費用が高額であるか，あるいは，所得が低いために医

療のための費用を負担しきれず，必要な医療を受けられない人が出てくる恐れがある。このように，医療保障制度及び医療供給体制は，いずれも国民が必要な医療を受けられることを保障するために欠くことのできない両輪の役割を担っている。このため，本書においては，医療保障制度と医療供給体制の両方を一体的にとらえて医療制度改革の検討を行っている。

　本書における検討の対象は，この3ヵ国において過去20年前後の期間に議論され，実施された医療制度改革となっている。また，本書は，医療制度改革に関する最新の状況を把握するため，可能な限り直近の改革や今後の改革に関する議論も検討の対象に含めている。すべての国民がその年齢や所得に関わりなく必要とする医療を受けられるようにするためには，社会経済の変化や技術革新などに対応した医療制度改革についての不断の取組みが必要である。この意味において，この3ヵ国の医療制度改革は決して現状をもって完成したというわけではない。しかし，今日までの間においても，改革のために実に様々な取組みが行われるとともに，相当の政策的，学術的な議論が積み重ねられており，それらにもとづく検討を行うことにより，日本での医療制度改革に有益な示唆を得ることは十分可能であると考えられる。

　本書は，こうした検討を通じて次のような成果を得ることを目的としている。まず，この3ヵ国の医療制度が直面している重要な課題と，それを解決するために実施された改革の基本的考え方，具体的内容，効果および問題点を明らかにすることである。次に，これらを横断的に比較することにより，この3ヵ国における医療制度改革の重要な共通点と相違点を明らかにすることである。さらに，これらの成果をもとに，日本における医療制度改革への示唆を導き出すことである。このため，各国の医療制度改革についての検討および3ヵ国間の横断比較については，日本の医療制度改革にとって重要な論点となる事項をふまえた共通の比較の視点から検討を行う。

　このような目的に対応して，本書は次のような構成となっている。第1章から第3章までにおいては，それぞれ，ドイツ，フランス，イギリスの医療制度改革についての検討を行っている。各章においては，まず，医療制度改革について理解するために必要な範囲で医療制度の現状を概説する。次に，医療制度改革についての総論として，検討の対象とする改革の範囲を明らか

にするとともに，改革の主要目的および中心的な手段について検討する。引き続いて，医療保障制度および医療供給体制に関する改革について検討する。最後に，他国と比較したその国の改革の特徴とそれをもたらした要因，日本にとっての示唆について考察する。第4章においては，「公私関係」，「診療報酬」，「競争，保険者の役割」，「医療保険財政の安定と負担の公平」，「新たな薬剤および診断・治療方法の導入」，「保健医療計画」，「医療人材」，「医療供給者間の連携」および「質の確保」に関する改革を取り上げ，それぞれについて3ヵ国間の横断比較を行い，重要な共通点と相違点を明らかにする。また，これにもとづき日本の医療制度改革への示唆を導き出す。

　本書における検討は，基本的に，ドイツ，フランス，イギリスの医療制度改革に関する文献研究にもとづいている。したがって，医療制度改革による効果や問題点についても，各国の政府，政府関係機関，大学，研究機関により実施された調査の結果などを通じて把握している。さらに，こうした文献研究を補完するため，3ヵ国の政府および政府関係機関の専門家，医師団体，保険者団体などの関係団体の専門家，大学・民間研究機関の研究者などを訪問して実施したヒアリング調査および意見交換の結果を活用している。このヒアリング調査および意見交換の目的は，文献研究では把握しきれない，政策決定の背景，改革の実施状況およびその評価に関する情報を獲得することにあった。

　日本においても，複数の国の医療制度の国際比較に関しては，いくつかの先行研究が存在する。その代表的なものとしては，田中・二木編著(2007)[1]，土田・田中・府川編著(2008)[2]，加藤・西田編(2014)[3] が挙げられる。このうち，田中・二木編著(2007)は，民間保険，患者負担，プライマリーケア，診断群分類，医療政策評価のテーマごとに複数の国を対象とした比較を行うとともに，医療保障・提供体制の類型論や比較医療政策について論じている。また，土田・田中・府川編著(2008)は，日本とドイツの社会保障の現状を比較しており，社会保障のひとつの分野である医療に関しても，医療システムのマクロ評価および医療供給体制の両国間での比較を行っている。加藤・西田編(2014)は，公的医療保険，国民保健サービスおよび民間保険主導という3類型に分類される諸国（10ヵ国）を対象に，医療サー

ビスの財源調達と提供の両面から，主に制度の現状を基本的枠組み，根拠法，適用対象，当事者関係，給付，診療報酬，財源構成及び医療提供体制という8項目に沿って紹介し，これにもとづき日本法への示唆を明らかにしている。

　これらをふまえた本書の特徴としては，次のような点が挙げられる。一点目は，ドイツ，フランス，イギリスの3ヵ国で行われた近年の医療制度改革を対象として，医療制度が直面する課題，その解決のための改革の基本的考え方，具体的内容，効果および問題点についての検討を行うことである。二点目は，日本の医療制度改革にとって重要な論点となる事項を設定し，この3ヵ国のいずれの医療制度改革についてもこの論点に沿った検討を行うことである。三点目は，3ヵ国間での横断比較にもとづく検討を行い，日本の医療制度改革にとって重要な示唆を導き出すことである。

　本書における検討結果は，次のことを明らかにしている。これら3ヵ国の改革のなかには，医療制度改革の重要な論点に関して，日本の改革を考えるにあたって重要な示唆を与えるものが含まれている。これらの改革は，そのすべてが直接的に日本に適用できるというわけではないが，その考え方や手段の活用について日本の実情をふまえた検討を加えることにより日本の政策への反映が可能である。

　本書の成果が，医療制度に関する比較研究を進展させることと併せて，日本における医療制度改革に関する政策の選択肢を拡大することや，改革の効果および実施可能性を高めることにいささかでも貢献することができれば幸いである。

注）
1) 田中滋・二木立編著『医療制度改革の国際比較』勁草書房，2007年。
2) 土田武史・田中耕太郎・府川哲夫編著『社会保障改革——日本とドイツの挑戦』ミネルヴァ書房，2008年。
3) 加藤智章・西田和弘編『世界の医療保障』法律文化社，2014年。

第 1 章

ドイツにおける医療制度改革

第 1 節　現行制度の概要

1　医療保険制度

(1)　被保険者

　ドイツにおいては，すべての国民に対して公的医療保険（gesetzliche Krankenversicherung）[1]への加入を義務づける仕組みはとられておらず，公的医療保険に関する法律である社会法典第 5 編[2]に規定されている者に対してのみ公的医療保険への加入義務が課されている。

　同編第 5 条第 1 項の規定によれば，公的医療保険への加入義務があるのは，労働報酬を得て就労している被用者，年金受給者，失業手当受給者，農業経営者およびその家族従事者，芸術家および著述家などである。大部分の自営業者には公的医療保険への加入義務が課されていない。また，官吏（Beamte），裁判官および軍人のように，特別の法的関係にもとづき，使用者としての国などから疾病治療に関する費用の償還を受けられる者に対しては，公的医療保険への加入義務が免除されている。さらに，被用者であっても，通常の年間労働報酬が限度額（年間労働報酬限度（Jahresarbeitsentgeltgrenze）[3]）を超える者に対しては，公的医療保険への加入義務が免除されている。

　加入義務がなくなった者のうち，過去 5 年間に24ヵ月以上被保険者であった者または直近12ヵ月以上連続して被保険者であった者などは，公的医療保険に任意で加入することができる。このように任意加入は，一定の要件を満たす者に限り認められている。

　被保険者の配偶者，パートナーおよび子であって，その収入が限度額[4]を超えないなどの要件を満たす者は，保険料を負担する義務のない家族被保険

表1　疾病金庫の種類と数（2013年1月現在）

種類	数
地区疾病金庫	11
企業疾病金庫	109
同業疾病金庫	6
農業疾病金庫	1
ドイツ年金保険　鉱夫組合・鉄道・海員	1
代替金庫	6
計	134

出典：Bundesministerium für Gesundheit, Daten des Gesundheitswesens 2013をもとに筆者作成。

者となる[5]。

なお，公的医療保険に加入していない者に対しては，公的医療保険に代わる民間医療保険に加入することが義務づけられている。

(2) 保険者

公的医療保険の保険者は，労使により自主的に管理運営される公法上の法人である疾病金庫（Krankenkasse）とされている（表1）。連邦，州および地方自治体のような公的主体は保険者に含まれていない。

(3) 給付

公的医療保険による給付は法律により統一的に定められている。公的医療保険による給付には，外来医科診療（家庭医診療および専門医診療），入院療養，薬剤・療法手段（Heilmittel）[6]・補助具（Hilfsmittel）[7]の支給，外来歯科診療，歯科補綴[8]，傷病手当金などが含まれる。

被保険者は，医療保険の給付を受ける際には給付の種類ごとに定められた一部負担金を支払わなければならない[9]。ただし，被保険者の過重な負担となることを避けるため，年間の一部負担金額は，生計のためのグロス収入の2％（継続的な治療が必要な重度の慢性病の患者の場合は1％）が上限とされている。

公的医療保険による給付には，このような「疾病の治療のための給付」だけでなく，「疾病の予防のための給付」および「疾病の早期発見のための給

付」も含まれている。被保険者は、「疾病の予防のための給付」として、例えば、感染症の予防のための予防接種であって、接種が勧告されているものを、「疾病の早期発見のための給付」として、例えば、がん検診や循環器病検診などを、公的医療保険による費用負担で受けることができる。

(4) 診療報酬

外来医科診療に関しては、まず、州レベルの疾病金庫の連合会と保険医協会（Kassenärztliche Vereinigung）[10]との合意にもとづき、疾病金庫から保険医協会に診療報酬総額（Gesamtvergütung）が支払われる。保険医協会はこれをもとに、傘下の各保険医に対して、それぞれが行った給付に応じて算定される報酬点数に一点単価を乗じて得た額を診療報酬として支払う。公的医療保険において請求可能な外来診療の給付とそれぞれの給付の相対価値（報酬点数）は統一評価基準（Einheitlicher Bewertungsmaßstab（EBM））において定められている。統一評価基準は評価委員会（Bewertungsausschuss）[11]により策定される。

入院療養に関しては、診断群（DRG）にもとづき、入院から退院までを対象とした1件当たりの包括的な報酬基準が適用されており、実際の在院日数ならびに行われた給付の種類および量にかかわらず、診断群に応じて予め定められた定額の報酬が支払われる。

外来医科診療を行う保険医の処方にもとづき薬局から支給される薬剤の費用に関しては、薬局での販売価格にもとづき医療保険による償還が行われる。ただし、同一の成分を有する薬剤などに関しては、償還価格の上限額（定額（Festbetrag））が定められている。

(5) 財政

公的医療保険の支出は主として保険料により賄われているが、「保険になじまない給付（versicherungsfremde Leistung）」に対する国庫補助も行われている。保険料率は法律により全金庫統一的に15.5%と定められている。このうち、歯科補綴および傷病手当金に相当する保険料（料率0.9%相当）は被保険者による単独負担とされているため、事業主および被保険者が負担す

る保険料の料率は，それぞれ7.3％および8.2％となっている[12]。

すべての被保険者に係る保険料と国庫補助は健康基金（Gesundheitsfonds）に集められ，そこからリスク構造（被保険者の年齢・性別構成，疾病罹患状況など）の違いを考慮して各疾病金庫に配分される。健康基金から配分された資金では必要な支出が賄えない疾病金庫は追加保険料（Zusatzbeitrag）を徴収する。追加保険料は被保険者の収入とは無関係に定額で定められ，被保険者が単独で負担する。ただし，追加保険料の負担が低所得者にとって過重な負担とならないように社会的調整（Sozialausgleich）の仕組みが設けられている。

2 医療供給体制

医療保険による外来医科診療は，保険による診療を行う認可を受けた自由業の開業医である保険医（Vertragsarzt）[14]により現物給付として行われている。保険医の認可は認可委員会（Zulassungsausschuss）[13]により行われる。保険医による診療は，家庭医（Hausarzt）診療と専門医（Facharzt）診療に区分されている。家庭医診療に従事するのは，一般医（Allgemeinarzt），小児科医および家庭医診療を選択した内科医である。しかしながら，外来医科診療を受ける場合，被保険者は，最初に，予め定めた家庭医による診療を受けることを義務づけられているわけではなく，自ら選んだ保険医の診療を受けることができる。したがって，被保険者は直接に専門医にかかることも可能である。保険医のほかにも認可を受けた医療供給センター（medizinisches Versorgungszentrum）が医療保険による外来医科診療を行っている[15]。保険医により外来医科診療の一環として処方された薬剤は，保険医とは別に地域で開業する薬局により被保険者に支給される。

医療保険による入院療養を担当するのは，州の策定する病院計画に盛り込まれた病院など（認可病院）である[16]。病院は，基本的に入院療養を担当しており，一般的な外来診療を行っていない。このため，病院への入院は，通常は開業医である保険医の指示にもとづき行われる。病院には，州および地方自治体により開設された病院（公立病院），公益団体により開設された病

表2　設置主体別病院数・病床数（2013年）

	公立	公益立	私立	計
病院数	596	706	694	1,996
病床数	240,632	170,086	89,953	500,671

出典：Statistisches Bundesamt, Grunddaten der Krankenhäuser 2013をもとに筆者作成。

院（公益立病院）のほかに，株式会社などの営利企業により開設された病院（私立病院）が含まれる（表2）。

　病院で診療に従事する医師は，基本的に病院に雇用された勤務医である。病院に要する費用のうち，経常的な経費は診療報酬により賄われるが，投資的な経費（建物，設備の整備費など）は，各州が病院計画にもとづき行う公費助成で賄われる仕組みになっている。

第2節　改革の目的と手段

1　検討対象とする改革

　ドイツにおける医療制度改革に関する以下の検討は，1988年末に制定された医療保障改革法[17]以降の改革法による医療制度改革を対象とする（表3）。その理由は次のとおりである。ドイツでは1970年代の後半から公的医療保険の支出拡大に対応して，様々な費用抑制策が繰り返し行われた。しかし，これらは，被保険者一部負担金の引上げや給付の縮減など，医療の需要面での対策を中心としており，常に短期的な効果しか持ちえなかった。このため，医療保障改革法以降の改革では，需要面での対策にとどまらず，支出拡大の根本的な原因である医療の供給構造の改善にまで踏み込んだ抜本的な改革が行われることになった。また，これらの改革においては，今日に至るまで，当事者間の競争を拡大することにより給付の質と経済性の向上を図ることが

表3　医療保障改革法以降の主な医療制度改革関連法の概要

法律の名称	制定年月	主な内容
[キリスト教民主・社会同盟と自由民主党の連立政権]		
医療保障改革法（GRG）	1988年12月	一部負担金の導入・引上げ，給付範囲の縮減，薬剤定額制の導入，在宅介護給付の導入
医療保障構造法（GSG）	1992年12月	疾病金庫選択権の拡大による疾病金庫間の競争の促進，リスク構造調整の導入
第一次及び第二次公的医療保険再編法（GKV - NOG 1 und 2）	1997年6月	一部負担金の引上げ，保険料率引上げの場合に被保険者が疾病金庫を変更する権利の導入
[社会民主党と同盟90・緑の党の連立政権]		
公的医療保険連帯強化法（GKV - SolG）	1998年12月	前政権で行われた一部負担金の引上げおよび民間保険的な要素の導入を撤回
2000年公的医療保険改革法（GKV - GRG 2000）	1999年12月	統合供給の導入，入院診療報酬の変更，質の確保の重視
公的医療保険近代化法（GMG）	2003年11月	統合供給などの拡充とそれにともなう選択的契約の拡大，経済性および質の審査の強化，外来医科診療の一部負担金導入
[キリスト教民主・社会同盟と社会民主党の連立政権]		
保険医法等改正法（VÄndG）	2006年12月	保険医診療報酬の改正，保険医の活動に関する規制緩和
公的医療保険競争強化法（GKV - WSG）	2007年3月	保険加入義務の拡大，予防の拡充，選択タリフの導入，健康基金の導入，連邦補助の引上げ，民間医療保険への基本タリフの導入
公的医療保険組織構造発展法（GKV - OrgWG）	2008年12月	疾病金庫への倒産規定の適用，「家庭医を中心とした医療供給」に関する疾病金庫の契約締結義務の導入，保険医68歳定年制の廃止
[キリスト教民主・社会同盟と自由民主党の連立政権]		
公的医療保険薬剤市場再編法（AMNOG）	2010年12月	新たな有効成分を含む薬剤の有用性評価の導入
公的医療保険財政法（GKV - FinG）	2010年12月	一般保険料率の法定，税を財源とした社会的調整の導入，支出の抑制
公的医療保険供給構造法（GKV - VStG）	2011年12月	保険医の確保，保険医診療報酬の改正，新たな診断・治療方法に関する試行制度の導入

出典：筆者作成。

一貫した方向性となっている。このように，医療保障改革法以降の改革はそれまでの改革とは一線を画す内容を有している。

2　改革の主要目的

　人口高齢化の進展，慢性疾患の増加などの疾病構造の変化，医療・医療技術の進歩などにより，医療にかかる費用はますます増加することが予想されている。このままでは，支出の増加により医療保険の保険料率が一層上昇することになる。しかしながら，国際的にみてすでに高い水準にある社会保険料の水準がこれ以上上昇することは，賃金コストの増加を通じて，ドイツ企業の国際競争力を弱め，国内雇用にも悪影響を及ぼすことが強く懸念されているため，安易に容認される状況にはない。このため，医療保険の保険料率（特に事業主負担分）の上昇を抑えることが改革の重要な目的となっている。併せて，増加する費用を負担することについての国民の納得を得るため，被保険者間での負担の公平性を確保することが重要な目的となっている。

　このほかにも，ドイツの医療制度に関しては，国際的に見て高い費用が投入されているにもかかわらず，それに見合った成果を上げていないことが問題として認識されている。その背景には，過剰供給，非経済性など医療供給における問題点の存在が指摘されている[18]。このため，医療の供給構造を改善し，その質と経済性の向上を図ることも改革の重要な目的となっている。

3　中心的な手段

　ドイツにおいては，医療の需要と供給との間を調整するために三つの手段が用いられている。その一つは，公的主体による介入である。例えば，各州は病院計画を策定し，計画にもとづく病院整備に公費助成を行うことにより，地域の入院医療に対する需要に適合した病院の整備を進めている。もう一つは，当事者団体間の交渉にもとづく合意である。例えば，医療保険による外来診療を担当する開業医（保険医）に支払われるべき診療報酬の総額は，外来診療に対する地域の需要を勘案し，保険医の団体である保険医協会と保険者である疾病金庫の連合会との間の交渉にもとづき合意される。さら

にもう一つの手段として，当事者間の競争が挙げられる。このように，ドイツにおいては，医療の需要と供給との間を調整するために競争を含む複数の手段が用いられる混合的な調整システムが採用されている。

近年の医療制度改革においては，この三つの手段のなかでも，当事者間の競争を促進することを特に重視した政策が進められている。患者の獲得をめぐる医療供給者間の競争は日本と同様にドイツにおいても従来から存在したが，近年の改革においては，被保険者が加入する疾病金庫を選択する権利を拡大することにより，被保険者の獲得をめぐる疾病金庫間の競争が導入・促進されている。さらに，従来は，当事者団体間での交渉・合意にもとづく調整が行われてきた疾病金庫と医療供給者との関係においても，個別の疾病金庫と医療供給者との契約を可能にすることにより，競争的な関係を作り出そうとする取組みが行われている。

第 3 節　医療保険に関する改革

1　公私関係の見直し

(1) 加入義務の範囲の見直し

近年の医療制度改革をめぐる議論においては，現在の公的医療保険と「公的医療保険に代わる民間医療保険（代替医療保険（substitutive Krankenversicherung）[19]）」との関係を根本的に変革する提案が二大政党の一つである社会民主党（SPD）などから行われている。この提案によれば，自営業者および官吏等を含むすべての者を公的医療保険の被保険者にするとともに，賃金などに限定されないすべての種類の収入を保険料算定の対象とする「国民保険（Bürgerversicherung）」が導入される[20]。この提案の主な目的は，すべての者に同等の医療を保障すること，すべての者の間での連帯を確保する

こと，保険料負担の公平を確保することおよび財政的な持続可能性を確保することにある。

　国民保険において，すべての者を被保険者とする必要がある理由として，現行制度が有する次のような問題点が指摘されている。現状において，医師は，同じ内容の医療を行ったとしても，代替医療保険の被保険者である患者の場合には，公的医療保険の患者よりも高い診療報酬を得ることができる。このために，患者が医師の診療を受けるまでに待たなければならない日数は，病気の重さではなく，その患者がどのような医療保険に加入しているかによって左右されるなど，加入している医療保険の違いが医療アクセスなどの格差をもたらしている。

　現行制度に関しては，公的医療保険の基礎となる「連帯」の観点からも問題点が指摘されている。公的医療保険においては，賃金額に応じて徴収される保険料を財源に医療上の必要性に応じた給付が行われることを通じて，健康上のリスクの高い者と低い者，収入の多い者と少ない者，家族の多い者と少ない者との間の調整（再分配）が行われている。しかし，現状では，自営業者および官吏等のほか，収入が年間労働報酬限度を超える被用者が，代替医療保険に加入しており，公的医療保険におけるこのような調整から逃れている。

　こうした問題に対処するため，国民保険の提案によれば，すべての者が公的医療保険の被保険者とされる。ただし，公的医療保険への加入義務がないために，すでに代替医療保険に加入している者に対しては，当該契約を維持するかまたは公的医療保険に移動するかを選択することが認められる。

　この結果，保険会社が運営する代替医療保険は，新規の加入者がいなくなるとともに，既存の加入者のなかにも公的医療保険に移動する者が出てくるため，縮小に向かうことになる。保険会社の活動にこのような制約を加える改正を行うことは，ドイツの憲法である基本法（Grundgesetz）に定める職業選択の自由に抵触する恐れがある。このため，この提案では，保険会社も，現行の公的医療保険の保険者である疾病金庫とならんで国民保険の保険者となることが認められる。ただし，この場合には，保険会社に対しても疾病金庫と同じ条件が適用される。したがって，保険者が保険会社であって

も，国民保険の被保険者に関しては，疾病金庫と同じ給付および保険料に関するルール，財政システムならびに被保険者の受け入れ義務が適用される。これにより，国民保険においては，すべての保険者にとって同一の競争条件が整備される。

　二大政党のもう一つ側であるキリスト教民主・社会同盟（CDU/CSU）は，国民保険の導入には反対の立場をとっており，代替医療保険の存続を前提に，公的医療保険において，収入に応じた保険料に代わって，定額保険料（人頭保険料）を導入することを提案している。2005年の秋に行われた連邦議会選挙以降，国民保険と定額保険料の両提案をめぐる政党間での意見の対立は続いており，現状では，いずれかの提案が完全に実施されるような情勢にはない。

(2) 民間保険の役割の変化

　キリスト教民主・社会同盟および社会民社党による大連立政権のもとで2007年に制定された公的医療保険競争強化法[21]においては，代替医療保険に関する改正が重要な柱の一つとなった。代替医療保険の今後のあり方は，大連立政権を構成する両者の間で政治的に最も対立的なテーマとなっていた。キリスト教民主・社会同盟は代替医療保険を将来においても維持したいと考えていた。これに対して，社会民主党は，前述の国民保険を導入することにより民間医療保険の役割を付加医療保険（Krankenzusatzversicherung）[22]に限定するか，あるいは，代替医療保険の被保険者にも公的医療保険の被保険者と同様のルールに従い収入に応じた保険料を負担させることを企図していた。このような状況のもとで，将来の代替医療保険のあり方をめぐっては，最終段階まで対立的な議論が繰り広げられた。

　このため，制定された公的医療保険競争強化法による改革は両政党の考え方を部分的に反映した内容となった。この改革により，代替医療保険の契約締結義務が導入され，すべての者が公的医療保険または代替医療保険に加入することとされたことは，社会民主党が主張するすべての者を対象とした国民保険の実現に向けた第一歩と解釈することができる。しかし，公的医療保険をベースとした統一的なシステムの実現は見送られ，公的医療保険と代替

医療保険により構成される医療保障システムが維持された点ではキリスト教民主・社会同盟の主張に沿った改革ともいえる。

　この改革により，2009年1月以降，ドイツに居住するすべての者は，保険契約法[23]にもとづき保険会社と医療保険に関する契約を締結することが義務づけられた（第193条）。ただし，公的医療保険に加入している者などはこの義務が免除される。これは，すべての者が公的医療保険または民間医療保険のいずれかに加入することを意味している[24]。契約締結義務の対象となる民間医療保険は少なくとも外来および入院による治療費用の償還を行わなければならず，また，その免責額が1暦年当たり5000ユーロを超えてはならない。さらに，被保険者に安定的な医療保障を行う観点から，保険会社側からこの民間医療保険に関する契約を解除することは認められない。

　ドイツの公的医療保険は，創設以来120年以上にわたって「社会的保護の必要性（Soziale Schutzbedürftigkeit）」が認められる者だけをその対象にするとの考え方をとっている。その背景には，個人が自ら将来に備えることに対する国家的な介入は，そのことが自らの経済的・社会的状況のために個人にとって過大な要求となりうる場合にのみ正当化されるという補完原理（Subsidiaritätsprinzip）の考え方がある。このため，「社会的保護の必要性」が認められる者のみが公的医療保険の対象とされ，それ以外の者については，疾病のリスクに対して自ら備えることができるものとされる。ただし，どのような方法をもって自ら備えるかは，これまでは各人の判断に委ねられてきた。これに対して，民間医療保険契約の締結義務が導入されたことは，その方法が民間医療保険に加入することとされたことを意味している。

　この改革により，民間医療保険契約を新たに締結しなければならない者のなかには，自ら零細な事業を営み，高い保険料を負担することが困難な者などが含まれている。このため，公的医療保険に加入していない者は，通常の代替医療保険に加えて，給付の種類，範囲及び水準が公的医療保険と同等で，保険料額が抑えられた「基本タリフ（Basistarif）」にもとづく民間医療保険の契約を締結することが可能とされた[25]。代替医療保険を運営する保険会社は，2009年以降，基本タリフにもとづく保険を提供すること，被保険者となりうる者から申請があった場合にはその者と基本タリフにもとづく保険

契約を締結することが義務づけられた。基本タリフにもとづく保険の場合には，保険料は公的医療保険の最高保険料額を超えてはならず，また，特別にリスクの高い者に保険料のリスク加算を求めることや一定の給付を保険の対象外とすることは認められない。このため，基本タリフにもとづく保険では，各被保険者に対してそれぞれの「リスクに応じた保険料」の負担を求めるという民間保険の基本的考え方が貫徹されていない。

2　給付の範囲の見直し，選択制の導入

(1)　給付範囲の見直し

2003年に制定された公的医療保険近代化法[26]により，公的医療保険の給付範囲の見直しが行われた。この改正により，不妊手術，人工授精，視力補助具，処方箋のいらない薬剤，生活の質を向上させるための薬剤，埋葬料および移送費に関する給付の縮減・廃止が行われた。それぞれの具体的な内容は**表4**のとおりである。

縮減・廃止の対象となった給付は疾病の治療のために不可欠であるとは必ずしも言い切れないものである。このため，公的医療保険におけるこれらの給付の縮減・廃止が行われたことは，公的医療保険で負担されない費用をカバーする民間医療保険である付加医療保険の対象がこれらの給付にまで拡大することにはつながっていない。

(2)　選択制の導入

2007年に制定された公的医療保険競争強化法による改革では，疾病金庫が被保険者に対して通常の給付範囲と保険料の組合せに代わって「より高い給付とより高い保険料」，「より低い給付とより低い保険料」のような組合せである選択タリフ（Wahltarif）を提供する制度の拡充および体系化が行われた。これにより，各疾病金庫は被保険者に対して**表5**のような広範な選択タリフを提供することが可能となった。

選択タリフは三つのカテゴリーに分類することができる。その一つは，特

表4　公的医療保険の給付の縮減・廃止

給付の種類	内容
不妊手術	従来の規定では，その目的を問わず，違法なものでない限りは，不妊手術（Sterilisation）の費用は公的医療保険で負担されていた。この改正により，公的医療保険による給付の対象は病気のために必要な不妊手術に限定され，家族計画のための不妊手術は給付対象から外された。
人工授精	公的医療保険の対象となる人工授精の試みは，従来は，「原則として4回」までとなっていたが，「最大3回」までに限定された。また，給付の対象者は25歳以上で，女性は40歳未満，男性は50歳未満の者に限定された[注1]。さらに費用の50％に相当する自己負担が導入された。
視力補助具	視力補助具（Sehhilfe）[注2]の給付は，18歳未満の者，重度の視力減衰のある18歳以上の者，ならびに目のけがまたは病気の治療のために必要な視力補助具の場合に限り行われることとされた。
処方箋のいらない薬剤	医師の処方箋なしで購入できる薬剤が公的医療保険の給付対象から除外された[注3]。ただし，12歳未満の子供，12歳以上18歳未満の発達障害のある者，またはがんの治療，心臓発作のアフターケアなど，重篤な病気の場合には，この例外とされた。
生活の質を向上させるための薬剤	生活の質の向上が主たる使用目的である薬剤が公的医療保険の給付対象から除外された。このような薬剤には，勃起機能障害の治療薬（例：バイアグラ），精力増強剤，禁煙，減量，体重調整，育毛改善などのための薬が含まれる。
葬祭料	これまでも対象者の限定や金額の削減が行われてきた葬祭料の給付が，公的医療保険による給付から完全に除外された。
移送費	移送費に関する給付について，医学的にどうしても移送が必要であることや外来診療の場合には特別の例外的なケースに限られることなどの制限が設けられた。

(注1) 従来，女性の対象者は原則40歳未満，最高で45歳未満と定められていただけである。
(注2) 給付の対象となる視力補助具には，視力矯正用のメガネレンズおよびコンタクトレンズのほか，メガネレンズおよびコンタクトレンズでは通常の新聞の文字が読めない場合には拡大視力補助具（ルーペなど）が含まれる。
(注3) いずれの薬剤が処方箋なしで購入できるかは，医薬品法（Arzneimittelgesetz vom 12.12.2005, BGBl. S. 3394）にもとづき「医薬品及び医療製品に関する連邦研究所（Bundesinstitut für Arzneimittel und Medizinprodukte）」により決定される。
出典：筆者作成。

別の給付形態に参加する誘因を与えるものである。これに属するものとしては，「家庭医を中心とした医療供給」や統合供給，疾病管理プログラムなどの「特別の給付形態」に参加する被保険者に対して報奨金が支払われるまたは一部負担が軽減される選択タリフである。もう一つは，給付を受けないこ

とへの誘因を与える選択タリフである。これに属するものとしては，本来は疾病金庫が負担すべき費用の一部を自ら負担する被保険者に対して報奨金が支払われる選択タリフ（免責），被保険者が一年間給付を受けなかった場合に報奨金が支払われる選択タリフ（保険料還付）などがある。三つ目は，通常は対象外の給付が行われる代わりに，特別の保険料が徴収される選択タリフである。これに属するものとしては，疾病金庫が民間保険と同じ水準での費用償還を行う代わりに被保険者から特別の保険料が徴収される選択タリフ（償還払い），公的医療保険による支給対象から除外された薬剤の費用を疾病金庫が負担する代わりに被保険者から特別の保険料が徴収される選択タリフ（特別の薬剤治療）がある。

さらに，2011年に制定された公的医療保険供給構造法[27]においては，疾病金庫は，医学的予防・リハビリテーション，人工授精，歯科医診療（歯科補綴を除く），薬局での販売が義務づけられていない薬剤の支給，療法手段および補助具，訪問看護および家事援助，ならびに認可を受けていない給付提供者による給付に関して，規約で定めることにより追加給付（Zusatzleistung）を行うことが認められた。

選択タリフと追加給付との違いは，前者の場合には疾病金庫が提供する選択タリフを選択するかどうかは当該疾病金庫の個々の被保険者の選択に委ねられているのに対して，後者の場合には疾病金庫が追加給付を実施する場合には当該疾病金庫のすべての被保険者にそれが適用されることである。

選択タリフや追加給付の提供が認められたことは，疾病金庫間の競争の観点からは，競争の対象が被保険者に対して魅力的な選択タリフや追加給付を提供することにも拡大したことを意味している。一方，選択の拡大は，その対象によっては，健康な被保険者にのみメリットをもたらすことにより，公的医療保険の基礎である被保険者間の連帯を弱め，被保険者間に格差と分断をもたらす恐れがある[28]。

それぞれの選択タリフを実際に選択した被保険者の数をみると，2012年3月現在では，特別の給付形態に関する選択タリフを選択した者が約850万人で最も多く，次いで，償還払いに関する選択タリフを選択した者が約64万人，免責に関する選択タリフを選択した者が約54万人，保険料還付の選択タ

表5 選択タリフの概要

家庭医を中心とした医療供給への参加
すべての疾病金庫は，「家庭医を中心とした医療供給」の選択タリフを実施しなければならない。「家庭医を中心とした医療供給」への被保険者の参加は任意であるが，参加した被保険者には，自分の家庭医を選ぶことおよび当該家庭医の指示によらなければ専門医による診療を受けないことが義務づけられる。一方，疾病金庫は，この制度に参加する被保険者に対して報奨金の支給または一部負担金の軽減を行うことができる。
特別の給付形態への参加
疾病金庫は「モデル事業」，「特別の外来医科診療」，「統合供給」および「疾病管理プログラム」のような特別の給付形態に参加する被保険者に選択タリフを提供しなければならない。この選択タリフにおいては，参加被保険者に対する報奨金の支給または一部負担の軽減を行うことができる。
免責
疾病金庫は，免責を組み入れた選択タリフを提供することができる。これを選択した被保険者は，通常の一部負担金に加えて，免責額までは本来は疾病金庫が負担すべき費用を自ら負担しなければならないかわりに，疾病金庫から報奨金を受け取ることができる。なお，この制度の適用は，従来は任意被保険者に限られていたが，すべての被保険者に拡大された。
保険料還付
疾病金庫は，保険料還付を組み入れた選択的タリフを提供することができる。これを選択した被保険者は，当該被保険者およびその家族被保険者（18歳未満の者を除く）が1暦年において給付を受けなかった場合には，疾病金庫から報奨金を受け取ることができる。ただし，この報奨金の額は当該暦年に支払われた保険料の1ヵ月分相当額を超えてはならない。なお，この制度の適用は，従来は任意被保険者に限られていたが，すべての被保険者に拡大された。
償還払い
疾病金庫は，償還払いを組み入れた選択的タリフを提供することができる。これを選択した被保険者は，民間医療保険の加入者の場合と同等に，民間医療保険に適用されるより高い水準の診療報酬規定（GOÄ）にもとづき，医師から請求された費用の償還を疾病金庫から受けることができる。これによって，当該被保険者は，診療において民間医療保険の加入者と同等の取扱いを受けることが可能となる代わりに，疾病金庫に対して特別の保険料を支払わなければならない。
特別の薬剤治療
疾病金庫は，通常は公的医療保険による給付の対象外である薬剤の費用償還を組み入れた選択タリフを提供することができる。このような薬剤としては，ホメオパティー（Homöopathie）治療のための薬剤などが該当する（注）。これを選択した被保険者は疾病金庫に対して特別の保険料を支払わなければならない。

（注）ホメオパティーとは，通常の科学的治療とは異なり，患者の自然治癒力を活性化させる治療法であり，そのために植物の抽出物などが用いられる。
出典：筆者作成。

リフを選択した者が約17万人などとなっている。これに対して,特別の薬剤治療に関する選択タリフを選択した者はわずか850人に過ぎない[29]。

3 診療報酬制度の改善

(1) 外来診療報酬

① 従来の制度

　従来の外来診療報酬制度は次のようになっていた。保険医による外来医科診療に係る診療報酬は，基本的に，疾病金庫から保険医協会を通じて各保険医に支払われる。この場合，各疾病金庫は，保険医協会に対して，当該地域を管轄する疾病金庫州連合会[30]および代替金庫（以下「疾病金庫州連合会等」という。）と保険医協会との間で予め合意された加入被保険者一人当たりの診療報酬額に当該地域に居住する加入被保険者数を乗じて得られる診療報酬総額を支払う。ただし，診療報酬総額の合意にも「保険料率安定の原則」が適用されるため，診療報酬総額の引上げ幅は基本的に被保険者一人当たり保険料算定基礎収入の伸びの範囲内に限定される。

　保険医協会は，保険医が請求可能な給付とそれら給付の相対価値を点数（報酬点数）で定めた統一評価基準（EBM）を勘案し，かつ，疾病金庫州連合会等の同意を得て配分基準を定める。診療報酬総額は配分基準にもとづき各保険医に配分される。各保険医に配分される診療報酬の額は，まず，当該保険医が行った個別給付（診療行為）に応じた点数を算定し，その合計点数に一点単価を乗じることにより得られる。ただし，保険医に配分可能な診療報酬総額が予め定められるため，保険医協会傘下の保険医がより多くの給付を行い，報酬点数の総点数が増えるほど，一点単価は低下する。

　このように，診療報酬総額が保険料算定基礎収入の伸びの範囲内で改定され，かつ，給付量の増加に応じて一点単価が低下する制度のもとで，外来診療のための支出の伸びは，入院療養や薬剤支給のための支出の伸びよりも低い水準にとどまっていた。しかし，一方，この制度に対して，公平性や透明性に欠け，効率的ではないとの批判が高まった[31]。

診療報酬総額の算定基礎となる加入被保険者一人当たり報酬額の水準は，疾病金庫によって大きく異なっていた[32]。この格差は専ら歴史的な沿革によるものであり，このため，報酬額の水準が相対的に高い疾病金庫からは従来の制度に対する批判があった。一方，保険医側からは，診療行為に対する報酬額を事前に予測できないこと，医療上の必要により給付が量的に増加した場合でも，それに見合った診療報酬が受け取れるとは限らないこと，診療報酬総額の引上げ幅が保険料算定基礎収入の伸びの範囲内に限定されていることなどに対する批判があった[33]。

② 公的医療保険競争強化法による改革

2007年に制定された公的医療保険競争強化法では，このような問題を解決するために外来診療報酬制度の改革が行われた。その目的は，保険医が行った外来診療に対する報酬を固定された一点単価で算定するシステムに転換することにより，制度の透明性の向上を図るとともに，疾病罹患状況の変化にともなう費用負担のリスクを保険医側から疾病金庫側に転換させることにあった。併せて，この転換が給付量の大幅な増大につながることを防ぐための措置が講じられた。

(a) 統一評価基準の改正

新たな制度の導入により，保険医による給付量が増加し，外来診療のための医療保険支出が大幅に拡大することが懸念された。このため，まず，公的医療保険競争強化法の規定に従って，評価委員会による統一評価基準の改定が行われ，家庭医および専門医に対する診療報酬の徹底した包括化が行われた。

これにより，家庭医に対しては，実施した具体的な診療行為の内容にかかわりなく，各四半期において診療を行った患者一人当たり定額の被保険者包括報酬（Versichertenpauschale）が支払われることになった[34]。この包括報酬の対象には，家庭医が被保険者の外来診療のために通常行うすべての給付が含まれる。

一方，専門医に対する報酬は基本的に基礎包括報酬（Grundpauschale）と

加算包括報酬（Zusatzpauschale）とによって構成されることになった。これらの包括報酬は，内科医，泌尿器科医，精神科医などの専門医のグループごとに定められる。基礎包括報酬の対象となるのは，統一評価基準に盛り込まれた専門医の給付のうち，それぞれの専門医グループによって通常の場合にはすべての診療ケースにおいて提供されるものである[35]。また，加算包括報酬は，診療を行う専門医の特別の資格および診療に用いられる特別の設備，ならびに特別の治療上の必要性があるケースを考慮したものである[36]。

(b) 報酬システムの転換
ⅰ) 一点単価

保険医が行った給付に対する報酬は，基本的に統一評価基準に定められた当該給付の点数に評価委員会の定める「一点単価の全国統一的な標準値」（以下，単に「全国標準値」という。）を乗じて算定されることになった。これに加えて，同委員会は過少供給の場合および過剰供給の場合に適用されるそれぞれ通常の全国標準値よりも高い全国標準値および低い全国標準値を設定する。ただし，地域の費用構造および供給構造に特殊性が存在すると認められる場合に限り，疾病金庫州連合会等は保険医協会との間で評価委員会が定めた全国標準値の加算または減額について合意することが認められた。

ⅱ) 診療報酬総額

疾病金庫州連合会等と各保険医協会による診療報酬総額の設定は次により行われることになった。まず，統一評価基準を基礎として，その保険医協会の地域に居住する当該疾病金庫の被保険者の数および疾病罹患状況等から医療ニーズ（Behandlungsbedarf）が総点数として合意される。この総点数に当該地域に適用される一点単価を乗じることにより，当該疾病金庫が支払うべき診療報酬総額が算定される。医療ニーズは，被保険者の数および疾病罹患状況の変化，法律改正等によってもたらされる外来診療の給付の種類および範囲の変化，外来診療と入院療養との比重の変化ならびに経済性の向上が外来診療の給付量に与える影響を考慮して見直される。診療報酬総額の合意に「保険料率安定の原則」は適用されず，当該地域での医療ニーズの変化に

よっては，診療報酬総額の伸びが保険料算定基礎収入の伸びを上回ることも容認される。合意された診療報酬総額の範囲内では，実際に行われた給付の点数に当該地域に適用される一点当たり単価を乗じて得られる金額の報酬が各疾病金庫から保険医協会に対して支払われる。しかし，その額が診療報酬総額を超えた場合には，原則として，超過部分に相当する給付に対しては，報酬が支払われない。ただし，予想できなかった疾病罹患状況の変化（例：インフルエンザの流行）を原因とする場合には，当該地域に適用される一点単価で算定した報酬が支払われる。

 ⅲ） 標準給付量

 疾病金庫州連合会等と各保険医協会は，合意された診療報酬総額の基礎となる総給付量（総点数）をふまえて，保険医のグループごと（家庭医，心臓医，泌尿器科医，婦人科医など）に保険医単位の標準給付量（点数）を定める。標準給付量は，その範囲内で，各保険医が外来診療に関する責任を果たすために必要な給付が行える水準に設定される。この標準給付量の範囲内で各保険医が行った給付に対しては，その地域に適用される固定された一点単価により報酬額が算定される。一方，標準給付量を超える部分の給付に対しては，減額された一点単価により報酬額が算定される。ただし，診療の対象となる被保険者がきわめて大幅に増加したことにより超過した給付については，この減額は行われない。

 ③ 公的医療保険供給構造法による改革

 前述の改革に対しては，地方での保険医不足への対応を重要な目的として2011年に制定された公的医療保険供給構造法によりさらに変更が加えられた。これにより，過剰供給または過少供給が存在する場合の全国標準値は廃止され，保険医協会と疾病金庫州連合会等が過少供給の恐れがあるまたは過少供給が存在している地域などにおける医療供給を改善することを目的として，「特に促進するに値する給付」および「特に促進すべき医療供給者による給付」に関して，全国標準値の加算について州レベルで合意することが可能とされた[37]。また，「保険医単位の標準給付量」に代わって，医師の活動

が与えられた任務を超えて拡大することを防ぐための規定を配分基準において定めることとされた。ただし，過少供給の恐れがあるまたは過少供給が存在している地域には，給付量が標準量を超えた場合に一点単価を減少させるような診療件数の制限または抑制のための措置は適用されない。

(2) 入院診療報酬

入院療養の給付に対しては，従来，個々の病院において実際にかかる費用をベースとした設定された「患者一人一日当たり定額」の診療報酬が支払われていた。この「患者一人一日当たり定額」の診療報酬は，個々の患者に実際に行われた給付の内容にかかわりなく支払われた。同じ病院の同じ診療科に入院する患者については，入院日数が同じであれば，患者の重症度にかかわらず診療報酬は同額となった。このような報酬システムは，ドイツの病院における在院日数が国際的にみて非常に長くなっている重要な原因の一つと考えられた。

このため，「個々の病院でかかる費用をベースとした診療報酬」から，「行われた給付に応じて支払われる診療報酬」への転換が進められていった。1995年には，一人の患者が入院してから退院するまでの療養全体を対象とした「1件当たり包括払い（Fallpauschal）」[38]と特定の手術を対象とした「特別報酬（Sonderentgelt）」が導入された。「1件当たり包括払い」および「特別報酬」については，それぞれの病院において必要となる費用の額にかかわりなく，すべての病院に一律に適用される報酬点数が定められた[39]。この結果，病院による入院給付の4分の1が「1件当たり包括払い」および「特別報酬」の対象となったが，残りは依然として，「患者一人一日当たり定額」の診療報酬が算定されていた[40]。

2003年からは，2000年医療保障改革法[41]にもとづき，入院療養全般を対象に[42]，診断群（Diagnosis Related Groups DRG）に応じて療養1件当たりの包括的な報酬を支払う制度（以下，「DRGシステム」という。）が段階的に導入された。その目的は，入院療養に関する費用の透明性を高め，病院が入院日数を長くしようとする誘因を除去し，病院に対して経済性・効率性を向上させる誘因を付与することにあった。2009年までは，各病院について従来

の報酬システムからDRGシステムへ移行することにともなって生じる収入額の変化を緩和する措置がとられていた。この移行期間が終了した2010年以降は，基本的に各病院を対象に[43]，同じ療養に対しては同じ金額の包括的な報酬が支払われることになった。ドイツの場合には，高齢者に限らずすべての患者に対して，また，室料，看護料等だけでなく入院療養に必要な経常費用全体を対象にDRGシステムが適用される点に特徴がある[44]。

　報酬の対象となる診断群の区分とそれぞれの相対価値（報酬点数）から構成されるDRGカタログ（DRG‒Katalog）は，疾病金庫連邦中央連合会および民間医療保険連合会（Verband der privaten Krankenversicherung）[45] とドイツ病院協会（Deutsche Krankenhausgesellschaft）により全国一律に定められる。診断群の区分は，医学的な診断名，疾病の重症度および手術・処置の種類を基準として，医学上存在する多数の診断群を同等の経済的な支出を伴う一定のグループに絞り込むことにより行われる。それぞれの診断群に対応する疾病および治療に関しては，入院日数が定められた範囲内である限り，定められた報酬点数にもとづき報酬が算定される。つまり，定められた範囲内であれば，実際の入院日数は報酬額に影響を与えない[46]。それぞれの診断群の報酬額は，報酬点数に州ごとに定められる一点単価を乗じることにより得られる。限定された例外的なケースにおいて必要がある場合には，特定の給付や薬剤に対する追加的な報酬を定めることができる。

　DRGカタログは年々見直されている。DRGシステムにおける報酬額は，すべての病院の給付実態に関するデータと抽出された病院の費用実態に関するデータを基に設定される。2013年現在では，1187種類の包括報酬と大部分は高額の薬剤および医療製品に対応する156種類の追加報酬が定められている。

　DRGシステムのもたらした効果としては次のような点が挙げられる[47]。第一に，平均在院日数が低下した[48]。第二に，病院における給付と費用の透明性が高まった。第三に，病院運営の経済性・効率性が高まった（例：合目的的な入退院，クリニカルパスを用いた運営の最適化）。

　一方で，入院療養の件数は，2000年の173万件から2013年には188万件へと増加している[49]。このような増加は，高齢化の進展や医療技術の進歩によっ

て説明できる程度を超えていると考えられる[50]。この背景には，病床数の削減が思うように進まないことがある。ドイツの平均病床利用率は2013年では77.3％にとどまっており，不必要な病床の削減が必要となっている。しかし，実際には，病院の投資費用を負担する州による助成が十分に行われないために，病院病床の介護施設への転換などが思うように進んでいない。このため，平均在院日数の低下を補って病床利用率を維持するために，各病院に入院件数を増やそうとする誘因が働いていると考えられる。

(3) 薬剤費用償還

近年，薬剤支給のための支出は大きな伸びを示しており，医療保険の支出を増加させる主要な要因となっている。このため，医療制度改革においては，定額制および値引き契約の導入・拡大など，支出を抑制するため対策が講じられている。

① 定額制（参照価格制）

疾病金庫は，薬局での販売価格[51]をもとに，薬剤支給を行った薬局に対してその費用を償還する。ただし，定額が定められている薬剤については定額が費用償還の上限となる[52]。保険医が定額を上回る価格の薬剤を処方した場合には，被保険者は，一部負担金と併せて薬剤の価格が定額を上回る部分の費用を自ら負担しなければならない。また，このような場合には，保険医は，定額を上回る部分を負担する義務が生じることを患者に対して注意喚起しなければならない。

このため，被保険者および保険医には，治療上同等の効果を持つ薬剤のうち，価格が定額以下のものを選択する誘因が働く。これに対して，製薬企業は販売量を維持するために薬剤の価格を定額以下に抑えようとするものと考えられる。その結果，定額制は，医療保険による薬剤支給のための支出を抑制する効果を持つと期待される。さらに，疾病金庫連邦中央連合会は，定額よりも30％以上低い価格の薬剤について，法律で定められた被保険者一部負担金を免除することができる。これにより，ジェネリック[53]を供給する製薬企業にはその価格をさらに下げようとする誘因が働くものと期待される。

定額の設定手続きは，定額の対象となる薬剤のグループを定め，次に，各グループに含まれる薬剤に適用される定額の水準を定めるという2段階で構成される。このうち，定額の対象となる薬剤のグループは，共同連邦委員会（Gemeinsamer Bundesausschuss）[54]により定められる。

　定額が設定される薬剤のグループには次の3種類がある。
(i)　同じ有効成分を有する薬剤
(ii)　薬理・治療上同等の有効成分を有する薬剤
(iii)　治療上同等の効果を有する薬剤

　一つのグループには同等の薬剤しか含まれないので，これによって治療の可能性が制約されることはなく，医師は医療上必要な選択を行うことが可能であると考えられる。

　画期的な新薬を開発する誘因を与えるため，上記(ii)と(iii)のグループからは，特許権保護の対象となっている成分を有する薬剤は除外されている[55]。ただし，2003年に制定された公的医療保険近代化法により，当該薬剤の作用の仕方が新たな種類であることまたは当該薬剤が治療上の改善をもたらすものであることが，除外の前提条件とされた。このため，定額の対象は，医療保険による給付の対象となるすべての薬剤ではなく，主としてジェネリックとなるが，特許権保護の対象となっているものの，既存薬との間に治療上の有用性に差がないまたは限界的な差しかない類似薬（Analogpräparat）も含む。

　各グループに適用される定額の水準は疾病金庫連邦中央連合会により定められる。定額は，経済性を高める余地を利用し，効果的な価格競争を生み出し，できる限り有利な価格での薬剤支給をめざすものでなければならない。また，定額は，薬剤に関する十分な選択や，十分で，合目的的で，かつ，質の確保された薬剤支給が保障されるよう定められなければならない。具体的には，疾病金庫連邦中央連合会はそれぞれのグループに属する薬剤に関する定額を当該グループに属する薬剤の価格の下位3分の1の上限に相当する水準に定める。ただし，当該グループに属する薬剤のすべてのパッケージおよび処方の少なくとも5分の1は定額以下の価格となる水準でなければならないとされている。

図1　定額の支出抑制効果

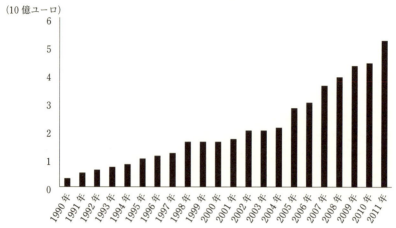

出典：GKV‐Spitzenverband, Geschäftsbericht 2010をもとに筆者作成。

　2013年1月1日現在で426の定額の対象となるグループが設定されている[56]。その内訳は，(i)同じ有効成分を有する薬剤に係るものが301グループ，(ii)薬理・治療上同等の有効成分を有する薬剤に係るものが67グループ，(iii)治療上同等の効果を有する薬剤に係るものが58グループとなっている。医療保険における薬剤処方の78％は定額の設定された薬剤に係るものである。一方，医療保険における薬剤支給のための支出に占める定額の設定された薬剤に係る支出の割合は41％にとどまっている。この理由は，定額の設定されている薬剤の価格が定額の設定されていない薬剤の価格に比べて低い水準にあるためである。定額の設定されていない薬剤に係る価格指数[57]は，1989年を100とすると2013年には130近くにまで上昇している。これに対して，定額の設定されている薬剤に係る価格指標は50台に低下しており[58]，定額が対象薬剤の価格の抑制に大きな効果を発揮していることがわかる。

　定額が医療保険にもたらす支出抑制効果は年々拡大し，2011年では52億ユーロに達している（図1）。定額の設定された薬剤に係る支出の割合は，1997年の60％弱から大幅に減少し，2003年7月には34％にまで低下したが，2004年以降再び上昇に転じている[59]。このような変化が生じた背景には，特

許権保護の対象となっている薬剤の取り扱いなどに関し，定額制の仕組みに改正が加えられてきたことがある。

② 製薬企業による値引き

製薬企業は，各疾病金庫に対して薬剤価格の値引きを行うことが法律により義務づけられている。これは，製薬企業の貢献により，医療保険の薬剤支出を削減し，財政的な安定を確保することを目的とするものである[60]。疾病金庫は，2003年以降，自らの負担により支給される薬剤（定額が設定された薬剤を除く）に関して，製薬企業からの引き渡し価格の6％に相当する値引きを受けることとされている[61]。この値引きは，直接的には薬局から疾病金庫に対して行われるが，薬局の値引きに要する費用は製薬企業により補填される。一方，ジェネリックに関しては，製薬企業は，2006年4月以降，疾病金庫に対して引き渡し価格の10％に相当する値引きを行うことが義務づけられている。

個別の疾病金庫または疾病金庫連合会は，2003年以降，法律で義務づけられた値引きに加え，製薬企業との間で個別の契約を締結することにより，薬剤のさらなる値引きについて合意することが認められている。基本的に，この値引き契約はすべての薬剤を対象とすることが可能とされている。制度が導入された当初，この値引き契約は実際には大きな意味を持たなかったが，2007年以降，特にジェネリックの分野では値引き契約の実効性が顕著に高まった。その主な理由は，2007年に制定された公的医療保険競争強化法において，医師が処方した薬剤を有効成分が同じで価格のより低い薬剤に代替する際には，値引き契約の対象となっている薬剤を優先することとされたためである。薬局は，処方した医師によりそれが明示的に排除されていない限りにおいて，処方された薬剤に替えて，有効成分が同じで価格がより低い薬剤を支給することが義務づけられている。しかし，当該患者が加入する疾病金庫に対して効力を有する値引き契約が存在する場合には，有効成分が同じ薬剤であって値引き契約が存在する製薬企業の製品により代替することとされた。これにより，製薬企業にとっては値引き契約を締結することが魅力的なものとなった。

値引き契約は，特にジェネリックに関する競争を促進することに効果を発揮している。2011年12月現在ではすべての疾病金庫が値引き契約を締結しており，2011年において処方された薬剤の半数には少なくとも一つの値引き契約が適用されている[62]。値引き契約による医療保険支出の節約効果は，2011年では17億ユーロとなっている[63]。この金額は薬剤支給のための医療保険の支出額の5.9%に相当する。

4　保険者の役割

(1)　保険者の機能強化

　公的医療保険に関する近年の改革においては，医療保険の保険者の役割に重要な変化をもたらす改革が行われている。なかでも，被保険者に対して自らが加入する疾病金庫を自由に選択する権利が認められたことは，重要な意味を持っている。従来，各被保険者が加入する疾病金庫は，法律の規定にもとづき，基本的に，当該被保険者の居住地，勤務事業所などに応じて定まる仕組みとなっており，被保険者が加入する疾病金庫を選択することは限定的に認められているに過ぎなかった[64]。しかしながら，1992年に制定された医療保障構造法[65]により，被保険者が疾病金庫を選択する権利が大幅に拡大された[66]。

　このような選択権の拡大が行われた背景には，各被保険者の加入する疾病金庫が法律により定められ，被保険者には加入する疾病金庫を自由に選択することが認められていないにもかかわらず，疾病金庫間での保険料率の格差が拡大するという状況が，憲法上の要請である被保険者間の平等取扱いを維持することを困難にしたことがある[67]。

　被保険者による疾病金庫選択権の拡大は，より多くの被保険者を獲得することを目的として，各疾病金庫が保険料率の引下げや被保険者に対するサービス向上などのための経営努力を行うことを促進する効果を持つと期待された。この競争は，それ自体が目的ではなく，あくまでも連帯を基礎とする公的医療保険システムを前提としつつ，その効果と効率性を高めるための手段

として位置づけられるものである。

　しかし，疾病金庫間には，加入する被保険者の年齢・性別構成，所得水準などのリスク構造に格差が存在していた。そのままの状態で競争が行われた場合には，疾病金庫の経営努力の成果よりも，リスク構造の優劣が競争の結果を左右することになった。また，競争上の優位を得るため，より有利なリスク構造となるよう，若くて，所得の高い被保険者を獲得するためのいわゆる「リスク選別」が行われる恐れがあった。

　こうした問題に対処するため，公平な競争の前提条件を整備することを目的としてリスク構造調整（Risikostrukturausgleich）が行われることになった。リスク構造調整を通じて，有利なリスク構造となっている疾病金庫は拠出金を拠出し，不利なリスク構造となっている疾病金庫は交付金を受けることができる。これにより，リスク構造の違いが各疾病金庫に及ぼす財政的な影響が調整され，有利なリスク構造とするためにリスク選別を行うことは競争上の優位につながらないこととなった。また，疾病金庫間でのリスク構造調整が導入されたことにより，医療保険における連帯は，それまでのような各疾病金庫の内部での被保険者間の連帯から，疾病金庫の枠を超えた医療保険の被保険者全体での連帯へと拡大したということができる。

　被保険者による疾病金庫選択権の拡大が行われたことは，疾病金庫間での被保険者の移動を引き起こした。2000年から2009年では，毎年，医療保険の被保険者の5％程度が加入する疾病金庫を変えている。その際に，被保険者が加入する疾病金庫を変更することに影響を与える中心的な要因は保険料率であった[68]。一方，疾病金庫側では，このような競争に対応して，競争力の強化を狙いとした合併が進んでおり，疾病金庫数は1994年の1152から2013年の134へと大幅に減少した[69]。

(2) 保険者と医療供給者との関係の見直し

　この疾病金庫間の競争において，各疾病金庫がより多くの被保険者を獲得するための努力としては，保険料率の水準を引き下げることや窓口対応の改善など被保険者サービスの向上を図ることが中心となってきた。本来は，これに加えて，被保険者のニーズに対応してより質の高い給付を行うことも疾

病金庫による努力の対象となるはずである。しかし，疾病金庫が行う給付の範囲は法律により一律に定められ，また，疾病金庫が医療保険の給付としての医療の提供に関して個別の医療供給者と異なる内容の契約を締結することは基本的に認められてこなかった。このため，提供する給付の質に関しては疾病金庫による努力の余地が限られていた。

　このような状態を改善するため，近年の医療制度改革においては様々な取組みが行われている。給付の範囲に関しては，選択タリフの導入などにより，限定的な範囲内で疾病金庫が給付に差を設ける余地が認められるようになってきている。また，疾病金庫と医療供給者との関係についても，次のような見直しが行われた。疾病金庫と医療供給者との間では，団体間での交渉・合意にもとづき団体契約（Kollektivvertrag）を締結することが基本となっている。しかし，近年の改革では，特定の分野において個々の医療供給者やそのグループとの間で選択的契約（Selektivvertrag）を締結することが認められるようになってきている。そのような分野には，各供給分野をまたがる包括的なサービス提供を行うための「統合供給」[70]，家庭医がゲートキーパーとしての役割を適切に果たせるようにするための「家庭医を中心とした医療供給」[71]，質に関する特別の基準を満たす「特別の外来医科診療（besondere ambulante ärztliche Versorgung）」などが該当する[72]。

　選択的契約においては，医療保険について定める社会法典第5編の医療供給者に関するルールおよびこれに関連する団体間の合意と異なる定めを行うことが認められており，診療報酬に関しても異なる定めを行うことが可能である。ただし，被保険者の給付受給権を制限する定めや一般的に定められた質に関する基準を引き下げるような定めを行うことはできない。

　また，疾病金庫と医療供給者との間では，今後このような選択的契約の範囲が拡大される方向が見込まれることから，競争法の適用に関しても見直しが行われた[73]。従来は団体契約の締結が前提とされてきたため，疾病金庫と医療供給者の間には反競争制限法[74]の適用が除外されてきた。しかし，公的医療保険競争強化法により，市場支配的な地位の濫用などに関する反競争制限法の規定が準用されることになった。ただし，疾病金庫又はその連合会に契約締結義務があり，かつ，当事者間で合意が成立しない場合には仲裁に関

する規定が適用される場合は，反競争制限法の適用は除外される。

5 財政的な公平性と安定の確保

(1) 財政システムの見直し

① 現行の財政システムの問題点

現行の医療保険財政システムに関しては，公的医療保険財政の収支バランス，負担の公平および雇用の確保の観点から次のような問題が指摘されている[75]。

(a) 収支バランス

ドイツの公的医療保険においては，費用の大部分が保険料収入により賄われている[76]。1980年代以降，医療保険の平均保険料率については上昇傾向が続いている。その原因は，医療保険における支出の大幅な増加ではなく，むしろ，収入面での構造的な問題にある。この間，医療保険の支出は国内総生産（GDP）の伸びに見合って増加してきた。これに対して，保険料算定の基礎となる被保険者の収入（賃金等）の伸びはGDPの伸びよりも低い水準にとどまっている[77]。したがって，高齢化の進展などにともない今後とも支出の増加が予想されるなかで，持続可能で安定的な医療保険財政を確立するためには，保険料の算定基礎を見直し，保険料収入が経済成長と歩調を合わせて増加するような仕組みを作り上げることが重要な課題となっている。

(b) 負担の公平

公的医療保険において，被保険者は経済的な負担能力（収入）に応じて保険料を負担している。すなわち，各被保険者に係る保険料の額は，それぞれの者が有する健康上のリスクの大きさや医療保険の対象となる家族の数にかかわらず，「保険料負担義務のある収入（beitragspflichtige Einnahmen）」に保険料率を乗じることにより算定される。被保険者が被用者である場合には賃金が，年金受給者の場合には年金収入が「保険料負担義務のある収入」と

なる。「負担能力に応じた保険料負担」という考え方は，同じ負担能力を有する家計は同等に負担すること（水平的公平）および負担能力がより大きい家計はより多くを負担すること（垂直的公平）という二つの意味での公平を前提としている。しかし，現行制度においては，このような意味での公平は必ずしも十分に実現していない。

第一に，「保険料負担義務のある収入」には上限額（保険料算定限度）が定められており[78]，これを超える部分の収入には保険料が賦課されないことから，保険料算定限度を超える収入がある者の相対的な負担（収入に対する保険料の割合）は収入が多くなるほど低下する。

第二に，被用者については，その賃金が年間労働報酬限度を超える場合には，公的医療保険への加入義務が免除されている。このため，賃金が年間労働報酬限度を超える被用者は，公的医療保険の代わりに民間医療保険に加入することができる。公的医療保険においては，収入に応じた保険料の負担を求めることにより，収入の少ない被保険者のための所得再分配が行われている。しかし，収入の多い被用者は民間医療保険に加入することにより公的医療保険における所得再分配から逃れることが可能となっている。

第三に，「保険料負担義務のある収入」の範囲が賃金，年金，失業手当などに限られており，家賃，地代，利子などの資産収入は保険料算定において考慮されないことから，同じ額の総収入がある家計であっても，構成する収入の種類によってそれぞれが負担しなければならない保険料が異なる可能性がある。

(c) 雇用の確保

被用者である被保険者に係る保険料は賃金にのみ賦課されている。失業や賃金水準の低い短時間労働が増加するなかで，賃金に賦課される保険料による公的医療保険の収入を維持するためには，保険料率の引上げが必要となる。保険料率の引上げは，保険料の一定割合を負担している事業主にとっては労働コストの増加を意味する。国際的な競争が激しさを増すなかで，事業主が労働コストの増加を製品価格に転嫁することができる余地は現実には限られている。また，労働コストの増加を労働者に支払う賃金を引き下げるこ

とにより吸収することは，労働組合との厳しい交渉を通じて合意を形成しなければならず，また，熟練労働者を繋ぎ止めるうえでの問題もあり，現実的な選択肢ではない。このため，保険料率の引上げは，労働コストの増加を通じて国際競争力の低下や生産拠点の国外移転を招くことにより，失業や短時間労働を更に増加させるという，悪循環をもたらす恐れがある。

② 実施された改革

このような問題を解決することを目的として，近年の医療制度改革においては医療保険財政システムを根本的に変更する改革が行われた。

(a) 税財源の投入および労使折半原則の廃止

2003年に制定された公的医療保険近代化法などにより，公的医療保険への税財源の本格的な投入が開始されるとともに，保険料の労使折半負担原則が廃止された。公的医療保険において，税財源の投入は，最近まで農業疾病金庫に対してのみ行われてきたにすぎず，大きな意味を持たなかった[79]。しかし，2004年からは「保険になじまない給付」[80]のための疾病金庫の支出を補塡することを目的として，たばこ税の引上げによる連邦の増収分をもとに医療保険への連邦補助が行われることになった。この連邦補助の額は，2004年には10億ユーロであったが，その後において増額され，2010年では医療保険の収入総額の8.9％に相当する157億ユーロとなっている。

被用者である被保険者に係る保険料は，従来は被保険者とその者を雇用する事業主により折半で負担されてきた。しかしながら，公的医療保険近代化法などにより，2005年7月からは，被保険者は，通常の保険料とは別に，傷病手当金および歯科補綴のための支出に対応する追加的な保険料（料率0.9％）を単独で負担することとされた。

(b) 健康基金の創設

従来，各疾病金庫に加入する被保険者が支払った保険料は，当該疾病金庫の収入とされていた。また，各疾病金庫は，それぞれの支出に見合った収入を確保できる水準に保険料率を定めていた。各疾病金庫におけるリスク構造

図2　医療保険財政制度の概要

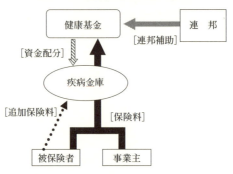

出典：筆者作成。

（被保険者の年齢・性別構成，被保険者の所得水準など）の違いが財政に及ぼす影響を調整するためにリスク構造調整が行われていたが，それでも各疾病金庫の保険料率には格差がみられた。

この仕組みは，2007年に制定された公的医療保険競争強化法にもとづき，健康基金の創設を柱とする財政制度の改革が2009年に実施されことにより，次のように改正された（図2）。

保険料は，各疾病金庫を通じて徴収されるが，各疾病金庫ではなく健康基金の収入となる。また，医療保険に対する連邦補助も健康基金に対して支払われる。保険料率は，連邦政府により全疾病金庫に統一的に適用されるものとして設定される。この保険料率（一般保険料率（allgemeiner Beitragssatz））は，健康基金の収入により全疾病金庫の給付費支出および事務費支出の総額を賄える水準に設定される[81]。

各疾病金庫には健康基金から資金が配分されるが，その際には，各疾病金庫におけるリスク構造の違いが考慮される。すなわち，各疾病金庫に配分される額は，まず，当該金庫に加入する被保険者（家族被保険者を含む）ごとに，定額の基礎包括額（Grundpauschale）に各被保険者の年齢，性別および疾病罹患状況（Morbidität）に応じた金額を加算または減額[82]することにより算定し，それを合計することにより得られる[83]。

各疾病金庫はこのようにして健康基金から配分される資金だけで必要な支

出を賄えるとは限らない。なぜならば，リスク構造の違いによる影響が調整されても，年齢，性別および疾病罹患状況が同じ被保険者に対して他の疾病金庫よりも多くの給付費を支出する疾病金庫は，健康基金から配分される資金だけでは支出が賄い切れなくなるからである。この場合には，当該疾病金庫は不足分を補うために被保険者から追加保険料を徴収する。その逆の場合には，被保険者に保険料の一部を還付する。疾病金庫は，追加保険料を被保険者の収入の一定割合または被保険者の収入の額にかかわらない定額により定めることができる[84]。被保険者にとって過大な負担となることを避けるため，各被保険者の負担する追加保険料の額は，その者の「保険料負担義務のある収入」の1％未満でなければならない。ただし，定額の追加保険料が月額8ユーロ以下の場合にはこの規定は適用されない。被用者の場合でも，追加保険料については，事業主負担は行われず，被保険者による単独負担となる。

　被保険者には加入する疾病金庫を自由に選択する権利が認められている。ただし，被保険者は，加入する疾病金庫を選択した場合には，通常は当該疾病金庫に最低18ヵ月はとどまらなければならない。しかし，疾病金庫が追加保険料の徴収を開始するか，あるいは，追加保険料を引き上げる場合には，当該疾病金庫に加入する被保険者は直ちに他の疾病金庫に移動することができる。

　(c)　一般保険料率の固定

　2009年から実施されたこの新たな財政制度は，2010年に制定された公的医療保険財政法[85]により再び変更された。これにより，連邦政府が医療保険の一般保険料率を健康基金の収入と疾病金庫の給付費支出および事務費支出の総額とに応じて定める仕組みは廃止され，一般保険料率は法律（社会法典第5編第241条）において15.5％と定められた。この改正の目的は，一般保険料率を現在の水準で維持することにある。これにより，事業主が負担する保険料の料率は7.3％で固定される[86]。人口の高齢化や医療技術の進歩により収入の増加を上回る支出の増加があった場合には，一般保険料率の引上げではなく，被保険者のみが負担する追加保険料の引上げにより対応される。

追加保険料についても大きな変更が加えられた。健康基金から配分される資金だけでは支出が賄い切れない疾病金庫は，各被保険者の収入にかかわりなく定額の追加保険料を徴収することとされた。これにより，各被保険者の収入に応じた追加保険料を徴収することはできなくなった。また，各被保険者が負担する追加保険料額の上限は撤廃された。ただし，追加保険料が被保険者にとって過大な負担とならないよう，被保険者に対して税を財源して一定の補塡（社会的調整）が行われる[87]。

③　競争への影響

　医療保険の保険料率は，健康基金の導入にともない統一的に定められることになり，さらに，公的医療保険財政法により15.5％と法定された。その限りにおいて，それまでは独自に保険料率を定めることができた疾病金庫の自己決定の余地は狭められたということができる。しかし，そのことは，ドイツの医療保険が統一化の方向に転換したことを意味するものではない。健康基金から配分される資金では支出が賄いきれない疾病金庫は加入する被保険者から直接に追加保険料を徴収しなければならない仕組みは，むしろ，疾病金庫に対して追加保険料の徴収を避け，あるいは追加保険料の額を抑えようとする強い誘因を与えると期待される。なぜならば，被保険者は，追加保険料を支払わなければならないことに対して，保険料率の違い以上に敏感に反応すると考えられるからである。実際に追加保険料を徴収しなければならなくなった疾病金庫では，短期間で多くの被保険者が当該疾病金庫から出ていく動きが見られた[88]。

　公的医療保険財政法による改革の結果，医療保険の財政状況が好転し，当面は追加保険料を徴収しなければならない疾病金庫は一部に限られた。このため，医療保険財政制度の改革は，保険料に関する疾病金庫間の競争を弱めることになったとの見方もある。しかし，15.5％という法律で定められた保険料率が維持されれば，高齢化や医療技術の進歩などによりいずれは増加する支出を賄うために疾病金庫にとっては追加保険料を徴収することが普通になる。そうなれば，加入する疾病金庫を選択する被保険者にとっては，追加保険料の徴収の有無ではなく，具体的な金額で示された追加保険料の額が重

要な判断基準となる。その結果，疾病金庫間では追加保険料の水準に関する競争が起こるものと予想される。

(2) 医療費の総額コントロール

ドイツにおいては，1993年以降，給付分野（外来医科診療，薬剤支給および入院療養）ごとに，予め支出総額の上限を定め，実際の支出をその範囲内にとどめることを目的とする予算制が実施されてきた[89]。予算制の内容には給付分野ごとに大きな違いがみられたが，なかでも，薬剤支給に関しては，保険医の処方にもとづく薬剤支給のための費用が上限を突破した場合には，外来医科診療に係る診療報酬総額が減額されるという厳しいペナルティが課された。しかし，薬剤支給の場合には，個々の保険医にとっては，自分が行う処方が薬剤支給にかかる費用全体にどのような影響を及ぼすことになるのかが把握できないことが問題となった。このため，制度実施直後には処方を抑制する方向で過剰ともいえる反応があった反面，その後においては，現実に診療報酬の減額を求めることが困難な程度にまで支出の超過額が拡大した。

また，予算制を競争による経済性の向上が効果を上げるまでの暫定的な支出抑制策と考えるのか，それとも，競争を補完して保険料率の安定を確保するために恒常的に必要な対策と考えるのかについても，政権による違いがみられた。

結果的には，外来診療および入院療養の分野では新たな診療報酬制度を導入すること，薬剤支給に関しては当事者間の合意の枠組みを設けることにともない，こうした予算制は廃止された。

6 新たな薬剤および診断・治療方法の導入

(1) 新たな薬剤

① 問題点

他のヨーロッパ諸国ではあまり見られないことではあるが，ドイツにおい

ては薬剤価格に対する直接的な規制が存在しない[90]。このため，製薬企業は，新たな有効成分を有する薬剤に関して，特許権保護の有効期間においては，競争上の強い立場を利用し，その薬剤の研究開発費用を反映するとともに他国での価格交渉の基準となるだけの価格を設定することができた。治療不可能な，あるいは，対症療法しかない多くの疾病が存在することから，薬剤治療の進歩には大きな期待が寄せられている。一方，定額が設定されていない，大半は特許権保護の対象となっている薬剤に対しては，費用節約の観点からの批判がある。特に類似薬などの新薬については，頻繁に処方され，多くの費用がかかっているが，確立された標準的治療に比べてさほどの追加的な有用性が存在しないのではないかとの疑念が持たれている。しかし，既存の標準的治療と比較して新薬が有する長所を新薬が許可された直後に評価することは患者だけでなく医師にとっても困難である。

このため，従来においても，定額が設定されていない薬剤に対しては，疾病金庫連邦中央連合会が「保健医療における質と経済性に関する研究所（Institut für Qualität und Wirtschaftlichkeit im Gesundheitswesen (IQWiG)」[91]による費用・有用性評価にもとづき公的医療保険による償還価格の上限額を定めることが可能とされていた。しかしながら，この費用・有用性評価は，薬剤の有効性に関して「根拠に基づく医療」の原則にもとづく十分な知見が揃って初めて実施されるものであった。それまでの間は，定額が設定されていない薬剤に対しては，製薬企業が定めた引き渡し価格に応じて医療保険による費用償還が行われた。患者の生存率などに関する十分に信頼のおけるデータが揃うには何年もかかることがよくあるため，この仕組みは実際には適用されていなかった[92]。

② 早期の有用性評価の導入

医薬品市場再編法[93]により，2011年以降新たに販売される薬剤（公的医療保険による費用償還の対象となる薬剤に限る。）であって新たな有効成分を有するもの対しては，「早期の有用性評価」が行われることになった。その目的は，新たに許可された革新的な薬剤にもできるだけ早期に追加的な有用性に応じた償還価格を定めることにある。このような薬剤についても，とり

表6 新たな有効成分を有する薬剤の償還価格の設定

関係者	製薬企業	共同連邦委員会 IQWiG	共同連邦委員会	疾病金庫連邦中央連合会，製薬企業	仲裁所
時期	販売開始までに	3月以内	3月以内	6月以内	3月以内
内容	評価資料の提出	評価の実施	意見聴取 評価の決定 「追加的な有用性が認められない薬剤」⇒定額が設定された薬剤のグループに位置づけ	交渉 償還価格の合意（対象）「追加的な有用性が認められない薬剤で定額が設定されたグループに位置づけられないもの」および「追加的な有用性が認められる薬剤」	

（注） IQWiGは、「保健医療における質と経済性に関する研究所」を意味する。
出典：GKV - Spitzenverband, Geschäftsbericht 2011をもとに筆者作成。

あえずは製薬企業が自由に引き渡し価格を定めることが認められる。しかし，今後は，製薬企業が定める価格は1年間しか適用できない。

新たな手続きの概要は次のとおりである（表6）。まず，製薬企業は，遅くとも薬剤を最初に販売する際には，有用性評価のための資料を共同連邦委員会に提出しなければならない[94]。この資料にもとづき，共同連邦委員会が自ら，あるいは同委員会の委託により「保健医療における質と経済性に関する研究所」又は第三者が3ヵ月以内で評価を実施する。この評価の対象となるのは，特に，同じ目的を有する治療と比較した当該薬剤の追加的な有用性の有無，追加的な有用性の種類，程度および対象となる患者グループなどである。この場合に薬剤の「有用性」とは，特に，健康状態の改善，治療期間の短縮，生存期間の延長，副作用の軽減または生活の質の改善の観点からみて，患者にとって重要な治療上の効果を意味する。また，「追加的な有用性」とは，有用性のうち，目的に関して同等の治療が有する有用性を質的または量的に上回る部分をいう。

追加的な有用性の程度は，社会法典第5編にもとづく薬剤有用性評価規則[95]が定める基準に従い，ⅰ）「相当の追加的な有用性がある」，ⅱ）「少な

表7　有用性評価の結果（2011－2013 年）

少なくとも一つの適応症に少なからぬ追加的な有用性あり	13
少なくとも一つの適応症にわずかの追加的な有用性あり	22
定量化できない追加的な有用性あり	6
評価対象としたすべての適応症に追加的な有用性なし	26
疾病金庫に与える影響がわずかであるため評価外	5
評価手続きの中止	3

出典：Schwabe U., Drei Jahre Nutzenbewertung von neuen Arznei-mitteln gemäß AMNOG, in: Schwabe U., Paffrath D. (Hrsg.), Arzneimittelverordnungs－Report 2014, Berlin Heidelberg 2014 にもとづき筆者作成。

からぬ追加的な有用性がある」，ⅲ）「わずかの追加的な有用性がある」，ⅳ）「定量化できない追加的な有用性がある」，ⅴ）「追加的な有用性が証明できない」，ⅵ）「目的に関して同等の治療よりも有用性が低い」の6段階に区分される。

　共同連邦委員会は，製薬企業の意見を聞いたうえで，評価結果の公表から3ヵ月以内に有用性評価についての決定を行う。評価の結果，「追加的な有用性が認められない薬剤」については，この決定において定額の設定された薬剤のグループのいずれかに位置づけられ，当該グループに適用される定額が医療保険による償還の上限額となる[96]。

　一方，「追加的な有用性が認められない薬剤であって，定額が設定された薬剤のグループのいずれにも位置づけられないもの」および「追加的な有用性が認められる薬剤」については，有用性評価の決定をもとに，疾病金庫連邦中央連合会と製薬企業との交渉・合意により[97]，すべての疾病金庫に対して効力を有する償還価格が定められる。この場合に，前者については，同等の目的を有する治療に要する費用を超えない範囲内で償還価格が定められる。後者については，追加的な有用性の程度，患者の数ないしは治療対象となる患者の範囲，他のヨーロッパ諸国での価格水準，同等の薬剤による治療費用などを基準として，償還価格が定められる。有用性評価の決定が行われてから6ヵ月以内に償還価格についての合意が成立しない場合には，その後3ヵ月以内に仲裁所（Schiedsstelle）が償還価格を決定する[98]。したがっ

て，薬剤が最初に販売された時点から遅くとも15ヵ月以内には，仲裁所による償還価格の決定が行われる。ただし，この仲裁所の決定した償還価格は，薬剤が最初に販売された時点から起算して13ヵ月目から遡及適用される。

2011年から2013年までにおいては，75の「新たな有効成分」に対して有用性評価が行われ，**表7**のような結果となった。注目されることは，薬剤によって追加的な有用性の程度には大きな差が見られることである。有用性評価が行われた薬剤のうち売上高が大きい25の薬剤についてみると，2013年では，合意された償還価格は当初の価格よりも平均で22.6％低下している。価格低下の割合が最も大きいのは，追加的な有用性が認められなかった薬剤の平均29.5％である[99]。

(2) 新たな診断・治療方法

① 医療保険の対象範囲

外来診療の場合，新たな診断・治療方法については，共同連邦委員会がその診断・治療上の有用性，医学的な必要性および経済性を審査し，全体としてポジティブな評価を行ってはじめて疾病金庫の負担により提供することが可能となる。

これに対して，入院療養の場合には，共同連邦委員会による審査の結果にもとづき，その有用性の証明が十分でないなどとして当該診断・治療方法が排除されない限り，疾病金庫の負担により提供することが可能とされている。このような新たな診断・治療方法に対しては，DRGカタログの定期的な見直しにより費用の実態に見合った適切な報酬が算定されるまでの間も[100]，疾病金庫等と個別の病院との合意にもとづく報酬が支払われる。これにより，入院療養の場合には，技術革新が新たな診断・治療機器などとして許可され，販売される時点から，公的医療保険による費用負担が一貫して行われる仕組みが作り上げられている。

外来と入院の場合でこのような違いが存在する背景には，個々の開業医により提供される外来診療の場合とは異なり，病院においては組織の内部的なコントロール機能が働くことにより，疑わしく有効でない診断・治療方法が適応される危険性が少ないと考えられることなどがある[101]。また，医療分野

における技術革新の中心的な役割を担う病院における診断・治療方法の開発を阻害しないためにも，病院に関してはこのような仕組みがとられているものと考えられる。

② 審査

共同連邦委員会による審査は，申請権者による申請にもとづき開始される[102]。申請には，対象となる診断・治療方法，適応症および適応症ごとの目的に関する記述，他のすでに用いられている手段との比較における診断・治療上の有用性，医学的な必要性および経済性に関する適応症ごとの文献によって裏づけられた情報にもとづく根拠，当該方法の重要性に関する情報，ならびに審査の緊急性に関する情報が含まれる。

診断・治療方法の評価は2段階で行われる[103]。第1段階では分野横断的に，つまり外来および入院で統一的に，有用性および医学的な必要性の評価が行われる。その際には，多くのケースでは「保健医療における質と経済性に関する研究所」に委託して相当する診断・治療方法に関する最新の知見の状況が調査され，取りまとめられ，評価される。第2段階では，分野ごと，つまり外来と入院で別々に，医療供給における経済性と必要性が評価される。

このうち，有用性の評価は，当該適応症への有効性を証明する資料，診断方法の適用が治療にもたらす影響を証明する資料，リスクに対する有用性の比較考量に関する資料，望ましいおよび望ましくない結果（アウトカム）の評価に関する資料，同じ目的を有する他の方法と比較した有用性に関する資料などにもとづき行われる[104]。資料にはそのもとになる試験の種類（ランダム化比較試験（RCT）など）に応じたエビデンス・ランクが付けられる。有用性の評価に当たってはエビデンス・ランク1の資料が優先して取り扱われる。

共同連邦委員会は，評価結果にもとづき，当該診断・治療方法を医療保険の給付対象に取り入れることまたは取り入れないことを決定する[105]。この共同連邦委員会の決定は連邦保健省に提出され，連邦保健省の異議がなければ官報に告示されることで効力を発する。

③ 試行

　外来および入院における診断・治療方法の評価制度はそれぞれ1989年および1999年に導入されたものである。さらに，2011年に制定された公的医療保険供給構造法では，これらに加えて，診断・治療方法の試行（Erprobung）制度が導入された。これにより，共同連邦委員会は，診断・治療方法の評価の際に，その有用性が十分に証明されない診断・治療方法であっても，既存の方法の必要な代替となりうる潜在的可能性が認められるものについては[106]，評価手続を中断して試行の対象とすることが可能となった。この制度は，このような潜在的可能性を有する革新的な診断・治療方法が医療保険の給付に取り入れられる機会を作り出し，経済的な発展にも貢献する狙いがある。

　この制度の導入前においても，近い将来に証明力のある試験結果が出る可能性があると期待される場合には，共同連邦委員会は評価手続きを一時的に中止することができた。しかし，有用性の証明が十分でない場合に，共同連邦委員会は自らエビデンスの状況を改善することに寄与することができる有効な手段を持たなかった。これに対して，試行制度の枠組みにおいて，共同連邦委員会は臨床試験にイニシアチブを発揮することや法律に定められた基準に沿って財政的にかかわることが可能となった。

　共同連邦委員会は，試行に関する指針において，対象となる診断・治療方法の有用性の評価が十分に確実な知見水準にもとづき行われることが可能となるよう試験要領を定める。この指針においては，試行の実施に関して，適応症，医療供給者の質に関する物的，人的その他の基準などが示される。試行に関する指針にもとづき，対象となる診断・治療方法は，一定期間内において疾病金庫の費用負担により提供される。この試行に参加することができるのは，指針に定められた基準を満たす保険医や認可病院である。共同連邦委員会が委託した独立の研究機関が，試行の実施に関与するとともに，試行結果の評価を行う。試行に参加する保険医や認可病院は，そのために必要なデータを記録し，当該研究機関に提供することが義務づけられる。

第 4 節　医療供給体制に関する改革

1　平等な医療アクセスの確保

　国民に対して，質が高く，いずれの地域もカバーし，かつ，ニーズに適合した医療供給を確保することは，ドイツにおいても，医療政策の中心的な課題となっている。人口高齢化の進展，都市と地方との間の医療供給の格差および医療技術の進歩がもたらす新たな可能性に対応して，このような医療供給を確保するためには，医療制度に関するさらなる改革が必要となっている。なかでも，医師不足への対応を行うことが重要な課題となっている。現在の医療を取り巻く諸条件に変化がみられないとすれば，特に地方においては，外来診療の分野において，家庭医の不足，さらには専門医の不足が生じることが懸念されている[107]。このような医師の不足は患者に対する医療に直接的な影響を及ぼすものと考えられる。このため，2011年に制定された公的医療保険供給構造法においては保険医の需要計画の見直しをはじめとして，以下のような改革が行われた。

　なお，入院療養に対する地域のニーズに応じた病院の整備を推進するために各州が策定している病院計画（Krankenhausplan）[108]や，それにもとづく病院の整備費用に対する州からの公費助成のあり方についても，過去20年ほどにわたり様々な問題点が指摘されてきたが[109]，これまでのところ抜本的な改革は行われていない。しかし，2013年11月に合意された新たな大連立政権の連立協定[110]には，人口密集地域だけでなく地方でも住民に対して身近なところで入院療養が受けられることを保障することや，病院計画を立地場所ではなくアクセス可能性を志向した医療供給計画（Versorgungsplan）へと発展させることなどが盛り込まれたところであり，今後の進展が注目される。

(1) 保険医の需要計画の見直し

　地域の需要に適切に対応した外来診療の供給体制を構築するためには，十分な数の保険医が地域的な偏りなく存在する必要がある。このため，ドイツの医療保険においては保険医の需要計画（Bedarfsplan）が策定されている。従来，保険医の需要計画は，費用抑制策の一環として，外来診療に従事する保険医数の大幅な増加に歯止めをかけることを目的としていた。この目的自体も十分に達成されたわけではないが，今日の状況において，需要計画は人口学的な変化への対応という新たな課題に直面している。

　ドイツにおいても，継続的な寿命の伸長と低い出生率により，社会の人口学的な変化が進行している。この結果，人口総数の減少と並行して，人口に占める高齢者の割合が大幅に増加する一方で，勤労世代の割合は低下する。また，人口の高齢化により，人々が複数の疾病に罹患することや慢性疾患に罹患することが増加する。これらの変化は決して全国一律に進むのではなく，地域による大きな違いがみられる。さらに，人口学的な変化とならんで，一人暮らし世帯の増加など，世帯構造の変化も進んでいる。このような変化に対応して，需要に適合した外来診療を確保するためには，需要計画の仕組みについても見直すことが必要となった。

　従来の需要計画の仕組みは次のとおりであった。保険医協会は，疾病金庫州連合会等の同意を得て，保険医診療を確保するための需要計画を定める。それを基に，「医師及び疾病金庫の州委員会（Landesausschuss der Ärzte und Krankenkassen　以下「州委員会」という。）」[111]は過剰供給または過少供給の存在を決定する。過剰供給とみなされるのは，「一般的な需要に適合した供給度」を10％上回る場合である。一方，過少供給とみなされるのは，「一般的な需要に適合した供給度」を25％（専門医に関しては50％）下回る場合である。「一般的な需要に適合した供給度」の標準となるのは，共同連邦委員会が需要計画に関する指針において定めている医師と住民数の比率である。この比率は，14種類の保険医について，人口密度などに応じた10種類の地域のタイプごとに定められている[112]。州委員会は，過剰供給の存在を決定した場合には，保険医認可の制限を命じる。州委員会は，過少供給が発生

しているまたはその恐れがあると決定した場合には，保険医協会に対して過少供給の是正または回避のための適切な期限を設定しなければならない。過少供給の是正または回避のための措置としては，開業する保険医を募集することのほかに，開業に対する財政的な援助を行うことが考えられる。保険医協会による措置では，保険医診療が確保できず，かつ，設定された期限が過ぎた後も過少供給が継続する場合には，州委員会は過剰供給とはなっていない他の区域での保険医認可の制限を命じる。

　需要計画のこのような法的枠組みに対しては，公的医療保険供給構造法により変更が加えられた。従来，需要計画の対象区域は市または郡に対応したものとされていたが，この規定は廃止された。その理由は，市や郡の範囲は，身近な家庭医診療に関しては大きすぎる一方で，広範囲の患者を対象にする専門医診療に関しては小さすぎるようなケースがよくあるためである。この改正により規定が弾力化された結果，対象区域の範囲に関して保険医の種類やその医療上の使命に応じた違いを設けることが可能となった[113]。

　また，共同連邦委員会は，需要に応じた医療供給を確保するために，特に人口学的な変化などを勘案して「一般的な需要に適合した供給度」の標準となる医師数と住民数との比率の見直しを行うものとされた。その際には，人口学的な変化のほかにも，保険医診療に対する実際の需要に影響を及ぼす他の要因，すなわち，住民の社会構造の変化，計画区域の地理的状況，既存の医療供給構造などが考慮される[114]。これによって，都市と地方のそれぞれの地域特性が適切に考慮されるとともに，サービス提供へのアクセス可能性や距離という患者の視点から重要な要素が考慮される。

　さらに，人口学的な変化が進むなかで医療供給に関する地域的な差異が拡大することに対応して，州レベルの当事者による裁量の余地が拡大された。また，住民に対する保健医療サービスの提供について直接の当事者を補完する責任を持つ州の関与が強化された。

　これにより，高齢化が進んだ地域で「一般的な需要に応じた供給度」をより高く設定することや，地域の特性を考慮した対象区域の設定を行うことなどが可能となった。また，医療供給の分野を越えた問題に対する勧告を行う共同州委員会[115]を設け，需要計画の策定および変更に対して意見を述べる

ことが可能となった。この委員会を通じて，州は医療供給のあり方により大きな影響力を持つことができる。

(2) 経済的な誘因

需要計画に定められた需要に対応した外来診療の供給を実現することを目的として，自由業の医師にとって過少供給地域で開業することがより魅力的なものとなる条件を整えるための経済的な誘導策が導入された。

診療報酬に関しては，前述のとおり，州レベルの当事者である保険医協会と疾病金庫州連合会等が過少供給の恐れがあるまたは存在している地域などにおける医療供給を改善するため，「特に促進するに値する給付」および「特に促進すべき医療供給者による給付」に関して，一点単価の全国標準値の加算について合意することが可能とされた。また，過少供給地域で開業し，そのために診療件数が多くなった保険医に対しては，当該保険医の供給量が標準給付量を上回ったことを理由として診療報酬の算定に用いる一点単価を減少させる措置を適用しないこととされた。

また，過少供給地域での保険医診療の促進策の財源に充てるため，保険医協会が構造基金（Strukturfonds）を設けることが可能とされた。構造基金の費用ために，報酬総額の0.1％が充てられる。疾病金庫州連合会等も，保険医協会と同額を構造基金に対して支払う。構造基金の資金は，過少供給地域での新規開業または開業場所の増加の際に必要な投資費用への補助，養成教育修了後の一定期間に過少供給地域で診療に従事することを条件として医学生に奨学金を貸与するための費用などに充てられる。

(3) 保険医に関する規制の緩和

自由業としての保険医の活動の変化に対応するため，保険医に関する規制の緩和が行われた。保険医には診療時間外であっても適切な時間内に開業場所に到着できる場所に居住する義務が課せられていたが，この義務が廃止された。また，保険医が副業として週13時間を超える活動を行うことは適当ではないとされてきたが，今後は保険医が開業場所において被保険者に対してその診療の責務に対応するだけの時間を取れる状況にあることが決定的な意

味を持つとされた[116]。さらに，保険医が他の場所でも開業することが認められるのは，それによって当該他の場所での診療が改善され，かつ，元の開業場所での診療に問題がない場合とされていたが，他の場所での改善と元の場所での影響を比較考量し，他の場所での改善で埋め合わせられるのであれば，元の場所での小さな問題は考慮されないこととされた。

　過剰供給となっているために保険医の認可が制限されている地域において，死亡，廃業または取り消しによりある保険医の認可が終了し，引き続きその場所での保険医診療が必要である場合には，認可委員会が応募者のなかから開業を行う者の選考を行う。選考にあたっては，応募者の職業上の適性，医師免許取得年齢，医師としての活動期間が考慮されてきたが，これに加えて過少供給地域において5年以上保険医診療に従事したことが考慮されることになった。この改正により，医師としての職業人生を始めるにあたり，まず，過少供給地域における保険医診療に従事しようとする誘因を与えることができると期待されている[117]。さらに，応募者が，例えば隣接する過少供給地域での診療への協力など，保険医協会の定める「医療供給に対する特別な需要」を満たすことに応じる用意があるかどうかも，認可委員会により考慮されることになった。

(4) 家族と職業との両立

　保険医は自分で診療を行わなければならない。ただし，女性の保険医には，出産前後の6ヵ月間，代わりの医師に診療させることが認められてきた。家族と職業との両立を促進するため，この期間が6ヵ月から12ヵ月に延長された。また，保険医（男性も含む）が子どもの養育期間のために36ヵ月まで，また，近親者を在宅で介護するために6ヵ月まで，代わりに診療を行う医師や負担を軽減するアシスタントを雇うことが可能とされた[118]。

(5) 補完的な供給システムの促進

　必要な保険医診療を確保するための前記の条件整備と併せて，保険医診療を十分に確保することができない場合に対応した改正も行われた。

① 遠隔医療および実施権限の委譲

医師が不足している農村地域などで，医師が常に患者の傍で診療することが難しい場合には，情報通信技術を用いた遠隔医療を活用し，看護職などの協力を得て適切な医療を確保する必要があると考えられる。このため，医療保険に請求可能な給付とその相対評価（報酬点数）を定めた統一評価基準（EBM）を見直し，2012年10月31日までに遠隔医療に関する給付を医療保険においてどの程度まで認めるのかを検討し，その結果をもとに2013年3月31日までに統一評価基準の改定を行うものとされた。これを受け，連邦保険医協会と疾病金庫連邦中央連合会の協議が進められ，2013年7月には統一評価基準に盛り込むべき給付を選定する基準についての合意が行われた[119]。

また，連邦保険医協会と疾病金庫連邦中央連合会は，2012年6月30日までに，外来診療において医師が医師以外の者にその実施を委ねる（実施権限の委譲）ことができる給付の範囲とその給付を行う際に求められる条件について合意するものとされた[120]。この規定の目的は，従来から可能とされてきた「実施権限の委譲」の対象となる給付の範囲等を明確にすることにより，その実施を促進することにある。

② 入所施設勤務医の保険医診療への参加

病院勤務医に加えて，予防・リハビリテーション施設および入所介護施設に勤務する医師も，その参加がなければ十分な保険医診療が確保できない場合に認可委員会から保険医診療に参加する権限が与えられる対象とされた。また，区域全体としては過少供給地域に該当しないが，「追加的な局地的医療需要」が認められる場合にも[121]，病院に対して保険医診療への参加権限が与えられることとされた。

③ 地方自治体による医療施設

保険医診療を確保するため，保険医協会に加えて，地方自治体に対しても被保険者に対して直接的に医療を提供するための施設を運営することが認められた。ただし，これが認められるのは，他の方法では保険医診療が確保できないような場合に限られる。

2 供給者間の連携確保

(1) 新たな連携システムの導入・普及

① 背景

　高齢者の増加にともない，慢性病や複数の疾病に罹患した患者が増加している。このような変化は要介護者の増加にも大きな影響を及ぼしている。これに対応して，高齢者の健康をできる限り長く維持し，身体的な機能を維持・回復させるため，疾病予防やリハビリテーションの重要性が高まっている。これらは，医療・介護費用の増加を長期的に抑制するだけでなく，高齢期における生活の質を向上させ，介護施設への入所を遅らせ，あるいは避けるためにも重要な意味を持っている。また，慢性病の効果的な治療のためには，病状が悪化した場合にのみ対応するのではなく，各患者の病状の推移に応じて必要な予防措置，外来診療，入院療養，リハビリテーションなどが長期にわたって継続的に行われる必要がある。このため，それぞれのサービス供給者間での連携が重要となっている。

　しかし，実際の医療供給システムはこうした必要性に対応したものとなっていない。入院療養は病院，外来診療は開業医の担当分野とされ，さらに，外来診療についても家庭医による診療と専門医による診療が区分されるなど，医療供給システムは，分野ごとに分断され，相互の連携を欠いた硬直的な構造となっている[122]。このため，医療供給はそれぞれの分野ごとに最適化され，分野間での連携はなおざりにされている。このように供給分野間での連携が欠如し，医療供給が分野ごとに分断されていることは，個々の患者がその状態に応じて必要な医療を受けることを妨げる主要な原因となっている。また，このことは，ドイツでは医療のために国際的にみても高い費用がかけられているにもかかわらず，それに見合った効果が上がっていない原因の一つと考えられている[123]。

　このような問題に対処するため，近年の医療制度改革においては，各分野間の連携により個々の対象者の状態に応じた適切な医療供給を可能にするこ

とを目的として，医療供給に関する各種のモデル事業が実施されるとともに，新たな供給システムである「家庭医を中心とした医療供給（hausarztzentrierte Versorgung）」，「疾病管理プログラム（Disease‐Management‐Programm）」および「統合供給（integrierte Versorgung）」の導入が行われた。

② 家庭医を中心とした医療供給

家庭医が調整機能を果たすことにより各分野間の連携が図られるよう，疾病金庫はその対象地域全体をカバーする形で「家庭医を中心とした医療供給」を提供しなければならない。疾病金庫は「家庭医を中心とした医療供給」を実施するために家庭医と契約を締結する[124]。被保険者が「家庭医を中心とした医療供給」に参加するかどうかは任意である。参加を決定した被保険者は，自分の家庭医を選択し，医療が必要な場合にはまずこの家庭医の診療を受け，他の専門医の診療は必ずこの家庭医の指示にもとづき受けることが義務づけられる代わりに，疾病金庫から報奨金の支払いまたは一部負担金の軽減を受けることができる。

③ 疾病管理プログラム

疾病管理プログラムの制度が導入された目的は，糖尿病などの慢性病の患者に対して，医療供給者間で相互に連携のとれた適切な治療が継続的に行われることを確保することにある。疾病管理プログラムは保険者である疾病金庫により実施される。疾病管理プログラムの対象疾病および実施の基準は連邦保健省の制定する法規命令により定められている。現在の対象疾病は，糖尿病（タイプ2），乳がん，冠状血管性心疾患，糖尿病（タイプ1），気管支喘息および慢性閉塞性肺疾患（COPD）である。疾病管理プログラムへの被保険者および医師の参加は任意であるが，参加した被保険者には検診の受診および患者教育への参加が，参加した医師には「根拠に基づく指針」に沿った診断・治療の実施が義務づけられる。一方，このプログラムを実施する疾病金庫，参加した被保険者および医療供給者にはそれぞれ経済的なメリットが与えられる。実施疾病金庫に対しては，このプログラムに参加した被保険

者には一般の被保険者よりも多くの費用がかかることに対応して，リスク構造調整のなかで特別の配慮が行われる。このために，疾病金庫はそのプログラムが定められた基準を満たすことについて連邦保険庁（Bundesversicherungsamt）の認可を受けなければならない。参加被保険者には，疾病金庫から報奨金の支給または一部負担金の軽減が行われる。参加医療供給者には，通常の診療報酬のほかに，医療供給者間の調整，記録作成および患者の教育など疾病管理プログラムの枠内で独自に行われる給付に必要な費用に関して特別の報酬が支払われる。

　疾病管理プログラムは，急速な普及を示しており，2013年末現在で，全体で1万501プログラムが認可を受け，約640万人の被保険者が一つまたは複数のプログラムに参加している[125]。参加被保険者数では，糖尿病（タイプ2）のプログラムが380万人を超えて最大となっており，冠状血管性心疾患のプログラムが170万人を超え，それに次ぐ数となっている。実施されているプログラムは，患者の健康状態の改善および健康的な生活への動機づけなどに成果を上げており，参加した被保険者および医師からも積極的な評価を受けている[126]。例えば，糖尿病（タイプ2）のプログラムを対象とした最初の法定評価の結果では，特に血圧のコントロールと喫煙に関する改善傾向がみられたほか，血糖値が維持・改善された。

　④　統合供給
　統合供給の目的は，医療の供給分野や専門分野をまたがる包括的な医療供給を実現することにある。その基礎には，治療にかかわる関係者が適切な情報交換を行うとともに，お互いにパートナーとして協力し，明確に定められた共通の治療目的に沿ってそれぞれの役割を果たすことが，患者本位の医療供給を可能にし，質が高く，効率的な医療供給を実現する基本的な前提条件になるとの考え方がある。

　統合供給の実施主体は疾病金庫である。疾病金庫は，加入する被保険者のために，医療供給者側（開業医，病院，リハビリテーション施設，医療供給センターなど）と交渉し，統合供給の実施に必要な契約を締結する。この契約においては，参加する各供給者が担当する医療，供給者間の調整（マネジ

メント）を行う主体，質の確保のための方策，医療供給者に対する報酬などが取り決められる。医療供給者は，当該疾病金庫の被保険者に対して，質の確保された，効果的で，治療のために十分で，合目的的でかつ経済的な医療供給を行う義務を負う。一方，疾病金庫は，医療供給者が統合供給に参加する被保険者に行った給付に対して契約の定めに従って報酬を支払う。特に2004年から2008年までの間は，各疾病金庫が通常の診療に関して保険医協会及び病院に支払う報酬の最大１％までを留保し，統合供給のための報酬に充てることが認められた。この措置は，統合供給を促進する経済的な誘因を付与することを目的としたものであった。

　各被保険者は，加入する疾病金庫が実施している統合供給に参加し，それによる医療を受けるかどうかを任意に決定することができる。このため，被保険者に対しては，疾病金庫から，統合供給に関する契約，統合供給に参加する医療供給者，合意された質の基準などに関する包括的な情報提供が行われる。疾病金庫は統合供給への参加を選択した被保険者に対して報奨金の支給や一部負担金の軽減を行うことができる。これは，被保険者が統合供給に参加することを促進する狙いをもっている。

　一方，統合供給においては，すべての関係者（医療供給者および疾病金庫）がそれぞれの必要に応じてアクセスすることが可能なサービス供給に関する記録の整備が行われる。診療を行う者は，具体的な治療に役立てるために，被保険者の同意を得て，この記録から当該被保険者の診療データおよび診断結果を引き出すことができる。

　この統合供給の制度は2000年医療保障改革法により導入された。前述の促進措置が講じられた期間においては，統合供給の実施が急速に拡大した。統合供給を実施するために締結された契約の数をみると，2004年末で有効であった契約は1477件であったが，2008年末には6407件に増加した。これにともない，統合供給に参加している被保険者数は2004年の68万人から2008年には404万人に拡大した。また，統合供給のための報酬総額も，2004年の２億4800万ユーロから2008年には８億1100万ユーロに増加した[127]。しかし，その後の期間においては，統合供給のための契約件数および統合供給のための支出が疾病金庫の総支出に占める割合は安定的に推移している[128]。

2007年に制定された公的医療保険競争強化法により介護サービス供給者および介護金庫が統合供給に参加できるようになったことは，医療と介護の連携にとって重要な意味を持っている。この結果，統合供給の枠組みを用いることにより，医療供給の各分野のみならず，医療保険と介護保険という異なる給付制度を統合したサービス供給システムを作り上げることが可能となった。

(2)　供給者間の役割分担の見直し

①　開業医と病院の役割分担

　ドイツでは，外来診療を担当する保険医と入院療養を担当する病院との役割が明確に区分されていることにともなう問題が存在する。これを解決するために次のような対応が行われている。その一つは，入院日数を医学上必要な範囲にとどめることを目的として，病院による入院前診療および退院後診療を推進することである。病院は，患者についての入院の必要性を判断しもしくは入院の準備をするために，あるいは，退院後の治療成果を確保するために，一定期間，外来による診療を行うことが認められている。2011年に制定された公的医療保険供給構造法では，病院がこの入院前および退院後の外来診療を開業医である保険医に依頼して実施することが認められた。

　もう一つは，病院による外来手術の推進である。病院には，手術その他の措置を外来で実施することも認められている。その対象となる手術等の種類および報酬については，疾病金庫連邦中央連合会，ドイツ病院協会および連邦保険医協会による三者協定により定められている。入院療養に代替する外来手術は，患者自身の利益になるだけでなく，医療に係る費用の軽減にも寄与するものと考えられている[129]。

　さらに，公的医療保険供給構造法では，特殊な経過をともなう重度の疾病，希少疾病および件数の少ない病状ならびに高度に専門的な給付を対象とする「外来特殊専門医診療（spezialfachärztliche Versorgung）」に関する規定が導入された。これにより，保険医および病院は，医療の質および報酬に関して同等の条件のもとで外来特殊専門医診療に参加することが認められた。外来特殊専門医診療の詳細については，共同連邦委員会の指針[130]によ

り定められている。

② 専門職間の役割分担

医療には様々な専門職が携わっている。現状における専門職間の役割分担は，政策的な必要性に応じて定められたものではなく，これまでの歴史的な発展の結果によるものであるといえる[131]。こうした専門職間での役割分担が現状のままでは，高齢化の進展や疾病構造の変化に対応することは困難であり，分野を越えた医療供給の必要性にも応えられないことが指摘されている[132]。

また，前述のとおり医師不足との関連においても，専門職間の役割分担の見直しが必要となっている。旧東独地域を中心として，地域での家庭医診療を担う医師の不足が問題となっている。移動が困難なために在宅での医療を必要とする高齢者が増加する一方で，高齢のため引退する家庭医の後継者を見つけることが困難となっている。今後，多くの家庭医が高齢のために引退するなかで，こうした問題に対処するためには，医師の業務量を軽減することができるよう，専門職間の役割分担を見直し，看護師などに医師の業務の一部を委ねることにより，医師以外の専門職の役割を拡大することが重要な課題となっている。

(a) 実施権限の委譲

医師は診療を自ら行わなければならないとされている。しかし，このことは，医師が診療のためのすべての行為を自らの手で直接実施しなければならないことを意味するわけではない。ドイツには，医師がどのような行為を医師以外の者に委ねることが許されるかについての法的な規定は存在しない。医師法に関する文献などでは，一定の医療行為については，医師自身が実施しなければならないと考えられている。これに該当する医療行為かどうかは，その困難さや危険性がどの程度か，患者に起こりうる反応がどの程度予想できるかによって判断される。具体的には，手術，困難な注射，点滴および血液採取，診察，診断などは医師以外の者に委ねることができないとされている[133]。しかし，その他の医療行為については，その実施を医師が医師以

外の者に委ねる（実施権限の委譲（Delegation））ことが可能とされている。

ただし，このことが許されるのは，次の三つの条件が満たされる場合である。第一に，患者が，その医療行為を医師以外の者が実施することを了解している必要がある。第二に，その医療行為は，医師により必要性が判断され，医師の指示にもとづき実施されなければならない。第三に，実施を委ねられる者がその行為に必要な能力を有し，かつ，実施を引き受けることを了解している必要がある。なお，この場合の「能力」に関しては，実施を委ねられる者が有する資格だけでなく，その者が実際に有している能力も見極める必要があるとされている。

以上のように，医師が医療行為の実施を医師以外の者に委ねることが可能かどうかは，一方では当該行為の複雑さおよび潜在的な危険性に，もう一方では委ねる相手方の能力に依存する。この場合に，医師は当該医療行為を委ねた責任（指示責任）を，医師以外の者はそれを実施した責任（実施責任）を負うことになる。

旧東独地域で不足が問題となっている家庭医の負担を軽減するため，「アグネス（AGnES）」と呼ばれるモデル事業が2005年から特定の地域を対象に実施された[134]。この事業では，家庭医による外来診療の一環として，家庭医が特別の研修を受けた看護師または医療助手（Arzthelfer/in）を患者の家庭に派遣する。対象となる患者は，主として慢性病を有する高齢者であり，通院が困難な者である。派遣された看護師等は，家庭医の指示にもとづき業務を実施する。その業務には，患者の健康状態の把握，症状や医療上の重要事項の記録，健康に関連した問題に対する助言のほか，家庭医の指示にもとづく医療行為（血液採取，注射，傷および褥創の治療など）の実施が含まれる。この事業においては，患者に関する測定データを通信機器を用いて家庭医へ送信することも行われる。

この事業は，家庭医および患者の双方から非常に高い評価を受けた。参加した家庭医の大部分は，患者への対応が改善されるとともに，負担が軽減されたと評価している。また，対象となった患者の大部分は，家庭医による往診は差し迫った医療上のニーズがある場合にのみ必要であり，その他の場合には看護師等による訪問で足りるとしている[135]。

このような成果にもとづき，2008年に制定された介護継続発展法[136)]により，医療保険について規定する社会法典第5編の改正が行われた。これまで家庭医は，自ら往診を行った場合にのみ，医療保険の外来診療としての診療報酬の支払いを受けることができた。しかし，この改正により，家庭医は，自ら雇用する看護師等で所定の研修を受けた者を患者のもとに派遣し，一定の業務を実施させる場合にも，外来診療としての診療報酬の支払いを受けることができるようになった。この場合に対象となる患者は，重い慢性病や継続的・集中的な医療的ケアを必要とする疾病を持つ高齢者などで，健康状態からみて通院することが困難な者である。

(b) 代替

　介護継続発展法による社会法典第5編の改正では，このほかにも，従来は医師により行われてきた医療行為を看護師および老人介護士が医師に代わって行うことを可能にするモデル事業が医療保険の枠内で実施されることになった。このモデル事業においては，具体的には，共同連邦委員会が指針で定める医療行為を看護師および老人介護士が自立して行うことが可能となる。ただし，実施する看護師および老人介護士はそのための特別の養成教育を受ける必要がある。これに対応して，看護法[137)]および老人介護法[138)]の改正が行われ，看護師および老人介護士の養成教育のなかでこうした医療行為の実施に必要な専門性を習得させるための教育に関する規定が設けられた。また，こうした教育を受けた看護師および老人介護士は習得した専門性の範囲内で医療行為を実施する権限を有することが明記された。この仕組みについては，モデル事業を通じて効果と実施可能性が証明されれば，医療保険による通常の給付として全国的に導入することが想定されている。

　連邦医師会および連邦保険医協会は，法案の段階から，このモデル事業に対して次のような理由にもとづく反対を表明していた[139)]。このモデル事業により，医師以外の者による医療行為の禁止が緩和され，医師以外の医療関係職が医師に代わって特定の診断・治療を行うこと（代替（Substitution）[140)]）への扉が開かれる。また，疾病の診断・治療には包括的な養成教育により習得される知識と医師としての実践的な経験が必要であり，大学教育によらず

に養成される医療関係職にそれを期待することはできない。このため，両団体としては，むしろ，医師の責任のもとで行われる「実施権限の移譲」の活用を考えるべきであるとの立場に立っている。

このため，この指針に関しては，2009年に共同連邦委員会での議論が開始されたものの，2011年の秋になってようやく制定されるに至っている。制定された指針[141]では，特定の点滴治療，創傷・疼痛治療などがモデル事業の対象とされるとともに，それを行う看護師および老人介護士が備えるべき資質が定められている。

(3) 医療供給センターの導入

2003年に制定された公的医療保険近代化法により，医療保険による外来診療は，個々の開業医（保険医）だけでなく，医療供給センターによっても提供されることになった。医療供給センターは専門分野をまたがる施設であり，そこでは様々な診療科の医師が勤務医または保険医として相互に協力して診療に当たっている。

医療供給センターは，外来診療の分野において，組織，財政および技術革新に関する可能性を拡大することを目的として導入された。導入後において，医療供給センターは，外来診療の分野の医療供給者として徐々に定着し，外来診療と入院療養との調和を図るうえで重要な役割を果たすことが実証されている[142]。

医療供給センターを設立することができるのは，保険医，認可病院，保険診療を担当することが認められた公益的主体および透析センターとされている。また，医療供給センターの組織形態については，人的会社（Personengesellschaft），組合（Genossenschaft）および有限会社（GmbH）に限定されている[143]。なお，設立者や組織形態の如何を問わず，医療供給センターの長は，自らそこで働く医師でなければならず，当該医師は医療上の問題に関して他の指示を受けないこととされている。

医療供給センターの数は2004年の70ヵ所から2013年年末には2006ヵ所にまで増加した。2006ヵ所のうち，795ヵ所（全体の約40％）が病院により設立されたものである[144]。医療供給センターを設立することは，病院にとって競

争上の有利な地位を得るという観点から魅力的なものとなっている[145]。なぜならば，医療供給センターの設立により，追加的な収入が得られること，入院前および退院後の給付提供を医療供給センターに移管できること，入院中と入院前および退院後の医療のより適切な調整が可能になること，提供する給付の範囲を多様化できること，機器や施設の利用率が上がることなどが期待されるからである。一方，保険医にとっては，医療供給センターを設立する魅力が相対的に減少している。その理由は，保険医に関する規制緩和にともない，医療供給センターでなくても，他の医師を雇用することが可能となったこと，居住場所や副業に関する制約が少なくなり，保険医としての活動が容易になったこと，別の場所でも開業することが容易になったことである。それでもなお保険医が医療供給センターを設立することを促す誘因は，病院の場合のような連携による効果よりも，様々な「規模の利益」が得られることである[146]。

3　質の確保

(1)　質の確保のための措置

近年の医療制度改革においては，医療の質の確保に大きな価値が置かれている。その重要な目的はすべての医療分野において最新の科学的な知見に対応した良質の医療を患者に対して保障することにある。そのためには，何よりも質の良い診断・治療が行われる必要がある。加えて，不必要な診断・治療や治療ミスを避けることが重要となる。この場合の「良い質」は，特に診断・治療の高度の職業的専門性，医療的に望ましい結果，患者の高い満足度及び効率的な資源投入によって示される。質を確保するための措置には，医療供給者自身が継続的に質の改善を図るための措置とならんで，診断・治療，その結果およびそれに関連する組織的な経過を外部から比較，評価およびコントロールする措置がある。

1988年に制定された医療保障改革法により質の確保義務が法律において定められて以降，質の確保に関する規定は時の経過にともなう医療供給の変化

に合わせて改正され，具体化されてきた。しかし，この間においても，法的な規定はあくまでも質の確保のための枠組みを作り出すものであり，そのなかで質の確保に関して交渉合意を行う当事者や医療供給者が具体的な措置に関してそれぞれ裁量の余地を有していることは一貫している。

　質の確保に関する重要な規定としては，次のようなものが挙げられる。医療保険の給付を担当するすべての医療供給者に対して，自らが提供する給付の質を確保し，発展させることが法律上義務づけられている。また，そのために，保険医および認可病院には，質の管理のために医療供給者の内部において実施される措置（内部的な措置）を導入・発展させることと併せて，質の確保のために医療供給者の外部で実施される措置（外部的な措置）に参加することが求められている（社会法典第5編第135a条）。ただし，質の確保に関する具体的でかつ拘束力のある規定（指針）を定めることは，政府ではなく，保険者の代表，医療供給者の代表および中立委員により構成される共同連邦委員会に委ねられている。

　内部的および外部的な質の確保措置は外来診療，入院療養など医療供給の各分野で別々に発展を遂げてきた。質の管理のために医療供給者が実施すべき内部的な措置に関しては，保険医，保険歯科医および病院を対象とした指針が定められている。これに対して，質の確保のための外部的な措置に関しては，病院と透析医療を対象とした指針が定められているに過ぎない。

　これまでのところ，質の確保に関して最も大きな進展がみられる分野は病院における入院医療である。その背景には，2003年にDRGにもとづく包括報酬制度が導入されたことにより，医療の質の低下が懸念されたことがある[147]。このため，共同連邦委員会により「認可病院における質の確保措置に関する指針」[148]が定められ，病院に対して実施義務をともなう質の確保のための外部的な措置が導入された。

　同指針によれば，認可病院に関する質の確保のための外部的な措置は，ドイツの病院における医療・看護に関する給付の質を改善するとともに，病院間で比較可能なものにすることを主たる目的としている。そのために，各認可病院は自らが実施した特定の給付について予め定められた「質の指標」を基に記録することが義務づけられている。2014年では，「心臓ペースメー

表8　対象となる給付

給付分野	データ提出先	
	連邦	州
1　急性肺炎		✓
2　大動脈弁外科 単独	✓	
3　胆のう摘除		✓
4　看護：褥瘡予防		✓
5　助産		✓
6　婦人科手術（子宮摘出を除く）		✓
7　心臓ペースメーカー　機器交換		✓
8　心臓ペースメーカー　埋め込み		✓
9　心臓ペースメーカー　点検，システム変更，取り外し		✓
10　心臓移植	✓	
11　人工股関節　最初の埋め込み		✓
12　人工股関節　交換，部分交換		✓
13　大腿骨頸部骨折		✓
14　頸動脈再建		✓
15　人工膝関節　最初の埋め込み		✓
16　人工膝関節　交換，部分交換		✓
17　冠状血管外科と大動脈弁外科の複合	✓	
18　冠状血管造影法，経皮の冠状血管介入（PCI）	✓	✓
19　冠状血管外科 単独	✓	
20　乳房外科		✓
21　肝臓移植	✓	
22　生体肝提供	✓	
23　腎臓移植	✓	
24　生体腎提供	✓	
25　肺移植，心臓・肺移植	✓	
26　膵臓移植，膵臓・腎移植	✓	

出典：筆者作成。

カーの埋め込み」など26種類の給付が記録義務の対象となっている（表8）[149]。また，「質の指標」としては，例えば「心臓ペースメーカーの埋め込み」の場合には，手術時間，X線照射時間，周術期の合併症，心臓内信号振幅および院内死亡率が定められている[150]。

記録されたデータは連邦レベルおよび州レベルの委託機関[151]に転送され，評価される[152]。この評価の結果は，各病院が他の病院との比較において自らの給付の状態を評価し，質の改善のための具体的な取組みを進めることができるよう，各病院にフィードバックされる。また，各州におかれた専門家グ

ループ（Fachgruppe）は，評価結果を分析し，ある病院のデータが特異なものとなっており，それについての病院側の意見を考慮してもなお疑問が残る場合には，当該病院との話し合いを行う。その結果，問題が確認されれば，当該病院について質の改善のための措置が開始されることになっている。

　これらの指針のほかに，共同連邦委員会は，病院の医師等に関する継続教育の義務，特定の給付の量に関する最低基準[153]および病院が毎年発表することを義務づけられている「質の報告（Qualitätsbericht）」の内容について定めている。「質の報告」は，患者への情報提供に役立つとともに，入院の指示や退院後の医療を担当する医師ならびに疾病金庫にとっても方針決定に役立つことを目的としている。「質の報告」には，各病院が提供する給付，医療提供組織，人員，質の確保措置の実施状況などに関する情報が含まれる。「質の報告」は，疾病金庫連合会や病院協会のホームページを通じて公開されており，病院名などにより検索することが可能となっている。

　一方，保険医による外来診療に関しては，前述の入院療養の場合のようなデータの収集，評価が行われているわけではなく，質の確保のための外部的な措置は，保険医協会が，保険医により提供された給付の質を診療記録にもとづき抽出検査することに限られている。この抽出検査の手順は共同連邦委員会の指針[154]により定められている。

　今日，在院日数が減少し，入院中の医療と退院後の医療との関係が重要となるなど，医療供給の各部門間の連携が重要性を増している。これに対応して，質の確保に関しても，各分野における統一性や部門をまたがる協力が必要となっている。このため，共同連邦委員会は，すでに，保険医による外来診療と病院医療との分野をまたがる質の基準を定めている。共同連邦委員会は，このような質の確保をさらに発展させるため，「保健医療における実用的な質の向上及び研究に関する研究所（Institut für angewandte Qualitätsförderung und Forschung im Gesundheitswesen（AQUA））」に委託して，分野をまたがる質の確保にふさわしい指標および手段の開発を進めている。

(2) 質と経済性の確保に関する研究所

共同連邦委員会により設立された「保健医療における質と経済性に関する研究所（IQWiG）」も，医療の質と透明性の確保に貢献することを目的としている。同研究所では，最新の科学的な知見にもとづき治療および手術に関する有用性ならびに薬剤の有用性および費用の評価が行われている。その成果は，医療保険による診療に関する指針などを定める共同連邦委員会に提供されている。また，この研究所は，疫学的に重要な疾病の「根拠にもとづく医療のための指針」に関して，質の観点からの評価を行う役割を担っている。さらに，同研究所は，患者に対して診療の質と効率性に関するレベルが高くかつ理解しやすい情報の提供を行っている。

第5節　考　察

1　他国と比較した改革の特徴とそれをもたらした要因

(1) 競争の位置づけ

ドイツにおける近年の医療制度改革の最も重要な特徴の一つは，当事者間の競争を促進することに重点を置いた政策がとられていることである。しかし，このことは，ドイツの医療制度を市場における競争に全面的に委ねることを目的とするものではない。競争は，それ自体が目的ではなく，あくまでも連帯を基礎とした公的医療保険制度の存在を前提としつつ，医療の質と経済性を高めるための手段として位置づけられている。また，当事者間の競争だけでなく，連邦，州による公的な関与や疾病金庫連合会，保険医協会などの当事者団体間の交渉・合意も重要な役割を果たしている。

病院などの医療供給者間での競争は，フランスやイギリスでも見られる

が，ドイツの場合には，被保険者が加入する疾病金庫を選択する権利が大幅に拡大されたことにより，被保険者の獲得を巡る疾病金庫間の競争が導入されたことに重要な特徴がみられる。さらに，この疾病金庫間の競争の対象を保険料率にとどめるのではなく，被保険者に提供される給付の質にまで広げることが政策の方向となっている。これを実現するため，具体的には疾病金庫と医療供給者との間において，これまでの団体間での集団的な契約にかわって，各疾病金庫が医療供給者との間で異なる内容を持った個別的な契約を締結することが可能な範囲の拡大が行われている。各分野間の連携のとれた医療供給体制を構築することについても，このような位置づけにある疾病金庫が中心的な役割を果たすことが期待されている。

　近年の改革で競争を促進することに重点を置いた政策がとられるようになった背景には，それ以前の政策の経験がある。1977年からの10年間においては，医療保険の費用抑制のための公的な介入政策が繰り返し行われたが，いずれの場合にもその効果は長続きしなかった。この経験を通じて，このような介入政策では，制度の長期的な安定を確保することはできないことが明らかとなった。このため，近年の医療制度改革では，当事者に給付の質と経済性の向上に向けた行動を促す仕組みを制度の内部に作り出す必要があると考えられた。

　(2) 事業主負担の軽減

　ドイツ医療制度改革のもう一つの重要な特徴は，保険料，なかでも事業主が負担する保険料の抑制・引下げを図ることに重点が置かれていることである。そのために，医療保険の支出抑制を目的として医療の需要および供給の両面に及ぶ対策を講じるだけでなく，医療保険の収入に関する問題を解決するための取組みも行われている。しかも，収入面での取組みは，保険料の労使折半負担，賃金に応じた保険料負担，保険料のみによる運営，各疾病金庫による保険料率の設定といった従来のドイツ医療保険財政システムにおいて長年維持されてきた基本的な考え方の変更にまで及ぶものとなっている。

　保険料負担の軽減に重点を置いた政策がとられている背景には，ドイツの社会保険料率が国際的にみて相当に高い水準にあることがある。しかも，

EUの拡大などにともない国際的な競争が激化するなかで，社会保険料率，特に事業主負担分のこれ以上の上昇は，企業の賃金コストをさらに増加させることにつながる。そうなれば，企業がより有利な立地場所をめざしてドイツから他国に移動することになり，ドイツ国内での雇用が減少することが危惧されている。このため，医療保険の保険料を含めた社会保険料の引上げは決して安易に容認できるような状況にはない。

2　日本への示唆

以上に述べたドイツにおける医療制度改革は，同様の課題に直面している日本に対して，様々な点において重要な示唆を与えるものである。個別の論点ごとの日本への示唆は，第4章において，三ヵ国の横断比較をふまえて導き出される。したがって，ここでは，ドイツ医療制度改革の重要な目的である「医療供給の質と経済性の向上」および「医療保険財政の安定と公平な負担の確保」との関連において，日本への示唆を考える。

(1) 医療供給の質と経済性の向上

医療の供給と需要を調整する手段としては，公的主体による介入や当事者団体間の交渉・合意のほか，当事者間の競争が考えられる。前述のとおり，ドイツにおいては，医療の質と効率性の向上を図るため，特に当事者間の競争を促進することに重点を置いた改革が行われている。ドイツでは従来から部分的にではあるが保険者間にも競争が存在した。また，競争を重視する政策が取られるようになった背景には，1980年代に行われた公的介入政策が持続的効果を持たなかった経験が存在する。ドイツで競争，特に保険者と被保険者の関係や医療供給者と保険者の関係をより競争的なものとする方向での改革が行われていることをもって，単純に日本においてもこのような競争を導入すべきであるということにはならない。しかし，当事者間の競争を重視する方向に進むのか，それとも他の手段，つまり公的介入や当事者間の交渉・合意を重視する方向に進むのかといった，改革の基本的方向の決定は日本にとっても避けて通ることができない。

公的医療保険における競争については，「社会保険にはなじまない」，「被保険者間の連帯を損なう」という意見がありうる。しかし，ドイツにおける改革も医療の需給に関する調整を全面的に競争に委ねるようなシステムへと転換することをめざすものではなく，競争はあくまでも連帯を基礎とする公的医療保険における医療の質と効率性を高めるための手段として用いられるものである。また，競争に併せてリスク構造調整の制度が導入されることにより，公的医療保険における連帯は同じ保険者に加入する被保険者間の連帯から公的医療保険に加入する被保険者全体での連帯へと発展している。日本において，基本的方向の決定にあたっては，先入観にとらわれることなく，医療の質と経済性を持続的に高めるための手段として日本においては何が最も適当であるのかを考える必要がある。

　競争以外の手段を重視する政策を選択する場合にも競争や選択といった手段を排除して考える必要はない。例えば，保険者が自らの判断により取り組むことができる範囲を拡大することにより，適切な予防や医療を可能にするプログラムが保険者のイニシアチブにもとづき導入・実施される可能性がある。また，被保険者に対しても，一部負担の軽減などの経済的誘因を付与することにより，このようなプログラムへの参加を促進することが可能となる。

(2)　医療保険財政の安定と公平な負担の確保

　ドイツにおいては，医療保険財政の安定を図るための政策に関しても，総枠予算制のような公的主体の介入にもとづく支出抑制策ではなく，前述のように競争により経済性の向上を図る方向がとられている。また，高齢化の進展などにともない増加する費用の公平な負担を実現するため，財政システムの改革が行われている。

　日本においても，75歳以上の者を対象とした後期高齢者医療制度が創設されるとともに，65歳から74歳までの高齢者に着目した財政調整が導入されている。これに対して，ドイツにおいては，健康基金の創設により，統一保険料率にもとづく保険料徴収が行われるとともに，各疾病金庫のリスク構造の違いを考慮して健康基金からの資金配分が行われる財政システムが導入され

た。これにより，高齢者にとどまらず，各疾病金庫に加入するすべての被保険者に係るリスク構造（年齢，性別，疾病罹患状況，所得など）の違いがもたらす財政的な影響が調整されることになった。さらに，賃金の額に応じて算定される保険料や医療保険への国庫補助のあり方についても，負担の公平性や透明性の確保の観点から見直しが議論されている。そのなかでは，保険料労使折半負担原則，負担能力に応じた保険料負担，各保険者による保険料率の設定，保険料のみによる運営など，これまでのシステムの基本的考え方を変更するような改革が実施されている。

　ドイツにおけるこれらの取組みや議論の基礎となる考え方およびそれを実現するための方法は，日本において，増加する費用負担への理解と納得を得て，公的医療保険への信頼を確保するための政策を考える新たな視点や選択肢を提供するものである。

注）
1) 原語を直訳すると「法定疾病保険」となるが，日本での用例にならって「公的医療保険」という用語を用いる。
2) Sozialgesetzbuch Fünftes Buch vom 20. 12. 1988, Bundesgesetzblatt (BGBl.) I S. 2477.
3) 2014年における年間労働報酬限度は 5 万3550ユーロとなっている。
4) この限度額は2014年で月額395ユーロとなっている。
5) 2013年では，公的医療保険の被保険者（本人）は5243万人で，そのうちの531万人が任意加入の被保険者である。これに家族被保険者（1743万人）を加えた公的医療保険の加入者総数は6986万人となっている (Bundesministerium für Gesundheit, Gesetzliche Krankenversicherung. Mitglieder, mitversicherte Angehörige und Krankenstand. Jahresdurchschnitt 2013)。
6) 療法手段には，マッサージ療法，運動療法，言語療法などが含まれる。
7) 補助具には，メガネのレンズ，コンタクトレンズ，補聴器などが含まれる。
8) 歯科補綴の給付には，義歯のほかに，歯冠，ブリッジ，インプラント義歯などの給付が含まれる。
9) 18歳以上の被保険者は，例えば，入院療養の場合は 1 日当たり10ユーロ（ 1 暦年28日まで），薬剤支給の場合は価格の10％（最低 5 ユーロ，最高10ユーロ）を一部負担金として支払わなければならない。なお，外来医科診療に係る一部負担金（ 1 四半期当たり10ユーロ）は2013年 1 月に廃止された。

10) 保険医協会は，社会法典第5編第77条にもとづき保険医により基本的に州単位で組織される公法上の法人である。ドイツ全体で，17の保険医協会が存在する。保険医は，同条の規定により所在地を管轄する保険医協会の会員とされる。
11) 評価委員会は，連邦保険医協会（Kassenärztliche Bundesvereinigung）が指名した代表者と疾病金庫連邦中央連合会（Spitzenverband Bund der Krankenkassen）が指名した代表者により構成される。
12) 2014年に制定された「公的医療保険における財政構造及び質の継続発展法（GKV-Finanzstruktur- und Qualitäts-Weiterentwicklungsgesetz vom 21. 7. 2014, BGBl. I S. 1133)」により，2015年1月から保険料率は14.6％と定められ，事業主と被保険者は7.3％ずつを折半で負担することとされた。また，追加保険料は，定額負担から，被保険者の収入に応じた定率負担に改められる。これにともない社会的調整は廃止される。
13) 認可委員会は，それぞれ半数の保険医および疾病金庫を代表する者で構成される。
14) 言語を直訳すると「契約医」となるが，日本での用例にならって「保険医」という用語を用いる。
15) 医療供給センターは，医師により管理される専門分野横断的な組織であり，そこではセンターに雇用された医師または自由業の保険医が診療に従事している。
16) 認可病院には，病院計画に盛り込まれた病院のほか，州法の規定により大学病院と認められた病院および疾病金庫州連合会等と供給契約を締結した病院が含まれる。
17) Gesundheitsreformgesetz vom 20. 12. 1988, BGBl. I S. 2477.
18) Sachverständigenrat für die Konzertierte Aktion im Gesundheitswesen, *Gutachten 2000/2001-Bedarfsgerechtigkeit und Wirtschaftlichkeit*, Band III: Über-, Unter- und Fehlversorgung, Baden-Baden 2002.
19) 代替医療保険の詳細については，松本勝明「医療保険の公私関係――ドイツにおける変化と今後の方向――」財務総合政策研究所『フィナンシャル・レビュー』第4号（2012年），93-96頁を参照されたい。
20) 国民保険の内容等は，2011年12月に行われた社会民主党党大会で採択された提案（Sozialdemokratische Partei Deutschlands, *Solidarische Gesundheitspolitik für alle Bürgerinnen und Bürger*, Ordentlicher SPD-Parteitag Berlin vom 4.-6. Dezember 2011, Beschluss - Nr. 59）および社会民主党所属の連邦議会議員で国民保険の提唱者であるラウターバッハ教授の提案（Lauterbach, K., Die Bürgerversicherung in: Engelen-Kefer, U. (Hrsg.), *Reformoption*

Bürgerversicherung, Hamburg 2004, S. 48 ff.) による。
21) GKV-Wettbewerbsstärkungsgesetz vom 26. 3. 2007, BGBl. I S. 378.
22) 付加医療保険は、公的医療保険や代替医療保険の加入者を対象としてこれらの保険ではカバーされない費用（例：個室に入院した場合の室料）などを補填することを目的とした民間医療保険である。付加医療保険の詳細については、松本勝明・前掲論文注19）96‐98頁を参照されたい。
23) Versicherungsvertragsgesetz vom 30. 5. 1908, Reichsgesetzblatt (RGBl.), S. 263.
24) 公民いずれの医療保険にも加入していない者は20万人以下にとどまっていた（Orlowski U., Wasem J., Gesundheitsreform 2007（GKV‐WSG）, Heidelberg 2007, S. 9 f.）
25) 基本タリフが適用されている被保険者は、2012年現在、約3万人となっている（Verband der Privaten Krankenversicherung, *Zahlenbericht der Privaten Krankenversicherung* 2012, Köln 2013, S. 30）。
26) GKV-Modernisierungsgesetz vom 14. 11. 2003, BGBl. I S. 2190.
27) GKV-Versorgungsstrukturgesetz vom 22. 12. 2011, BGBl. I S. 2983.
28) 松本勝明「ドイツにおける2007年医療制度改革――競争強化の視点から――」国立社会保障・人口問題研究所『海外社会保障研究』第165号（2008年），76‐77頁。
29) Sachverständigenrat zur Begutachtung der Entwicklung im Gesundheitswesen, *Wettbewerb an der Schnittstelle zwischen ambulanter und stationärer Gesundheitsversorgung. Sondergutachten 2012*, Bern 2012, S. 399 f.
30) 各州に、それぞれ一つの地区疾病金庫（Ortskrankenkasse）州連合会、企業疾病金庫（Betriebskrankenkasse）州連合会および同業疾病金庫（Innungskrankenkasse）州連合会が存在する。
31) Orlowski U., Wasem J., a. a. O., S. 51.
32) 2004年の加入被保険者一人当たり報酬額は、例えば、個別の疾病金庫としてはドイツ最大のバーマー疾病金庫では134.4ユーロであったのに対して、ベルリン地区疾病金庫では106.8ユーロとなっていた。
33) Orlowski U., Wasem J., a. a. O., S. 52.
34) 新たな統一評価基準では、被保険者包括報酬の基本的な点数が、患者の年齢区分に応じて、4歳までは1000点、5歳から58歳までは900点および59歳からは1020点と定められた。また、その患者が重度の慢性疾患に罹患している場合には、被保険者包括報酬の点数にさらに495点の加算が行われる。
35) 例えば、専門医としての内科医の場合には、患者への助言、診療記録の作成、診療のコーディネイトなどがこれに該当する。

36) 新たな統一評価基準では，例えば，心臓病の診療に重点がある内科医について，診療ケース1件当たり（診療の開始から終了まで）の基礎包括報酬の点数が，患者の年齢区分に応じて，4歳までは405点，5歳から58歳までは585点，59歳からは605点と定められた。また，二重エコー心臓検査およびそれに付随する給付などに対する加算包括報酬が定められた。
37) このような給付として想定されるのは，例えば，過少供給地域での往診，糖尿病患者の血糖値改善に特に優れた医師による給付などであるが，過少供給地域での保険医の活動全般を促進するための加算について合意することも可能である (Orlowski U., Sicherstellung der ambulanten ärztlichen Versorgung, in: Halbe B., Orlowski U., Preusker U., Schiller H., Wasem J., Versorgungsstrukturgesetz (GKV-VStG), Heidelberg 2012, S. 13)。
38)「1件当たり包括払い」が対象とする療養は，主たる診断名（例：穿孔のない虫垂炎）と中心的な給付（外科的な虫垂切開）により特定された。
39) 一点単価は州ごとに定められた。
40) Bundesministerium für Gesundheit, *Übersicht über das Sozialrecht*, 9. Auflage, Nürnberg 2012, S. 280.
41) GKV-Gesundheitsreformgesetz 2000 vom 22. 12. 1999, BGBl. I S. 2626.
42) ただし，精神医療などの分野はこの例外とされ，引き続き，患者一人一日当たり定額の診療報酬が算定された。
43) 特別の施設（例：多発性硬化症の治療に重点がある病院）は例外とされる。
44) 病院の施設・設備に要する投資費用については，診療報酬ではなく，州からの公費助成で賄う仕組みとなっている。
45) 民間医療保険連合会が加わっている理由は，外来診療の場合とは異なり，入院療養の場合には民間医療保険にも公的医療保険と同じ診療報酬基準が適用されるためである。
46) 実際の入院日数がその範囲の下限を下回る場合にはその日数に応じた減額が，その範囲の上限を上回る場合にはその日数に応じた加算が行われる。
47) Bundesministerium für Gesundheit, *Übersicht über das Sozialrecht*, 9. Auflage, Nürnberg 2012, S. 281.
48) 全病院の平均在院日数は，2000年には9.7日であったが，2013年には7.5日にまで低下している (Statistisches Bundesamt, *Grunddaten der Krankenhäuser 2012*, Wiesbaden 2013, S. 10)。
49) Ibid, S. 10.
50) グレーエ連邦保健大臣による (Süddeutsche Zeitung Nr. 83, S. 17 vom 9. 4. 2014, "Bettenschlacht")。
51)「処方箋の必要な薬剤」の薬局での販売価格は，製薬企業が設定する引き渡

し価格に薬剤価格令（Arzneimittelpreisverordnung vom 14. 11. 1980, BGBl. I S. 2147）で定められた率の卸しおよび薬局の取引マージンならびに付加価値税を加算した額となる。価格形成の詳細については，松本勝明「ドイツ医療保険における薬剤支給──価格規制と競争──」健康保険組合連合会『後発医薬品による医療費適正化に関する報告書』（2013年）特別論文，7－8頁を参照されたい。
52) 薬剤支給の費用償還に係る定額制は医療保障改革法により1989年から実施された。
53) 新たに開発された有効成分の特許権保護の期間が終了した後に，別の製薬企業によって製造・販売される同じ有効成分を有する薬剤を「ジェネリック」という。
54) 共同連邦委員会は，連邦保険医協会，ドイツ病院協会および疾病金庫連邦中央連合会により設立される。共同連邦委員会の議決委員会（Beschlussgremium）は，中立の議長および2名の中立の委員，連邦保険歯科医協会（Kassenzahnärztliche Bundesvereinigung）が指名した1名の委員，それぞれ2名の連邦保険医協会およびドイツ病院協会が指名した委員，ならびに疾病金庫連邦中央連合会が指名した5名の委員により構成される。共同連邦委員会は，被保険者に対する十分で，合目的的で，経済的な医療供給を確保するために必要な指針を定めることとされている。
55) Axer P., Festbeträge für Arznei- und Verbandmittel, in: Becker U., Kingreen Th. (Hrsg.), *SGB V*, 3. Auflage, München 2012, S. 332.
56) GKV-Spitzenverband, Geschäftsbericht 2012, Berlin 2013, S. 51.
57) 価格指数の算定は，各年の年央におけるマーケットバスケットにもとづいて行われている。
58) Schaufler J., Telschow C., Ökonomische Aspekte des deutschen Arzneimittelmarkts 2013, in : Schwabe U., Paffrath D. (Hrsg.), *Arzneiverordnungs-Report* 2014, Berlin Heidelberg 2014, Abbildung 4.3.
59) Ibid, S. 208.
60) Luthe E.-W., Der Pharmarabatt nach § 130 a SGB V (Teil 1), *Sozialgerichtsbarkeit*, 06/11, S. 316.
61) 2010年8月から2013年12月までの間は，値引き率を6％から16％に引き上げる措置がとられていた。この措置の詳細については，松本勝明「ドイツ医療保険における薬剤支給──価格規制と競争──」健康保険組合連合会『後発医薬品による医療費適正化に関する調査報告書』（2013年6月）特別論文，13頁を参照されたい。
62) Coca V., Schröder H., Ökonomische Aspekte des deutschen Arzneimittel-

markts 2011, in : Schwabe U., Paffrath D. (Hrsg.), *Arzneiverordnungs-Report 2012*, Berlin Heidelberg 2012, S. 183.
63) Bundesministerium für Gesundheit, *Endgültige Rechnungsergebnisse 2011*, Berlin 2012, S. 10.
64) 地区疾病金庫，企業疾病金庫および同業疾病金庫の被保険者には，代替金庫（Ersatzkasse）への加入を選択することが認められていた。しかし，代替金庫はその定款により受け入れる被保険者の範囲を定めており，特にブルーカラーである被保険者の場合には加入できる代替金庫の範囲は限定されていた。
65) Gesundheitsstrukturgesetz vom 21. 12. 1992, BGBl. I S. 2266.
66) この結果，被保険者は，就労地もしくは居住地の地区疾病金庫，就労地もしくは居住地を管轄する代替金庫，就労している事業所の企業疾病金庫もしくは同業疾病金庫，規約により外部にも開放している企業疾病金庫もしくは同業疾病金庫，直近に加入していた疾病金庫または配偶者の疾病金庫のなかから加入する疾病金庫を選択することが可能となった。
67) この点に関する連邦憲法裁判所の考え方は，Entscheidung des Bundesverfassungsgerichts 89, 365, 376 ff. において示されている。
68) Sachverständigenrat zur Begutachtung der Entwicklung im Gesundheitswesen, *Wettbewerb an der Schnittstelle zwischen ambulanter und stationäler Gesundheitsversorgung. Sondergutachten 2012*, Bern 2012, S. 390 f.
69) Bundesministerium für Gesundheit, *Daten des Gesundheswesens 2013*, Berlin 2013, 8.4.
70) 「統合供給」および「家庭医を中心とした医療供給」の内容については，第4節2において後述する。
71) ただし，「家庭医を中心とした医療供給」を実施するための契約の相手方については，すべての地域をカバーするような形での実施を確保するため，2008年に制定された公的医療保険組織構造発展法（Gesetz zur Weiterentwicklung der Organisationsstrukturen in der gesetzlichen Krankenversicherung vom 15. 12. 2008, BGBl. I S. 2426.）により変更が加えられた。これにより，疾病金庫は単独でまたは他の疾病金庫と協力して，保険医協会の管轄地域において家庭医診療に従事する一般医の半数を代表する団体との間で「家庭医を中心とした医療供給」を実施するための契約を締結しなければならないとされた。この契約が成立した場合には，従来から相手方として認められてきた医療供給者との間でも契約を締結することが可能とされた。つまり，家庭医診療に従事する一般医の半数を代表する団体との契約は，個々の家庭医やそのグループとの契約よりも優先する位置づけにあるといえる

(Huster S., § 73 b Hausarztzentrierte Versorgung, in: Becker U., Kingreen Th. (Hrsg.), *SGB V*, 3. Auflage, München 2012, S. 593)。
72) このほかに，選択的契約の締結が可能な分野としては，補助具，家事援助などの供給者との契約が挙げられる。
73) Orlowski U., Wasem J., a. a. O., S. 8.
74) Gesetz gegen Wettbewerbsbeschränkungen in der Fassung der Bekanntmachung vom 26. 6. 2013, BGBl. I S. 1750.
75) これらの問題点の指摘は，Bundesministerium für Gesundheit und Soziale Sicherung, *Nachhaltigkeit in der Finanzierung der sozialen Sicherungssysteme. Bericht der Kommission*, 2003, S. 164; Rothgang H., Arnold R., Unger R., Bürgerversicherung als Alternative zu den aktuellen Regierungsplänen, *G+G Wissenschaft*, 2010 Heft 4, S. 27 f.; Rürup B., Wille E., *Finanzierungsreform in der Krankenversicherung. Gutachten von Bert Rürup und Eberhard Wille vom 15. Juli 2004*, S. 4 ff. にもとづく。
76) 2008年では，医療保険の収入総額は1625億ユーロであり，その96％に相当する1559億ユーロが保険料収入となっている（Bundesministerium für Gesundheit, *Gesetzliche Krankenversicherung. Kennzahlen und Faustformeln*, 2011, S.1（http://www.bmg.bund.de））。
77) 2000年から2008年までをみても，就業者一人当たり GDP の伸び率は18％，被保険者一人当たりの医療保険支出の伸び率は22％であるのに対して，保険料算定の基礎となる収入の伸び率は7.3％にとどまっている。
78) 保険料算定限度は2014年で年額4万8600ユーロとなっている。
79) 農業疾病金庫には2011年1月現在で公的医療保険加入者の1.2％が加入するに過ぎない。
80) 「保険になじまない給付」に具体的にどのような給付が含まれるのかは，法律上も，また，法案の提案理由においても示されていない（Rixen S., Beteiligung des Bundes an Aufwendungen, in: Becker U., Kingreen Th., *SGB V*, 3. Auflage, München 2012, S. 1504 f.）。「保険になじまない給付」の範囲については，松本勝明「ドイツにおける社会保障財源の見直し」国立社会保障・人口問題研究所『海外社会保障研究』第179号（2012年），4－16頁を参照されたい。
81) 健康基金の収入が全疾病金庫の給付費支出および事務費支出の総額の100％を上回るまたは95％を下回ると見込まれる場合には，それぞれ一般保険料率の引下げまたは引上げが行われる。
82) 若くて健康な被保険者の場合には減額が，高齢で病気の被保険者の場合には加算が行われることになる。

83) この資金の配分方式は従来のリスク構造調整を代替するものであるが、疾病罹患状況が考慮される点で従来と大きく異なっている。なお、各疾病金庫に加入する被保険者の所得水準の格差が疾病金庫の収入に及ぼす影響については、健康基金の創設により解消されるため、調整の対象にする必要がなくなった。
84) Orlowski U., Wasem J., a. a. O., S. 41.
85) GKV-Finanzierungsgesetz vom 22. 12. 2010, BGBl. I S. 2309.
86) 一般保険料は、傷病手当金および歯科補綴のための支出に対応する保険料（料率0.9%）が通常の保険料に統合されたものである。このため、一般保険料率から0.9%ポイントだけ差し引いた率に相当する保険料の半分を事業主が、その残りを被保険者が負担することとされた。
87) 社会的調整の対象となるのは、平均追加保険料が「保険料負担義務のある収入」の2%を超える被保険者である。平均追加保険料は、各疾病金庫において実際に徴収される追加保険料ではなく、全疾病金庫の支出総額の見込額から健康基金の収入総額の見込額を控除した額を全被保険者数の見込数で割ることにより計算される。つまり、社会的調整は一般保険料率が固定されているなかで全疾病金庫の支出総額が健康基金の収入の増加を上回って増加することに対応して行われるものである。当該疾病金庫の給付費が他の疾病金庫よりも相対的に高いために生じる追加保険料の負担は社会的調整の対象とならない。
88) Zok K., Reaktionen auf Zusatzbeiträge in der GKV. Ergebnisse einer Repräsentativ-Umfrage, *WIdO monitor* 1/2011, S. 2.
89) 予算制に関する詳細については、松本勝明『ドイツ社会保障論Ⅰ——医療保険——』信山社、2003年、161頁以下を参照されたい。
90) Cassel D., Arzneimittel-Innovationen im Visier der Kostendämpfungspolitik, *Gesundheit und Gesellschaft*, 2011, Heft 1, S. 16 f.
91)「保健医療における質と経済性に関する研究所」は、公的医療保険近代化法の施行にともない2004年に共同連邦委員会により設立された専門的に独立した学術的な研究所である。
92) Schweitzer H., Becker U., Preisregulierung und Wettbewerb in der Arzneimittelversorgung der gesetzlichen Krankenversicherung (Teil 2), *Wettbewerb in Recht und Praxis*, 5/2012, S. 533.
93) Arzneimittelmarktneuordnungsgesetz vom 22. 12. 2010, BGBl. I S. 2262.
94) この資料には、許可された使用範囲、医学的な有用性、同様の目的を有する治療と比較した医学的な追加的有用性、治療上有意な追加の有用性が存在する患者および患者グループの数、医療保険に生じる治療コスト、質が確保

された使用の条件などに関する情報が含まれる。
95) Arzneimittel-Nutzenbewertungsverordnung vom 28. 12. 2010, BGBl. I S. 2324.
96) 有用性評価の結果，ある薬剤が「目的に関して同等の治療よりも有用性が低い」とされた場合であっても，この「早期の有用性評価」の枠組みにおいて当該薬剤が医療保険による給付の対象外とされるわけではない。
97) この交渉のため，製薬企業は，疾病金庫連邦中央連合会に対して，他のヨーロッパ諸国での当該薬剤の販売価格を知らせなければならない。
98) 仲裁所は，1名の中立的な議長および2名の中立的な委員ならびにそれぞれ2名の疾病金庫連邦中央連合会と製薬企業を代表する委員により構成される。
99) Schwabe U., Drei Jahre Nutzenbewertung von Arzneimitteln gemäß AMNOG, in, Schwabe U., Paffrath D., *Arzneiverordnungs-Report 2014*, Berlin Heidelberg 2014, S. 186 ff.
100) 新たな診断・治療方法を用いることにより，当該療養に適用されるDRGにもとづく報酬に比べて当然発生すると考えられる追加的な費用が有意な金額となる場合には，DRGカタログでは適切な報酬が算定されていないと判断される（Degener-Hencke D., Krankenhausversorgung und –finanzierung, in: Huster S., Kaltenborn M. (Hrsg.), *Krankenhausrecht*, München 2009, S. 180）。
101) Bundessozialgericht（BSG), 19. 2. 2003 B 1 KR 1/02 R = Entscheidungen des Bundessozialgerichts（BSGE) 90, 289.
102) 申請権者は，疾病金庫連邦中央連合会のほか，外来診療の場合は連邦保険医協会，保険医協会および共同連邦委員会の中立委員，入院療養の場合はドイツ病院協会および病院運営者連邦連合会である。このほかに患者団体が申請権者に含まれている。
103) 評価手続きの開始にあたっては，対象テーマが公表され，関係団体，専門家，患者団体，医療機器製造業者などに広く意見提出を行う機会が与えられる。
104) 医学的な必要性の評価は，医学的な問題の重要性に関する資料，ならびに診断または治療の選択肢に関する資料にもとづき行われる。経済性の評価は，個々の患者に適用した場合の費用推計，個々の患者に関する費用・有用性の比較考量，被保険者全体に関する費用・有用性の比較考量，他の方法と比較した費用・有用性の比較考量などにもとづき行われる。
105) このほかに，評価手続きを一時的に中断することや後述する試行の決定を行う場合もある。
106) 潜在的可能性が認められるのは，診断・治療方法が，その効果を発揮する

原理および既存の知見にもとづき，(i)他のより費用のかかる，患者にとってより侵襲性の高い，または特定の患者にとって成果が多くない方法が代替される，(ii)副作用がより小さくなる，(iii)治療が最適化される，あるいは，(iv)より効果的な治療が可能になるとの期待と結びついている場合である。

107) 医師数等の状況については，松本勝明「医療分野の専門職の確保——ドイツにおける政策動向——」『社会保障給付の人的側面と社会保障財政の在り方に関する研究　平成22年度総括・分担報告書』(厚生労働科学研究費補助金政策科学総合研究事業　研究代表者：金子能宏)，45-63頁を参照されたい。

108) 病院計画や病院整備費用に対する公費助成の詳細については，松本勝明『ドイツ社会保障論Ⅰ——医療保険——』信山社，2003年，115-123頁を参照されたい。

109) Neubauer G., *Ein Jahrzehnt Gesundheitsökonomie und Gesundheitspolitik 2000-2010*, Band I, München 2011, S. 91.

110) Deutschlands Zukunft gestalten. Koalitionsvertrag zwischen CDU, CSU und SPD vom 27. November 2013.

111) 州委員会は，保険医協会および疾病金庫州連合会等により設立される。州委員会は，中立の議長および2名の中立の委員，医師を代表する9名の委員，保険者を代表する9名の委員から構成される。

112) 保険医の種類としては麻酔科医，眼科医，外科医，内科医などが，地域のタイプとしては，「人口稠密地域の中核都市」，「人口稠密地域の人口密度の高い郡」，「農村地域の人口が密な郡」などがある。

113) Orlowski U., Sicherstellung der ambulanten ärztlichen Versorgung, in: Halbe B., Orlowski U., Preusker U., Schiller H., Wasem J., *Versorgungsstrukturgesetz (GKV-VStG)*, Heidelberg 2012, S. 8.

114) Bundestagsdrucksache 17/6906, S. 74.

115) この委員会は，州のほかに保険医協会，疾病金庫州連合会等，州病院協会などを代表する委員から構成される。

116) この改正は，保険医が保険医診療とならんで，病院による入院前および入院後診療や外来手術に「副業」として参加することができるという点で重要な意味を持っている。

117) Bundestagsdrucksache 17/6906, S. 75.

118) 保険医協会は，この36ヵ月および6ヵ月の期間を延長することができる。

119) Rahmenvereinbarung zwischen der Kassenärztlichen Bundesvereinigung und dem GKV-Spitzenverband als Trägerorganisation des Bewertungsausschusses gemäß § 87 Abs. 1 Satz 1 SGB V zur Überprüfung des Einheitlichen Bewertungsmaßstabes gemäß § 87 Abs. 2 a Satz 8 SGB V zum Umfang

der Erbringung ambulanter Leistungen durch Telemedizin.
120) これにもとづく合意は, Vereinbarung über die Delegation ärztlicher Leistungen an nichtärztliches Personal in der ambulanten vertragsärztlichen Versorgung gemäß § 28 Abs. 1 S. 3 SGB V vom 1. Oktober 2013 (http://www.kbv.de) として公表されている。
121) 市や郡の区域が需要計画の対象区域としては広すぎるために, 計算上は十分な保険医診療の供給が存在する区域のなかでも, 局所的に供給の穴が生じる恐れがある (Murawski R., Unterversorgung, in: Hänlein A., Kruse J., Schuler R., *Sozialgesetzbuch V*, 4. Auflage, Baden-Baden 2012, S. 945)。
122) Knieps F., Neue Versorgungsformen, in: Schnapp F., Wigge P. (Hrsg.), *Handbuch des Vertragsarztrechts*, 2. Auflage, München 2006, S. 352.
123) Ibid., S. 351 f.
124) この契約に関しては, 松本勝明「メルケル政権下の医療制度改革——医療制度における競争——」国立社会保障・人口問題研究所『海外社会保障研究』第186号 (2014年), 23-24頁を参照されたい。
125) Bundesversicherungsamt, Zulassung der Disease Management Programme (DMP) durch das Bundesversicherungsamt. (http://www.Bundesversicherungsamt.de)
126) 疾病管理プログラムに対する評価などについては, 松本勝明「ドイツにおける疾病管理プログラム」国立保健医療科学院『保健医療科学』第57巻第1号 (2008年), 35-41頁を参照されたい。
127) Gemeinsame Registrierungsstelle zur Unterstützung der Umsetzung des § 140 d SGB V, *Entwicklung der integrierten Versorgung in der Bundesrepublik Deutschland 2004-2008*, 2009.
128) Sachverständigenrat zur Begutachtung der Entwicklung im Gesundheitswesen, *Wettbewerb an der Schnittstelle zwischen ambulanter und stationärer Gesundheitsversorgung. Sondergutachten 2012*, Berlin 2012, S. 343 ff.
129) Bundesministerium für Gesundheit, *Übersicht über das Sozialrecht*, 9. Auflage, Nürnberg 2012, S. 277.
130) Richtlinie ambulante spezialfachärztliche Versorgung § 116 b SGB V vom 21. 3. 2013.
131) Sachverständigenrat zur Begutachtung der Entwicklung im Gesundheitsheitswesen, *Gutachten 2007. Kooperation und Verantwortung*, Band 1, Baden-Baden 2008, S. 89 ff.
132) Ibid., S. 174.
133) Kern B.-R., Die Pflicht des Arztes zur persönlichen Leistung, in: Laufs A.,

Kern B.-R., *Handbuch des Arztrechts*, 4. Auflage, München 2010, S. 647 ff.
134) Land Brandenburg, *Ergebnisse der Modellprojekte nach dem AGnES-Konzept*, 2010, S. 1 ff.
135) Ibid., S. 1.
136) Pflege-Weiterentwicklungsgesetz vom 28. 5. 2008, BGBl. I S. 874.
137) Krankenpflegegesetz vom 16. 7. 2003, BGBl. I S. 1442.
138) Altenpflegegesetz vom 25. 8. 2003, BGBl. I S. 1690.
139) Hoppe J.-D., Köhler A., *Gemeinsame Stellungnahme der Bundesärztekammer und Kassenärztlichen Bundesvereinigung zum Gesetzentwurf der Bundesregierung zur strukturellen Weiterentwicklung der Pflegeversicherung unter Einbeziehung der Stellungnahme des Bundesrates und der Gegenäußerung der Bundesregierung*, 2008, S. 2.
140)「実施権限の移譲」と「代替」との最も重要な相違は，前者の場合には当該医療行為が必要かどうかの判断は実施権限を移譲する医師が行うのに対して，後者では当該医療行為が必要かどうかの判断も医師以外の者が行う点にある。
141) Richtlinie nach § 63 Abs. 3 c SGB V vom 20. 10. 2011.
142) Bundesministerium für Gesundheit, *Versorgung "aus einer Hand"*, 2014, S. 1. (http://www.bmg.bund.de)
143) 従来はあらゆる組織形態のものが認められたが，公的医療保険供給構造法により，株式会社は認められなくなった。従来の規定のもとでは，投資家による医療供給センターの設立が増加したが，投資上の関心が医療的な決定に影響を及ぼす恐れがないようこのような改正が行われたものである（Ibid., S. 1)。
144) Kassenärztliche Bundesvereinigung, *Entwicklung der Medizinischen Versorgungszentren*, 31. 12. 2013.（http://www.kbv.de）
145) Sachverständigenrat zur Begutachtung der Entwicklung im Gesundheitswesen, *Wettbewerb an der Schnittstelle zwischen ambulanter und stationärer Gesundheitsversorgung. Sondergutachten 2012*, Bern 2012, S. 295.
146) Ibid., S. 296.
147) Ibid., S. 185.
148) Richtlinie des Gemeinsamen Bundesausschusses gemäß § 137 Abs. 1 SGB V i.V.m. § 135 a SGB V über Maßnahmen der Qualitätssicherung für nach § 108 SGB V zugelassene Krankenhäuser vom 15. August 2006.
149) 2012年では全病院（1770病院）のうち，1674病院で記録義務の対象となる給付が行われた。その他の96病院では，記録義務の対象となる給付がまっ

く行われなかった。また，件数ベースでは，全入院件数の約19％が記録義務の対象になっている（Institut für angewandte Qualitätsförderung und Forschung im Gesundheitswesen, *Qualitätsreport 2012*, Göttingen 2013, S. 177)。
150）Institut für angewandte Qualitätsförderung und Forschung im Gesundheitswesen, *Herzschrittmacher-Implantation. Indikator 2013*, Göttingen 2014.
151）連邦レベルでは，「保健医療における実用的な質の向上及び研究に関する研究所」が委託機関となっている。
152）2014年において記録義務の対象となっている給付のうち，「心臓移植」など10種類の給付については，件数が少ないあるいは給付を提供する病院が少ないため，病院から連邦レベルの委託機関に対して直接データが送付される（表8）。その他の対象給付に関しては，病院から州レベルの委託機関に送付され，そこでデータに欠如がないことや定められた基準にもとづく信頼性がチェックされたうえで連邦レベルの委託機関に送付される。
153）例えば，肝臓移植に関しては，一病院当たり年間最低20件と定められている。
154）Richtlinie des Gemeinsamen Bundesausschusses zu Auswahl, Umfang und Verfahren bei Qualitätsprüfung im Einzelfall vom 18. April 2006.

【参考文献】

Axer P., Festbeträge für Arznei- und Verbandmittel, in: Becker U., Kingreen Th. (Hrsg.), *SGB V*, 3. Auflage, München 2012, S. 326-335.

Becker U., Schweitzer H., *Wettbewerb im Gesundheitswesen-Welche gesetzliche Regelungen empfehlen sich zur Verbesserung eines Wettbewerbs der Versicherer und Leistungserbringer im Gesundheitswesen?*, Gutachten B zum 69. Deutschen Juristentag, München 2012.

Bundesministerium für Gesundheit, *Gesetzliche Krankenversicherung. Kennzahlen und Faustformel*, 2011. (http://www.bmg.bund.de)

Bundesministerium für Gesundheit, *Daten des Gesundheitswesens 2012*, Berlin 2012.

Bundesministerium für Gesundheit, *Übersicht über das Sozialrecht*, 9. Auflage, Nürnberg 2012.

Bundesministerium für Gesundheit, *Daten des Gesundheitswesens 2013*, Berlin 2013.

Bundesministerium für Gesundheit, Gesetzliche Krankenversicherung. Mitglieder, mitversicherte Angehörige und Krankenstand. Jahresdurchschnitt 2013.

Bundesministerium für Gesundheit, *Versorgung "aus einer Hand"*, 2014. (http://www.bmg.bund.de)

Bundesministerium für Gesundheit und Soziale Sicherung, *Nachhaltigkeit in der Finanzierung der sozialen Sicherungssysteme. Bericht der Kommission*, 2003.

Cassel D., Arzneimittel-Innovationen im Visier der Kostendämpfungspolitik, *Gesundheit und Gesellschaft*, 2011, Heft 1, S. 15-24.

Coca V., Schröder H., Ökonomische Aspekte des deutschen Arzneimittelmarkts 2011, in : Schwabe U., Paffrath D. (Hrsg.), *Arzneiverordnungs-Report 2012*, Berlin Heidelberg 2011, S. 167-221.

Degener-Hencke, Krankenhausversorgung und -finanzierung, in: Huster S., Kaltenborn M. (Hrsg.), *Krankenhausrecht*, München 2009, S. 113-194.

Gemeinsame Registrierungsstelle zur Unterstützung der Umsetzung des § 140 d SGB V, *Entwicklung der integrierten Versorgung in der Bundesrepublik Deutschland 2004 - 2008*, 2009. (http://www.bqs-register140d.de)

GKV-Spitzenverband, *Geschäftsbericht 2012*, Berlin 2013

Hoppe J.-D., Köhler A., *Gemeinsame Stellungnahme der Bundesärztekammer und Kassenärztlichen Bundesvereinigung zum Gesetzentwurf der Bundesregierung zur strukturellen Weiterentwicklung der Pflegeversicherung unter Einbeziehung der Stellugnahme des Bundesrates und der Gegenäußerung der Bundesregierung*, 2008.

Huster S., § 73 b Hausarztzentrierte Versorgung, in: Becker U., Kingreen Th. (Hrsg.), *SGB V*, 3. Auflage, München 2012, S. 586-599.

Institut für angewandte Qualitätsförderung und Forschung im Gesundheitswesen, *Qualitätsreport 2012*, Göttingen 2013.

Institut für angewandte Qualitätsförderung und Forschung im Gesundheitswesen, *Herzschrittmacher-Implantation. Indikator 2013*, Göttingen 2014.

Kassenärztliche Bundesvereinigung, *Grunddaten zur Vertragsärztlichen Versorgung in Deutschland 2006*, Berlin 2006.

Kassenärztliche Bundesvereinigung, *Entwicklung der Medizinischen Versorgungszentren*, 2012. (http://www.kbv.de)

Kern B.-R., Die Pflicht des Arztes zur persönlichen Leistung, in: Laufs A., Kern B.-R., *Handbuch des Arztrechts*, 4. Auflage, München 2010, S. 647-651.

Knieps F., Neue Versorgungsformen, in: Schnapp F., Wigge P. (Hrsg.), *Handbuch des Vertragsarztrechts*, 2. Auflage, München 2006, S. 349-377.

Kopetsch T., *Dem deutschen Gesundheitswesen gehen die Ärzte aus!*, 5. Auflage, Bundesärztekammer und Kassenärztliche Bundesvereinigung, 2010.

Kruse J., § 73 b Hausarztzentrierte Versorgung, in: Hänlein A., Kruse J.,

Schuler R., *Sozialgesetzbuch V*, 4. Auflage, Baden-Baden 2012, S. 710-719.
Land Brandenburg, *Ergebnisse der Modellprojekte nach dem AGnES-Konzept*, 2010.
Lauterbach K., Die Bürgerversicherung in: Engelen-Kefer U. (Hrsg.), *Reformoption Bürgerversicherung*, Hamburg 2004, S. 48-63.
Luthe E.-W., Der Pharmarabatt nach § 130 a SGB V (Teil 1), *Sozialgerichtsbarkeit*, 06/2011, S. 316-321.
松本勝明『ドイツ社会保障論Ⅰ——医療保険——』信山社，2003年。
松本勝明「ドイツにおける2007年医療制度改革——競争強化の視点から——」国立社会保障・人口問題研究所『海外社会保障研究』第165号（2008年），69 - 79頁。
松本勝明「ドイツにおける疾病管理プログラム」国立保健医療科学院『保健医療科学』第57巻第1号（2008年），35 - 41頁。
松本勝明「医療分野の専門職の確保——ドイツにおける政策動向——」『社会保障給付の人的側面と社会保障財政の在り方に関する研究　平成22年度総括・分担報告書』(厚生労働科学研究費補助金政策科学総合研究事業　研究代表者：金子能宏) 2011年，45 - 63頁。
松本勝明「ドイツにおける医療・介護の連携——サービス供給システムと専門職——」社会政策学会誌『社会政策』第3巻第3号（2012年），58 - 77頁。
松本勝明「ドイツにおける社会保障財源の見直し」国立社会保障・人口問題研究所『海外社会保障研究』第179号（2012年），4 - 16頁。
松本勝明「医療保険の公私関係——ドイツにおける変化と今後の方向——」財務総合政策研究所『フィナンシャル・レビュー』第4号（2012年），90 - 110頁。
松本勝明「ドイツ医療保険における薬剤支給——価格規制と競争——」健康保険組合連合会『後発医薬品による医療費適正化に関する報告書』2013年，特別論文，1 - 23頁。
松本勝明「メルケル政権下の医療制度改革——医療制度における競争——」国立社会保障・人口問題研究所『海外社会保障研究』第186号（2014年），16 - 27頁。
Murawski R., Unterversorgung, in: Hänlein A., Kruse J., Schuler R., *Sozialgesetzbuch V*, 4. Auflage, Baden-Baden 2012, S. 943-946.
Neubauer G., *EBM 2008 und "Euro EBM" – mehr Geld für den Arzt?*, DATEV Fachtagung, Frankfurt 2008, 11.04.2008.
Neubauer G., *Ein Jahrzehnt Gesundheitsökonomie und Gesundheitspolitik 2000-2010*, Band I, München 2010.
Orlowski U., Sicherstellung der ambulanten ärztlichen Versorgung, in: Halbe B.,

Orlowski U., Preusker U., Schiller H., Wasem J., *Versorgungsstrukturgesetz (GKV-VStG)*, Heidelberg 2012, S. 3-24.

Orlowski U., Wasem J., *Gesundheitsreform 2007 (GKV-WSG)*, Heidelberg, 2007.

Rixen S., Beteiligung des Bundes an Aufwendungen, in: Becker U., Kingreen Th., *SGB V*, 3. Auflage, München 2012, S. 1503-1506.

Rothgang H., Arnold R., Unger R., Bürgerversicherung als Alternative zu den aktuellen Regierungsplänen, *G+G Wissenschaft*, 2010 Heft 4.

Rürup B., Wille E., *Finanzierungsreform in der Krankenversicherung. Gutachten von Bert Rürup und Eberhard Wille vom 15. Juli 2004*.

Sachverständigenrat für die Konzertierte Aktion im Gesundheitswesen, *Gutachten 2000/2001 - Bedarfsgerechtigkeit und Wirtschaftlichkeit*, Band III: Über-, Unter- und Fehlversorgung, Baden-Baden 2002.

Sachverständigenrat zur Begutachtung der Entwicklung im Gesundheitswesen, *Gutachten 2007. Band 1, Kooperation und Verantwortung*, Baden-Baden 2008.

Sachverständigenrat zur Begutachtung der Entwicklung im Gesundheitswesen, *Wettbewerb an der Schnittstelle zwischen ambulanter und stationäler Gesundheitsversorgung. Sondergutachten 2012*, Bern 2012.

Schaufler J., Telschow C., Ökonomische Aspekte des deutschen Arzneimittelmarkts 2013, in : Schwabe U., Paffrath D. (Hrsg.), *Arzneiverordnungs-Report 2014*, Berlin Heidelberg 2014, S. 197-256.

Schwabe U., Drei Jahre Nutzenbewertung von Arzneimitteln gemäß AMNOG, in, Schwabe U., Paffrath D., (Hrsg.), *Arzneiverordnungs-Report 2014*, Berlin Heidelberg 2014, S. 147-196.

Schweitzer H., Becker U., Preisregulierung und Wettbewerb in der Arzneimittelversorgung der gesetzlichen Krankenversicherung (Teil 2), *Wettbewerb in Recht und Praxis*, 5/2012, S. 533-539.

Sozialdemokratische Partei Deutschlands, *Solidarische Gesundheitspolitik für alle Bürgerinnen und Bürger*, Ordentlicher SPD-Parteitag Berlin vom 4.-6. Dezember 2011, Beschluss – Nr. 59.

Statistisches Bundesamt, *Grunddaten der Krankenhäuser 2012*, Wiesbaden 2013.

Verband der Privaten Krankenversicherung, *Gut für sie. Gut für alle*, 2012. (https://bestellungen.pkv.de)

Verband der Privaten Krankenversicherung, *Zahlenbericht der Privaten Krankenversicherung 2012*, Köln 2013.

Zok K., Reaktionen auf Zusatzbeiträge in der GKV. Ergebnisse einer Repräsentativ-Umfrage, *WIdO monitor*, 1/2011, 1-8.

第 2 章

フランスにおける医療制度改革

第 1 節　現行制度の概要

はじめに

フランスの社会保障制度は，基本的に社会保険を中核にする。したがって，医療保険が医療需要（ファイナンス）に対応するが，法定給付に対する上乗せ給付を実現するシステムとして，共済組合などの補足給付組織が浸透している。法定給付について社会保障法典が，補足給付組織については，社会保障法典（Code de la sécurité sociale. 以下 Css. と略す），共済組合法典および保険法典が法的根拠となる。また医療供給については，公衆衛生法典（Code de la santé publique 以下，Csp. と略す）が医療組織や医療従事者に関する規制根拠となっている。

以下では，医療需要と医療供給の二つの側面から，医療制度の現状を概説する。

1　医療需要の概要

フランスの医療保障，特に医療需要の側面には，以下のような四つの特徴を指摘することができる。職域保険制度の集合体であり（(1)），高齢者に限定した医療保険制度は存在せず（(2)），補足給付組織が大きな役割を果たし（(3)），普遍的医療給付による医療保障が実現されている（(4)）という特徴である。

(1)　一般制度を中心とする職域保険制度の集合体

フランスの医療保険制度は，四つに大別できる職域保険の集合体である（後掲図1参照）。商工業部門の被用者を対象とする一般制度，特定の企業や

業種ごとに組織される特別制度，自営業者など非被用者を対象とする自営業者社会制度および農業従事者を対象とする農業制度である。国民健康保険制度のように，地域住民であることに着目して被保険者資格を付与する地域保険は存在しない。このうち特別制度は，フランス国有鉄道職員，フランス銀行職員など特定の企業あるいは船員や鉱山労働者など一定の業種ごとに組織される個別的な制度の総称である。また，自営業者社会制度は，2005年12月に商工業自営業者と手工業者の制度を統合したものである。

　一般制度はフランスにおける社会保険の人的適用範囲を拡大する受け皿として位置づけられてきた。事実，被用者であれば報酬の額如何に関わらず一般制度に加入しなければならないし，株式会社の社長あるいは収入のすべてをチップで得ているカフェの従業員などもまた，一般制度への加入義務を負う。この結果，やや古い数字であるが，2008年現在で一般制度の加入者はおよそ5600万人である。フランスの人口はおよそ6400万人であるから，国民の87％を占めている。これに対して2008年度社会保障会計報告によれば，自営業者社会制度の被保険者は238万人で，被扶養者を含めた総数は約341万人，被用者制度と経営者制度とから構成されている農業制度は，被扶養者を含めた総数は約350万人である。

(2) 高齢者に限定した医療保険制度は存在しない

　フランスの二つめの特徴は，老人保健制度や後期高齢者医療制度のような高齢者のための医療保険制度が存在しないことである。高齢者は現役時代の医療保険制度にそのまま所属する突き抜け方式を採用している。これらの高齢者は，一般社会拠出金を負担する。老齢年金や遺族年金などの代替所得には一般社会拠出金6.6％が賦課され，支給される老齢年金から源泉徴収する形で負担することとなる。

　また，フランスにおける高齢者介護は，保険方式ではなく，社会手当方式で運営される介護手当制度で対応している。支給要件や要介護度の認定などの枠組みは法律により定められるが，具体的な支給額は各県ごとに定められる。

　現役労働者の場合はやや複雑で，一般社会拠出金のほかに医療保険の保険

料も負担する。まず稼働所得としての賃金に対して，賦課率7.5％の一般社会拠出金が課せられる。次に，現役労働者は医療保険の被保険者として，傷病手当金に相当する給付の財源として，賃金全額の0.75％を医療保険の保険料として負担する。医療保険については事業主も負担するが，その保険料率は被保険者の賃金の13.8％である。

このように，高齢者と現役労働者はともに一般社会拠出金を負担する点で共通し，賦課率の点では高齢者が若干優遇されているといえる。しかし，具体的な診療における一部負担金の負担割合や入院定額負担金などについては高齢者か否かに関わりなく同一である。

(3) 補足給付組織が大きな役割を果たしている[1]

フランス医療保障における三つめの特徴は，補足給付組織の充実である。これら補足給付組織は，歴史的沿革も根拠法典も異なる三つの組織に大別できる。共済法典にもとづく共済組合（mutuelle），保険法典にもとづく保険会社（entreprises d'assurance）および社会保障法典の適用を受ける労使共済組織（institution de prévoyance）である。

わが国の国民医療費に相当する医療・医療財費用は，2011年1800億ユーロに達しているが，そのうち家計は9.6％負担しているのに対して，補足給付組織は13.7％を負担している。具体的な内訳は共済組合7.4％，保険会社3.7％および労使共済組織2.5％となっている（後掲表1参照）。

このように，補足給付組織は，一部負担金のように，公的医療保険では給付の対象とされない部分をカバーするため，家計が実際に負担する医療費は10％に満たないのである。事実，やや古い統計であるが，2002年の時点で国民の86％が補足給付組織と何らかの契約を締結していたといわれる[2]。

(4) 普遍的医療給付による医療保障の実現

補足給付組織と密接に関連するのが，1999年に制定された普遍的医療給付（CMU）である。この普遍的医療給付は，何らかの事情で公的医療保険に加入していない者，あるいは公的医療保険に加入していても補足給付組織と契約を締結できない者に対して，無料ないしそれに近い形で医療を提供しよう

とするものである。

　フランスは職域保険の併存体制であるため、先天的な障害のために労働能力に欠けるとか、不安定あるいは短期的な雇用のため、公的医療保険に加入できない者が存在する。また、外来診療における3割の自己負担さえ支払うことの困難な者もいる。事実、1999年の時点で、公的医療保険に加入していない者が70万人のほか、一部負担金を支払えないために、治療を断念する者が相当数いたといわれる。

　このため「疾病の予防および治療に関して、所得水準を理由とする差別があってはならない」とされ、「安定的かつ適法にフランスに居住する」すべての人に、一定の所得要件のもと、いっさいの自己負担を必要とせずに医療の提供することとした。

　普遍的医療給付は、三種類の給付から構成されている。基礎給付、補足給付および補足医療扶助である。基礎給付は、わが国における療養給付の提供に相当するから、この給付だけでは一部負担金を負担しなければならない。次に、一部負担金相当額を支給するのが補足給付である。そして、補足医療給付とは、補足給付組織と契約を締結するための資金援助である。このうち最も重要な給付は、補足給付である。一部負担金相当額を支給することにより、医療費を無料化するからである。こうして、補足給付は単身世帯の場合、年収8645ユーロ（月収約720ユーロ）未満であることを要件に支給される。これに対して、基礎給付、補足医療給付の所得要件は単身世帯の場合、それぞれ、年収9601ユーロ、1万1670ユーロとされている（以上の金額は2014年7月1日現在：http://www.ameli.fr/assures/droits-et-demarches/ 等参照）。

2　医療供給の概要

　医療供給については三つの特徴、すなわち外来診療と入院診療との棲み分け（(1)）、一般医と専門医との峻別（(2)）および診療報酬の決定手続（(3)）について検討を加える。

(1) 外来診療と入院診療との棲み分け

　第一は，医療サービスの供給組織に関する特徴である。フランスには保険医療機関の指定という概念は存在しない。また，病院と診療所という分類定義も存在しないが，病院については保健医療施設（étblissements de santé）として，公衆衛生法典第6編に規定されている。なお，医師など医療職については同法典第4編に規定されている。

　しかし，フランスの医療サービスは，外来診療を担当する開業医と入院診療を提供する病院とに明確に分かれている。このように外来診療と入院診療との棲み分けがフランスの特徴の一つである。

　このうち開業医は，日本の開業医と比較するとほとんど徒手空拳との表現も誇張でないくらい，軽装備である。診療に用いるベッドなど必要最低限の器具等があるだけであり，受付係も看護師もおらず，開業医が一人で診療に従事している例が多い。

　日本の病院は外来診療と入院診療の双方を担当するが，フランスの病院・クリニックは基本的に入院施設であり，外来診療は担当しない[3]。病院組織は，国や地方自治体の設立する公立病院，非営利法人および営利法人の組織する民間病院とからなる。

(2) 一般医と専門医の峻別

　第二の特徴は，医師が一般医と専門医とに峻別されていることである。医学部を卒業する時点（6年終了時）で臨床研修先を決定するクラス分け試験（ECN：Examen Classant National）を受け，その成績に応じて，自らの研修病院と診療科が決定される。この試験によって，一般医と専門医とに分かれることになる。一般医の場合は3年，専門医はその専門に応じて，3年から5年の研修を受けることになる。一般医・専門医の研修終了時あるいは研修期間中に論文審査により国家専門教育免許（DES：Diplôme d'Etudes Supécialisées）が授与される。2012年1月1日現在，医師総数は21万6762人で，一般医10万1896人（47％），専門医11万4866人（53％）となっている[4]。

　先に言及した開業医となるためには，開業を希望する地域を管轄する医師

会に加入し，開業する旨を通知すれば足りる。一般医・専門医の別なく開業することができる。わが国における保険医療機関という概念が存在しないことと同様，保険医の登録という制度は存在しない。

開業医と勤務医に関する統計について，2012年1月1日現在，開業医11万2025人（一般医6万4638人・専門医4万7387人），勤務医8万7041人（一般医3万2447人，専門医5万4594人）となっている[5]。さらに，いわゆる"はしご受診"を抑制し，医療アクセスの合理化を意図して2004年法により導入された"かかりつけ医"については，一般医・専門医あるいは開業医・勤務医のいずれに関わりなく，かかりつけ医になることができる。被保険者との合意のもとで，被保険者が自分の所属する疾病保険金庫にかかりつけ医の届出をすることによって，その医師は，届出をした被保険者のかかりつけ医となる。

(3) 診療報酬の決定手続

第三は，当事者による診療報酬の決定である。フランスでは，基本的に診療報酬は，全国医療保険金庫連合（UNCAM）と各医療職を対象に組織される職業組合との間で締結される協約によって定まる（Css.L162-9等）。典型的なものは全国医療保険金庫連合と医師組合との間で締結される医療協約である。この医療協約については，一般医と専門医それぞれを対象とする協約が締結される。医師組合は，一般医・専門医別にそれぞれ党派色の異なる複数の組合が存在するが，医師組合のうちひとつでも全国医療保険金庫連合と合意すると医療協約は成立する。

また，診療報酬に関連して，公的医療保険の保険者と医師組合との間で締結される全国協約に拘束される医師（セクター1）と，全国協約の適用を受けるものの，協約に定める料金を上回る金額の請求をできる医師（セクター2）という区別が存在する。さらに，全国協約にまったく拘束されずに，患者と相対で診療報酬を定め，請求することのできる非協約医という類型も存在する。

第 2 節　改革の目的と手段

1　対象とする改革

　ここでは，1990年代からの政策動向を検討の対象としている。フランス社会保障制度における財源構成に大きな変化をもたらしたのが1990年12月29日に制定された1991年度財政法律である。この法律によって，社会保障財源に社会保障目的税とも言うべき一般社会拠出金が導入された。1995年11月15日には，いわゆるジュペプラン（Jeppe Plan）が明らかにされ，これにともない，社会保障財政法律（LFSS）を制定するための憲法改正や地域圏病院庁（ARH）を創設した1996年4月24日のオルドナンスが制定された[6]。1999年7月27日には，フランス版皆保険体制の実現とも言うべき普遍的医療給付を導入する法律が制定された[7]。その後，2004年8月13日には大胆な医療費抑制や医療保険体制の再編成する改革が行われ[8]，2009年には医療供給サイドに関連するHPST法が制定された[9]。

　こうした20年余にわたる期間を検討の対象としているが，医療費抑制策の対象領域に着目するとき，この期間は大きく二つに分けることができる。2004年8月13日法の前後により，供給サイドに着目した医療費抑制策を指向した90年代と需要サイドに着目した抑制策を打ち出した2000年代という区分である。

　特に90年代の供給サイドに着目した医療費抑制策は，ジュペプランにもとづいて展開されたものである。しかし，供給サイドに重点を置いた政策は，当事者である医療従事者，特に医師の強い反発を招いたほか，採用された政策に対して違憲の判決が出されるなど，政策目的を十分に実現することができなかった。このため，2004年8月13日法は需要サイドに着目した医療費抑制策を打ち出した。また，2009年7月21日法は医療供給体制に関する本格的

な体制刷新をめざすものであり，ある意味では，2004年法と2009年法とが車の両輪として，医療費抑制のための具体的な政策を具体化する法的根拠を示しているといえる。そして，これら二つの法律にもとづく政策を具現化するのが，2011年7月26日に締結された医療協約である。開業医による外来診療の報酬を定める医療協約は，医療アクセスの強化，医療の質の向上，医療保険をめぐる業務運営の近代化・簡素化を大きな柱としている。

　以上のように，供給サイドに力点を置いた医療費抑制策を指向した90年代，需要サイドに着目した2000年代という時期区分に加え，いま一つの検討視点として注目すべきは，医学的抑制（maitrise medicalisée）という政策理念である。この考え方は，医学的専門的評価にもとづいて，すべての者に必要で十分な医療を提供することを通じて，無駄な医療の提供を抑制するとともに，医療の質をより高いものとすることをめざすものである。この医学的抑制策は，保険料を引き上げるか償還率を引き下げるかという，それまでの医療費抑制策とは異なる第三の抑制策として登場し，90年代後半から徐々に具体的な措置として取り上げられるようになった。この医学的抑制策の実施とその実効化も，フランス医療保障に関する政策動向として重要である。

　以下の検討では，医学的抑制にもとづく政策も意識しながら，先に述べたように，2004年8月13日と2009年7月21日の二つの法律にもとづく施策を中心に検討を加えていきたい。

2　2004年改革・2009年改革の主要目的

　第一に，医療費の抑制である。

　医療費の増加傾向は世界的な潮流である。フランスもその例外ではない。医療費の対GDP比および国民一人当たりの医療費はともに，アメリカ合衆国が17.6％，8233ドルで，群を抜いて首位独走状態にあるが，フランスの医療費対GDP比は11.6％で，12％のオランダに次いで第3位である（2010年：OECD Health Data. なお，国民一人当たりの医療費はドイツよりも64ドル低い3974ドルで，OECD諸国中第10位である）。フランスはまた，世界でも有数の薬剤消費国で，わが国の国民医療費に相当する2011年の医療・医

療財消費額は1800億ユーロで，うち薬剤消費は347億ユーロで全体の19％強を占めている[10]。このため，医療費の抑制が大きな政策目的となっている。

　第二は，アクセスの保障である。医療費を抑制するため医療アクセスが阻害されてはならない，経済的理由から医療アクセスが制限されることは人類最大の罪悪であるとされる。

　第三は，医療の質の確保である。アクセス保障と密接に関係する。アクセスを保障しても，提供されるサービスの質が確保されなければならないからである。

　これら三つの政策目的は，相互に密接かつ相互に関連するが，2004年法はこれら三つの政策を，2009年法は第二・第三の目的を実現することを意図していると思われる。

3　中心的な手段

　近時の研究において注目されるのは，普遍的医療給付の実現を通して，フランスは，社会保障と私保険の一体化――デュアル・システム――が成立しているという見方である[11]。要点だけを抽出すると，フランスの医療保障は，今日，社会保障制度と補足的医療保険制度の組合せによって構築されているとみられること，補足的医療保険が社会保障制度の一部となり，両者が一体となって必要な医療保障を提供するというものになりつつある，という認識である。ここでは補足的医療保険制度は，社会保障制度の「上乗せ」ではなく社会保障制度を「代替」するものとして位置づけられ，そのことが，普遍的医療給付の制定あるいは補足医療保険組織全国連合の組織化に結実したということもできる。

　このようなデュアル・システムの制度化とその定着という視点で，2000年以降の政策動向をみると，1997年以降における社会保障財政法律の制定により，社会保障制度の抱える問題を国民の前に明らかにし，情報を共有し政策目標を数値化することによって，政策の有効性を検証可能とした。こうした社会保障財政法律による議論の積み重ねによって。2004年法はデュアル・システムの定着を図るために需要サイドに重点を置いた政策，2009年 HPST

法は医療供給体制の刷新を意図した。

　なお、以下では特にふれることはできないが、医療の質を確保するための政策動向として、2002年3月4日の「患者の権利と医療システムの質に関する法律」が重要である。同法は、患者の権利を明らかにするとともに、過失の有無による2段階の救済システムを設けるものである[12]。

　以下では、本報告書で検討した具体的な政策手段を概略する。

　公私関係の見直しでは、特にデュアル・システムとの関係で補足医療保険組織全国連合の設立が重要である。このような組織の整理統廃合・集約化が、2000年以降、大きな政策動向の一つとなっている。

　給付範囲の見直し、選択制の導入については、医学的抑制にもとづく様々な措置の実施とその実効化、一部負担金など患者負担の多様化、かかりつけ医制度の導入および薬剤師にジェネリック選択権を付与する選択制の導入が重要である。

　また、社会保障財政法律の制定と全国医療保険支出目標の設定を契機として診療報酬基準の統一化が図られたことは、フランスにとっては大きな進歩ということができる。保険給付としての診療内容の確定、医療費抑制のための政策を導入する際の客観的なデータの基準として機能するからである。

　2009年HPST法は医療供給体制に関する体制刷新をめざして、主に公立病院を中心とした組織改革や医療専門職間の連携強化、さらには疾病教育に重点を置いた予防が重視されることとなった。具体的には、以下の四点を改革の柱とする。①医療施設の現代化、②医療の質の改善と良質な医療へのアクセス保障、③予防重視と公衆衛生、④地方保健医療システムの組織化である。そしてこれらの改革目的を実現し、権限の分散を図るため、地域圏保健庁ARSが創設された。

　①および②に関連して、2009年以前、公的医療保険との関係で、公立病院と非営利法人の民間病院が参加する公的病院サービス参加病院（PSPH）[13]というシステムが存在したが、2009年法は、この概念に代わり、公役務的任務という概念を導入した。そして、この概念のもと、地域病院共同体（CHT）、医療協力連合（GCS）および公益に係る民間医療施設（ESPIC）というシステムを設けた。

図 1　社会保障制度の概要

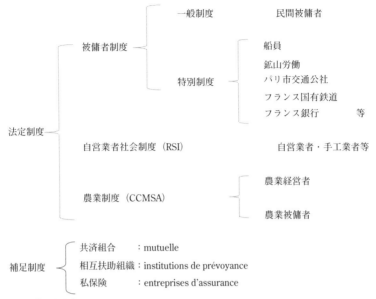

出典：加藤智章作成。

表 1　医療・医療財費用の負担者構成　　　　　　（単位：％）[14]

	1995	2000	2005	2005	2006	2007	2008	2009	2010	2011
社会保障	77.1	77.1	77.0	77	76.8	76.6	75.7	75.8	75.7	75.5
国・公共団体	1.1	1.2	1.3	1.3	1.4	1.4	1.2	1.2	1.2	1.3
共済組合：mutuelles	7.3	7.7	7.7	7.7	7.8	7.9	7.6	7.6	7.5	7.4
保険会社	3.3	2.7	3.1	3.1	3.2	3.2	3.3	3.4	3.6	3.7
労使共済制度：prévoyance	1.6	2.4	2.5	2.5	2.4	2.5	2.4	2.4	2.4	2.5
家計（世帯）	9.6	9	8.4	8.4	8.4	8.5	9.7	9.6	9.6	9.6

出典：http://www.insee.fr/fr/themes/tableau.asp?reg_id=0&ref_id=NATFPS06303

　CHT は公立病院だけを対象に，これら公立病院の協力形態を示す概念であり，CHT 協定によって創設される。その目的は，人的資源や医療資源の合理的配分や共有化を図るものであり，参加病院の病院長が署名し，ARS が承認を与える。また，医療協力連合は，その名称からも明らかなように，公立あるいは民間の医療施設，社会医療機関などの施設にとどまらず，開業

医や薬剤師などを含めた医療職間の活動を円滑，改善かつ推進することを目的とする。GCS は，施設や医療職の申請による場合と ARS 主導で設立される場合とがあり，さらに手段の GCS と医療施設の GCS に大別される。手段の GCS は，治療に必要なあらゆる手段の協調を促し，教育・研究活動の連携を目的とする。次に，手段の GCS のうち，ARS から医療活動の許可を得たとき，医療施設の GCS とされる。この GCS は，すべての患者に対して，質の確保された医療への平等アクセスを保証し，医療の継続性と安全を実現すること，そして常時，患者を受け入れ，引き受けると同時に他施設への転院を確保することが求められる。

民間医療施設（ESPIC）は，PSPH に参加していた700の非営利民間医療施設と20のガンセンター（CLCC）を指す。これら ESPIC とされた医療施設は，医療アクセスの平等，診療の継続性を確保するとともに，医療保険にもとづく診療報酬の適用を求められる。なお，2009年 HPST 法については，第4節「医療供給体制に関する改革」を参照されたい。

第 3 節　医療保険に関する改革

1　公私関係の見直し

(1)　加入義務の範囲の見直し

フランスにおいて，公的医療保険に関する加入義務の範囲を見直すような動向は見られない。

(2)　民間保険の役割の変化

フランスには，公的医療保険による法定給付を補うための補足給付を提供する組織が三種類存在する。共済組合（mutuelles），労使共済制度（institutions de prévoyance）および保険会社である。

　2004年法は，これら補足給付に関連する組織を対象に，法定制度と補足制度との連携の強化を目的とする補足医療保険組織全国連合（UNOCAM）を創設した[15]。需要サイドに着目した医療費抑制策として簡単に想定しうるのは，一部負担金の負担割合の引き上げや増額である。しかし，これらの措置を講じても，補足給付がその負担増加分を吸収してしまえば，医療費を抑制するという政策目的は達成することができない。このため，法定給付に関する政策は補足給付とも密接に関係する。ここに補足医療保険組織全国連合を設立した目的を見いだすことができる。

　補足医療保険組織全国連合の任務は基本的に三つに集約することができる。諮問機関，協力参画組織および情報交換・協議機関としての役割である。このうち，最も重要な任務が諮問機関としての役割であり，義務的諮問事項と任意諮問事項とがある。義務的諮問事項としては，医療保険に関する法案および毎年制定される社会保障財政法律について，答申しなければならない（Css.L.182-3）。また，法定医療保険に関する償還率や患者負担額の変更に関する法案に対しても，補足医療保険組織全国連合に対する諮問が義務づけられる（Css.L.322-2）。さらに，公的医療保険の対象となる診療行為や給付の範囲に関する修正について，全国医療保険金庫連合（UNCAM）の諮問に対しても答申を行うこととされている。このほか，条文改正作業などについて，補足医療保険組織全国連合は自発的に意見具申を行う。

　協力参画組織としての補足医療保険組織全国連合は，全国医療保険金庫連合が様々な医療職団体と行う協約交渉に参画する（Css.L.162-14-3）ほか，医薬品経済委員会（CEPS），医療データ研究機構（IDS），地域圏保健庁（ARS）あるいは全国公衆衛生会議（CNS）など医療保障体制に関する様々な組織に参加し，議決権や意見具申を行うことが認められている。

　情報交換・協議機関としての役割は，補足給付を提供する三種類の組織が一堂に会して，情報を交換し，補足給付を提供する組織体としての利害を調整する役割を担う。

2　給付の範囲の見直し，選択制の導入

　給付範囲の見直し（(1)）に関連する施策の特徴として，診療行為共通分類の制定と患者負担の多様化・強化を挙げることができる。一部負担割合が3割という点で，フランスは日本と共通するが，以下に紹介するように多様な負担を患者側に強いているといえる。また，在宅入院制度の展開も，ある意味では給付合理化という側面をもつことから，ここで検討する。さらに，かかりつけ医制度の導入は，医療アクセスの合理化・適正化を目的とする。
　選択制の導入（(2)）については，加入すべき保険者の選択を認めるドイツほど明確な政策は採用されているとはいえない。ここではジェネリック製剤の推奨に関連して，薬剤師の選択権が導入されるに至っている。以下では，これらの施策について検討していく。

(1) 給付範囲の見直し等

　患者負担の多様化という動向を除けば，フランスは，給付範囲の見直し・選択制の導入を採用する方向ではなく，病院の種別にともなう予算配分基準の違いを解消するための診療報酬基準の統一化や，医療保険支出全国目標の精緻化に力点を置いているように思われる。
　ここでは，①一部負担金など患者負担の多様化・強化，②在宅入院制度および③かかりつけ医制度の順で検討する。

① 患者負担の多様化・強化

　フランスの公的医療保険は，外来診療も入院診療も，原則として，償還払い方式を採用している。これは，受診した時点で診療に要した費用を全額，患者がまず医師や医療機関に支払う。次に，患者である被保険者の請求にもとづき，保険者が被保険者に対して，あらかじめ定められている償還率にもとづいて，患者の負担する一部負担金を差し引いた金額を払い戻すという方式である。したがって，償還率とは保険診療の給付率と言い換えることができ，償還率を差し引いた比率が，患者の負担する一部負担割合ということに

なる。

　わが国では，医療や薬剤の提供を受けた場合，それらのサービスに要する費用の一定割合を一部負担金として負担する。これ以外に，医療サービスを受けることにともなう負担を求められないため，一部負担金を自己負担金あるいは患者負担金と言い換えることも多く，そのことに違和感はない。しかし，フランスでは一部負担金（ticket modérateur）のほかにも，受診時定額負担金（participation forfaitaire），免責負担額（franchises médicales），入院時定額負担金（forfait hospitalier）および事前承認（entente préalable）など，患者の負担する費目が数多く存在する。そして，それぞれに負担しなくてもいい対象者が異なるなど複雑でわかりにくい。ここでは，これら患者が負担しなければならない費目に応じて，それぞれの内容を検討してゆく。

(a) 償還払い方式と一部負担金の減免

　わが国の一部負担金は，年齢に応じた負担割合の違いは存在するものの，基本的に診療や薬材料の内容による取扱いの差異は存在しない。しかし，フランスでは，医師による診察，入院時における治療，パラメディカルに関する施術などに応じて，あるいは薬剤についてもその効果や価格に応じて，一部負担金の負担割合が細分化されている。

　償還率，すなわち一部負担割合については，被保険者の社会的状況と疾病の性格ないし診療行為の内容に応じて，免除や減額の対象となる。

　被保険者の社会的状況については，一部負担金の免除と減額による対応が存在する。障害年金の受給権者あるいは障害年金から老齢年金に裁定替えになった受給権者，労働災害により少なくとも3分の2以上の労働不能による年金受給権者，そしてこれらの配偶者，さらには出産に引き続く30日間までの新生児の入院については，一部負担金が免除される（Css.L.322-3）。これに対して，最低老齢所得保障受給者は一部負担割合を20％に減額される（Css.R.322-3）。

　疾病の性格ないし診療行為の内容に応じた減免についても，一部負担金を免除される場合と減額される場合の二つの類型がある。

　まず，脳血管障害，パーキンソン病あるいはアルツハイマーその他の認知

症など，6ヵ月以上の長期の治療を要する慢性疾患であり，治療に高額の費用がかかることを理由に特定長期疾病（ALD）として指定される30疾病の患者については，一部負担金は全額免除される（Css.L.322-3.）。特定長期疾病の患者については，移送費の定額負担金も免除される[16]。

いま一つは，一部負担金を減額される場合である。診療係数が60以上あるいは診療報酬が120ユーロ以上の診療行為については，費用がどれだけ増加しようとも一部負担金は18ユーロとされる。一部負担金の最高限度額を18ユーロとしているともみられるため，forfait 18€と標記される。しかし，障害年金・障害寡婦（夫）年金・障害年金から切り替えた老齢年金受給者，3分の2以上の労働不能を理由とする労災保険における障害年金受給者，出生後13日までの新生児，入院期間が30日以上に及ぶ診療などには，18ユーロの支払いも免れる。

(b) 受診時定額負担金と免責負担額

本来であれば支給の対象となる保険給付の一定部分につき，保険者の支給義務を免責という趣旨で，受診時定額負担金と三種類の免責負担額が存在する。

受診時定額負担金は，2004年8月13日法にもとづき，2005年1月1日から設けられた制度である。外来診療において，診察を受ける都度1ユーロを負担するというものである（Css.L.322-2Ⅱ）。二つの上限が設けられている。一つは，1日当たり1ユーロおよび1医療職当たり1ユーロという制限であり，いま一つは年50ユーロという上限である。妊婦，18歳未満の者，普遍的医療給付（CMU）受給者はこの負担を免れる。

三種類の免責負担金は，2007年12月19日法にもとづき，医療保険のより一層の財政均衡を実現するために制定された（Css.L.322-2Ⅲ）。薬剤定額負担金，パラメディカル受診時定額負担金および移送時定額負担金である。薬剤の1パッケージおよびパラメディカルの1診療行為あたり0.5ユーロ，また移送1回当たり2ユーロの負担金が求められる。受診時定額負担金と同様に年50ユーロを上限とし，パラメディカルの診療行為については，1日当たり2ユーロ，移送については1日当たり4ユーロを限度とする。この薬剤等

定額負担金についても，妊婦，18歳未満の者，補足・普遍的医療給付受給者および労働災害の被災者はその負担を免れる。入院時に提供される薬剤や診療行為あるいは救急医療に関する領域に関しては，この定額負担金は適用されない。

(c) 薬剤の一部負担

薬剤の償還率は薬剤投与の必要性や薬価により五段階に分かれている。①非代替的かつ高価な薬剤，②抗生物質など著しい効果の認められる薬剤，③一般的な疾病に対する薬剤，④効果が低いとされる薬剤および⑤その他であり，償還率はそれぞれ，100％，65％，30％，15％および0％となっている。また，受診時定額負担金に関連して，薬剤1パッケージにつき0.5ユーロの免責負担金が賦課される。

(d) 入院にかかる負担

入院に関する患者負担には，基本的に，入院医療費にかかる負担と入院時定額負担とがある。

ⅰ) 入院医療費にかかる負担

基本的に，医療保険からの償還率は80％である。このため，20％が患者の負担となる (Css.L.322-3)。このほか，個室料やテレビ代などの個人的な入院環境に要した費用，協約外の病院における追加的費用が患者の負担となる。

しかし，継続して30日以上入院する場合の31日目以降の費用については，20％相当額の負担も医療保険が全額負担する。また，以下のような人々の入院についても，医療保険が全額支給するため，患者が一部負担金を負担する必要はない。産前4ヵ月および産後12日間の妊産婦，出生後30日以降の新生児，労働災害または職業病による入院，特定慢性疾患による入院，3分の2以上の労働不能を理由とする労災保険における障害年金受給者およびその被扶養者，障害年金・障害寡婦（夫）年金・障害年金から切り替えた老齢年金受給者，さらには補足的普遍的医療給付および国家医療扶助受給者の入院等

第3節　医療保険に関する改革　117

である。

ii）入院時定額負担金

　24時間を超えて病院施設に滞在した患者は，ホテルコストとして，入院1日につき18ユーロ（精神科病院の場合には1日につき13.5ユーロの入院時定額負担金を支払わなければならない（Css.L.174－4.2010年1月1日以降2014年9月22日現在まで）。この入院時定額負担金は医療保険ではカバーされないため，患者が全額負担しなければならない。

　しかし，産前4ヵ月および産後12日間の妊産婦の入院，補足的普遍的医療給付および国家医療扶助受給者の入院，出生後30日以降の新生児の入院，労働災害または職業病による入院，在宅入院で治療している場合，特別教育施設または職業訓練施設に入所している20歳未満の入院などについては，入院時定額負担金の負担はない。

　また，この入院時定額負担金は，補足制度の給付対象となるほか，補足制度に加入していない場合には補足・普遍的医療給付を利用することができる。

(e)　事前承認システム

　このほか，事前承認（entente préalable）ともいうべき類型が存在する（Css.L.315－2）。わが国でいえば，保険外併用療養費に類似した給付である。例えば，16歳未満の未成年者に対する歯列矯正は，その未成年者を扶養する被保険者が所属する医療保険金庫の承認を受けたうえで行えば，歯列矯正に要する費用のうち193.5ユーロについては償還の対象となるが，それを超える部分については，患者の負担となる。歯列矯正は協約料金にもとづく診療も可能とされるが，ほとんどの場合，協約にもとづかない自由診療として行われる。このため，高額の診療報酬を支払わなければならないが，この事前承認制を利用すれば，193.5ユーロについては負担を免れることになる。なお，歯列矯正の場合，金庫の事前承認の有効期間は6ヵ月とされ，最大6回まで更新が可能とされている。

② 在宅入院制度

わが国で用いられている「在宅医療」という言葉に近いが，より組織化されているものに，在宅入院（HAD）制度がある。この制度は，1950年代から結核療養の一環として登場し，1991年7月31日の病院改革法において伝統的な入院概念を支えるものとして位置づけられた。70年代にはがん患者の急性期以後の医療を提供していたが，91年の病院改革法以後は，周産期からターミナル・ケアまでの疾患を対象に，2011年現在，302の組織が10万100人に対して390万1637日にわたる在宅入院サービスを提供している[17]。在宅入院サービスの病床数は地域圏医療計画の規制対象となっており，2011年現在6万4855床であり，全病床数の13.6％を占めている[18]（在宅入院制度に関する施設数等2006年以降の推移につき，図2参照）。

具体的に提供される医療は，化学療法や抗生物質を用いた療法など期間を限定した医療，神経系の疾病や心臓病あるいは整形外科治療の急性期を過ぎたあとのリハビリテーション医療，癌，心臓病あるいは肺結核などの不安定な終末期医療である。在宅入院を実施するためには，その実施が認められている地域であること，在宅入院が認められる住宅基準を満たしていることが必要である。さらに，患者または家族の同意のもとに，在宅入院サービスの連携医（médecin coordinateur）の作成した治療計画にもとづいて，1日から20日までの間でサービスを受けられる。なお，この期間については更新可能である。

在宅入院サービスは在宅入院組織により提供される。多くの場合，在宅入院組織は病院組織の一部として設置されており，連携医，看護師，理学療法士，作業療法士，薬剤師，臨床心理士など多職種から構成されており，化学療法，疼痛緩和ケア，人工栄養，人工呼吸の管理などのサービスが提供される。

在宅入院にかかる費用は一般の入院と同じように，公的医療保険が80％負担し，患者負担は20％であり，これに加えて入院定額給付金（18ユーロ／日）がかかる。ただし，特定長期疾病については患者の自己負担はない。また，在宅入院の範囲で行われるかかりつけ医や専門医の報酬，薬剤費，在宅入院に関する検査費用などについては，それらの費用を前払いすることなく

図2　在宅入院制度の推移[19]

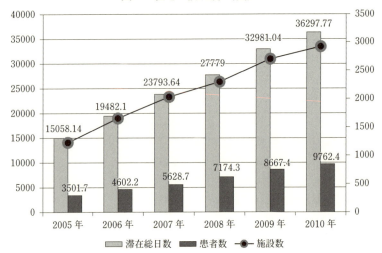

出典：http://www.fnehad.fr/images/stories/CHIFFRES/Chiffres_HAD_2011.pdf にもとづき加藤智章作成。

事後的に支払うこととされており，第三者支払方式を採用していることになる。

③　かかりつけ医制度（médecin traitant）の導入
(a)　かかりつけ医の指定

かかりつけ医の指定は，患者をまずかかりつけ医に誘導し，そこから病状に応じた診療の道筋を設定するという意味で，受診行動の合理化を目的としている[20]。

16歳以上の被保険者および被扶養者は，医師との合意を前提として，所属する医療保険金庫にかかりつけ医を通知しなければならない（Css.L.162-5-3）。18歳未満の被扶養者の場合は，両親の一方あるいは親権者と医師との合意による。通知は，所定の用紙に，被保険者とかかりつけ医の住所，氏名，登録番号を記載し署名のうえ，所属金庫への送付によって行われる。

医師は，一般医・専門医，開業医・勤務医の別を問わず，その指定に地理的制約はない。例えば週末には実家に戻る大学生の場合，実家の所在地か大

学通学のための所在地のどちらかでかかりつけ医を選択することになるが，特に制約はなく，患者の選択に委ねられている。しかし，複数の医師をかかりつけ医に指定することは認められていない。また，かかりつけ医の変更はいつでも可能である。

　かかりつけ医制度の核心は，かかりつけ医がいわゆるゲートキーパーとして，患者に対して受診行動の方向性を適切に指示することである。このため，かかりつけ医以外の医師の診療を受けた場合には一部負担金が増額される。しかし，かかりつけ医制度は受診行動の合理化という目的を有するため，緊急の場合や旅行先での受診，あるいはかかりつけ医の不在の場合には適用されない。また，婦人科医，眼科医および歯科医については診療の性格から，小児科医については患者の年齢との関係で，一部負担金の増額措置はとられない。このかかりつけ医制度は，2005年7月1日から実施されている。

(b)　かかりつけ医に関する償還率（表2）

　かかりつけ医のもとで外来診療を受ける場合，償還率は70％である。したがって，患者の負担する一部負担金の割合は30％となる。しかし，かかりつけ医が一般医なのか専門医か，また協定料金との関係で，その拘束を受けるセクター1なのかセクター2に属するのかで，協定料金と償還の算定基礎となる金額が異なることから，具体的な一部負担金すなわち保険者から払い戻される払戻額は変化する[21]。なお，かかりつけ医に受診するための移動手段に乏しい地域などには，移送費が支給される。特定長期疾病の場合は，移送費も含めて一部負担なしに受診できる。このようなことから移送費の不正受給が問題となり，先に述べた移送時定額負担金が導入された。

　次に，かかりつけ医の意見あるいは紹介に応じて他の医師を受診する場合がある。このとき紹介された医師を連携医（médecins correspondants）という。連携医を受診した場合も，かかりつけ医の場合と同様，償還率70％は変わらない。しかし，連携医の属性にもとづき，一般医，専門医および精神科医でセクター1の協約料金は異なる。

　さらに，かかりつけ医を登録していないか，かかりつけ医以外の医師を受

表2　かかりつけ医で診察を受けた場合の払戻額・一部負担金等
(16歳以上の被保険者)[22]

(€=ユーロ)

	協約料金	償還基礎額	償還率	払戻額	一部負担金
一般医・セクター1	23 €	23	70%	15.10 €	7.90 €
一般医・セクター2	自由料金	23	70%	15.10 €	7.90 €＋α
専門医・セクター1	25 €	25	70%	16.50 €	8.50 €
専門医・セクター2	自由料金	23	70%	15.10 €	7.90 €＋α
精神科医・セクター1	39.70 €	39.70 €	70%	26.79 €	12.91 €
精神科医・セクター2	自由料金	37	70%	24.90 €	12.10 €＋α

(注)　表1・表2の払戻額は、すべて受診時定額負担金1€を控除している。
出典：http://www.ameli.fr/assures/soins-et-remboursements/combien-serez-vous-rembourse/consultations/les-consultations-en-metropole/dans-le-cadre-du-parcours-de-soins-coordonnes.php

診した場合，償還率は70％から30％へと大きく減少し，その分，一部負担金額が増加することになる。セクター1の一般医をかかりつけ医とし，そこに受診した場合と比較すると，一部負担金で9.20ユーロの違いが発生する。

(2)　選択制の導入

フランスはアメリカに次ぐ薬剤消費国であり，ジェネリックの浸透を図る立場から，選択権に関連して以下に述べるような三つの興味深い措置を採用している。薬剤師のジェネリック選択権，ジェネリック購入時における第三者支払方式の採用，フランス版参照価格制ともいうべき責任包括料金（TFR）である[23]。

まず，薬剤師のジェネリック選択権である。薬剤師は，基本的に処方された薬以外の薬を交付することは認められていない。しかし，一般名で処方された薬の場合には，その一般名に該当するなかでどの商品名の薬を交付するかは薬剤師の裁量に委ねられる。また，ジェネリックを普及推進するという政策により，処方医が処方箋上明示的に排除している場合を除いて，処方された先発医薬品に代えて，ジェネリックを交付する代替権（droit de substitution）が，1999年社会保障財政法律にもとづき認められている（Css.L.162-16，Csp.R.5125-54）。

次に，ジェネリック購入時における第三者支払方式の採用である。これは，2007年社会保障財政法律にもとづき，Vitaleカードを提示してジェネリックを購入する場合には，償還払いではなく，第三者支払方式を採用することとした。全額を支払った後，償還払いされるという手続が省略され，患者の負担すべき一部負担相当額を支払うことで，ジェネリックを購入することができるようになったのである。

　最後に，フランス版参照価格制ともいうべき責任包括料金についてである。医療保険における薬剤費は，通常，実際の販売価格を償還ベースとする。しかし，2003年9月以降，一部の薬剤について，同一の一般名に属する薬剤のなかで最も安いジェネリックの価格を償還ベースとする責任包括料金制度が導入された。これは，先発医薬品の価格について，製薬会社に対し，元の価格を維持して市場を失うリスクを負うか，市場を維持するためにジェネリックの価格まで販売価格を引き下げるかの選択を迫るシステムである（Css.L.162-16.)[24]。

3　診療報酬制度の改善

(1)　診療報酬基準の統一化

　診療報酬の支払方式や医療行為の内容に関する状況把握のツールが複数存在することは，それまでの歴史的沿革に由来するとはいえ，全国医療保険支出目標を設定して，医療情報の共有化や医療政策の透明化を促進しようとする政策の要請にはそぐわないものであった。裏を返すと，全国医療保険支出目標の設定は，総枠予算制か日額料金制かという診療報酬の支払方式の違いや，大きく言えば開業医と公立病院で医療行為の分類方法が異なること自体を浮き彫りにさせ，それらを放置したままでは，医療情報の共有化や医療政策の透明化が阻害されることを明らかにした。全国医療保険支出目標設定の大きな意義と評価できるものである。

　かくして，開業医であれ病院施設であれ，医療行為の表記を統一するとともに，診療報酬の支払に関するコードを組み込んだ診療報酬基準の統一化が

図られることとなった。一つは診療行為共通分類（CCAM）であり，いま一つは1入院当たり包括評価方式（T2A）の実施である。

① 診療行為共通分類（CCAM）

診療行為共通分類は，開業医や病院で提供される様々な診療行為を共通のコードに分類し，それにもとづいて診療行為の内容を明らかにするとともに，報酬の支払いにも用いるために作成された。医療保険との関係では，法令上，次のように説明される。2004年8月13日法により，医療保険の対象となる行為は診療行為・給付リストに収載されなければならないと定めた（Css.L.162-1-7）。これを受けて，全国医療保険金庫連合は，2005年3月11日に診療行為共通分類の導入を決定し，2005年3月31日から施行された。診療行為共通分類は，最終的には開業医ばかりでなく，公立病院および私立病院にも適用されることが予定されている。しかし，現在，営利病院や歯科医あるいは看護師などの行為については，NGAP が適用されている。以下では，診療行為共通分類を取り上げる。

診療行為共通分類は，医療行為の内容と報酬の支払に関する二つのブロックから構成される。数字とアルファベットを用いて，14桁の枠を，数字とアルファベットを用いて，医療行為の記述と報酬の支払いに関連する情報が記載される。

医療行為の内容については10桁のなかで表現されるが，行為，臓器，経路（手段）などを示すとともに，誰が行ったか，治療段階などは追加行為の部分に記入する。報酬支払いに関する部分は，小児，救急，休日診療などの加算すべき要素，償還の対象の有無，あるいは開業医と病院など医療施設の区別などが，それぞれあらかじめ定められた数字ないしアルファベットによって記載される[25]。また，診療行為共通分類への登録条件の設定，登録・抹消の決定に関する権限は国から全国医療保険金庫連合へ移譲された（Css.L.162-1-7）。

診療行為共通分類における報酬支払いに関する記述こそが，診療報酬の請求額を根拠づける情報となる。このため，開業医と私立病院の医師に関する報酬は，診療行為共通分類の記述を通して，直接，医療保険制度の保険者か

ら支払われ、公立病院および私立病院の宿泊などに相当する部分については、医療保険制度から地域圏保健庁に振り込まれた後、各病院に配分されることになる。

② 診療行為共通分類の収載過程[26]

医療保険における保険給付については、社会保障法典の定める要件のもとで作成されるリストによって、その範囲が確定される（Css.L.162－1－7）。医療行為のほか医薬品や医療機材に関するリストが存在するが、なかでも診療行為共通分類が重要である。

診療行為共通分類への収載、修正、削除に関する手続きは、2004年8月13日法にもとづき以下のような八段階によるものとされている[27]。これら収載過程には多くの組織が関わり、それぞれの段階もさらにいくつかの手続きを必要としている。以下では、収載過程の八段階について、簡単に概説したい。八段階とは、①収載等の申請、②高等保健機構（HAS）による医学的評価、③CHAPにおける医学的・科学的評価、④全国医療保険金庫連合における医学的経済的評価、⑤情報提供・諮問、⑥全国医療保険金庫連合事務局長会議における収載決定、⑦担当大臣による承認（approbation）、⑧告示である。

まず、①収載等申請である。これについては、全国医療保険金庫連合や学会あるいは関係当事者から、高等保健機構に対して収載の申請が行われる。次に、②高等保健機構における医学的評価である。この評価は二段階に分かれる。まず、15名の委員から構成される全国医療機器・医療技術委員会（CNEDiMTS）[28]によって審査された後、評議会（college）による承認を受けなければならない。

第三段階は診療行為・保険給付体系化委員会（CHAP）における医学的・科学的評価である[29]。体系化（hierarchisation）と称される段階であり、申請された診療行為等をどのように診療行為共通分類などの体系に組み込むかの評価を行う。学会、全国医療保険金庫連合および病院情報技術機構（ATIH）[30]により作成された提案にもとづき、専門家パネルによる点数付けを行ったうえ、調整委員会（IC）[31]が診療行為共通分類における位置づけ、

すなわち体系化を行う。その結果を CHAP が採択するという経過を辿る。

第四段階から第六段階は、大きく言えば全国医療保険金庫連合の決定過程ということができる。第四段階は、全国医療保険金庫連合における医学的経済的評価、すなわち価格決定（tarification）の段階である。具体的な料金、収載条件を定め、代替可能な診療行為である場合には、収載可能か否かを判断することになる。次の第五段階は、情報提供・諮問の段階である。まず、保健衛生・社会保障担当大臣、全国医療職連合（UNPS）、関係業種の職業組合および関係施設の労働組合に趣旨説明書（lettres d'intention）を送付することによって、情報提供を行う。また、補足医療保険組織全国連合への当該収載につき諮問を行う。補足医療保険組織全国連合は基本的に6ヵ月以内に答申しなければならない。これらの手続きを経て、第六段階として全国医療保険金庫連合事務局長会議における収載決定が行われる。全国医療保険金庫連合における収載決定後、第七段階として担当大臣による承認（approbation）に移行する。承認の可否については45日間とされており、ここで承認されれば、最終第八段階として官報による告示となる。

③　1入院当たり包括評価方式

1入院院当たり包括評価方式は、フランス版 DRG（GHS）にもとづく入院診療に関する算定方式であり、最終的には公的病院と民間病院双方における診療算定方式の統一を意図している（Css.L.162‐22‐1～L.162‐22‐18）。これも医療保険支出全国目標を設定し、その目標値と実績値との比較検討という過程のなかで、予算の当てはめ方が違うために単純な比較では意味をなさないことが明らかになった結果、統一化の機運が生じたものである。

そもそもフランスでは、その歴史的沿革から、公立病院と民間営利病院とに対する報酬の支払い方法が異なっていた。公立病院に対しては、いわば1年間の予算を配分するというシステム（総枠予算制：dotation globale）であった[32]。これに対して、民間営利病院については、全国目標量システム（OQN）が採用されていた[33]。そこで、この両者の予算調整を行うための病院管理指標として DRG が利用されていた。つまり、性格の異なった病院に

対する資源配分を合理化する指標が作成されていた。

　このような病院管理指標の導入と活用により，資源配分の不平等が解消され，病院医療費も抑制することができたとの評価を得たこと，他方診療行為共通分類も定着しつつあったことをふまえて，2003年社会保障財政法律が段階的な1入院当たり包括評価方式の導入を決定した。1入院当たり包括評価方式は，直裁にいえば，1入院当たり包括支払方式といえるが，フランスの場合，病院に所属する医師の技術料部分も含んだものとなっているため，ばらつきが大きくなる傾向にある。このため高額医薬品や高額医療機器については1入院当たり包括評価方式とは別に出来高払い方式を採用している。

　公的病院サービス参加病院（PSPH）については，2004年から導入を開始し，総枠予算制を徐々に縮減し，2012年にはすべての施設で実施される予定であった[34]。しかし現在のところ，2018年における完全施行がめざされている。また，民間営利病院については2005年から導入された。なお，2009年法は，政府は毎年議会に対して，9月15日までに1入院当たり包括評価方式に関する報告書を提出することを義務づけた（Css.L.162-22-19）。

　こうして算定される診療報酬のほかに，公的病院施設に参加しているすべての施設に，教育，研究および技術革新のために充てられる資金として，公益および有期事業促進包括金（MIGAC）が支給される。医師の養成などの公共サービスを担い，SROSの実現に協力し，医療の質の向上に寄与するなど一定の事業に参加していることを条件に支給される。また，高額薬剤・高額医薬品については，一定のリストにもとづき出来高払い方式を維持する一方，救急部門については，その年間件数に応じて追加予算を設定することとされている。

　なお，1入院当たり包括評価方式の医療費適正化の効果については疑問の声がある。これは，細切れの入院により治療件数が増加したこととアップコーディングが見られることによる。

④　診療報酬に関する行為規範
　診療行為共通分類の制定や1入院当たり包括評価方式の採用は，診療情報の共通化を促進する一方，それにともない，保険給付なかんずく診療報酬に

関する行為規範の見直しを促すことになる。医療サービスを提供する医療職に対する行為規範ともいうべきものに，必要性原則，節約義務および医療職指標が存在する。

必要性原則とは，「医療保険は，①一般医，専門医にかかる費用，②歯科医による治療，義歯の費用，③医薬品や装具の費用，……であって，被保険者およびその家族にとって必要（nécessaires）なもの……を提供する（Css. L.321‐1）」という原則であり，節約義務とは，「効力を有する法令に従い，医師はすべての行為および処方において，治療の質，安全性および治療の効果と両立する最も厳格な節約を行う義務を負う（Css.L.162‐2‐1）」という規定にもとづいている。これら必要性原則や節約義務は，わが国の療養担当規則に定められている条文に相当するもので，健康保険事業の健全な運営の確保に関する2条の4における「健全な運営」とか，診療の一般的方針を定める12条のように，「診療の必要があると認められる」とか，「的確な診断」に近い表現であろう。

また，医療職指標（Références professionnelles）とは，医療費の医学的抑制の一環として，医学的に不必要あるいは危険な治療や処方を特定する（Css.L.162‐12‐15）もので，診療報酬を定める全国協約および社会保障法典を通じて，医療職指標を逸脱する診療を行った場合には，課徴金（contribution）の支払など一定の制裁措置が発動される（Css.L.162‐5‐2）。

4　保険者の役割

医療費抑制に関する政策立案や効率性確保の場面における発言力という点では，わが国の保険者と比較すると，フランスの保険者は大きな発言力を有しているように思われる。

このような保険者の位置づけは，2004年医療保険法および2009年HPST法が大きな影響を与えている。2004年法では全国医療保険金庫連合，補足医療保険組織全国連合および高等保健機構が，また2009年法では地域圏保健庁が創設された。このうち，全国医療保険金庫連合は主要な公的医療保険の保険者を束ねる組織で，意思決定手続の迅速化と権限集約により，医療費を抑

制するために必要な措置を的確迅速に実施する体制と構築したといえる。また，2009年法による地域圏保健庁の創設はある意味で医療関連政策の地方分権化ともいうべきもので，医療の質と効率性の担保を地方単位で確立することを意図している。また，フランスの大きな特徴の一つである補足的医療保険組織は，医療サービスの提供においても一定の貢献を果たしており，そのことに裏打ちされた発言力を保持している点が注目される。以下では，保険者の機能強化と医療供給者との関係という点から，これらの組織を中心に検討する。

(1) 保険者の機能強化

① 全国医療保険金庫連合（UNCAM）の創設（Css.L.182-2 et s.）

全国医療保険金庫連合は，法定基礎制度における三つの全国金庫，すなわち全国被傭者医療保険金庫（CNAMTS），全国自営業者等社会制度（CNRSI）および農業社会共済中央金庫（CCMSA）の上位に立つ組織と位置づけられる行政的公施設である。

全国金庫連合は，医療関係者の全国団体との間で枠組協定，協約，追加協定・附属協定に関する交渉を行い，署名をする[35]。また，医療保険において償還の対象となる診療行為や給付の範囲を画定するとともに，被保険者の一部負担金あるいは薬剤や保険給付の償還率に関する決定権などを有する[36]。大胆にいえば，全国医療保険金庫連合は，全国医療保険支出目標（ONDAM）が遵守されるように様々な権限を与えられ，いわば全国医療保険支出目標の番人としての役割を担う。

全国金庫連合には，評議会と事務総長のほか，事務局長会（collège des directeurs）が置かれる。評議会は，全国被傭者医療保険金庫の評議会が指名する12名，全国非農業非被用者疾病出産保険金庫および中央農業共済金庫の理事会が指名する各3名，合計18名のメンバーから構成される。評議会は全国金庫連合の一般的な方針を定める機関であり，方針の原案を作成するのは，全国医療保険金庫連合を構成する三全国金庫の事務総長および事務局長から構成される事務局長会である。全国被傭者医療保険金庫の事務総長は全国金庫連合の事務総長を兼任し，この事務局長会においても2票の投票権を

もつものとされている。この意味で、全国金庫連合の実質的な運営は事務局長会、とりわけ全国被傭者医療保険金庫の事務総長に委ねられることになる。

② 全国被傭者医療保険金庫の組織改編（Css.L.221 - 1 et s.）
　全国医療保険金庫連合の創設は、相対的に全国被用者医療保険金庫の地位、特に全国被用者医療保険金庫理事会の発言力の縮減と引き替えに行われたと評価できる。
　全国被傭者医療保険金庫は、一般制度といわれる民間労働者を対象に組織される医療保険制度の管理運営組織である。一般制度は、最も被保険者数の多い医療保険制度であるため、医療政策等の決定に対して大きな影響力を持っていた。
　全国被傭者医療保険金庫の意思決定機関は、これまで理事会（conseil d'administration）であった。しかし04年法は、この理事会の権限を縮小し、事務局長（directeur）の権限を強化した。まず、理事会の名称を評議会（conseil）に変更し、保健医療政策を実施するための支出や医療供給先に支払う分担金の一般的方針、保険事故の管理運営に関する政策方針などを定める機関と位置づけた。これに代わり、事務局長が事務総長（directeur general）にその名称を変更し、評議会の定める政策方針の原案を作成し、評議会の定めた方針を具体的に実施するなど管理運営責任を担うこととされた。事務総長の任期は5年で、任命に際し、社会保障担当大臣からの打診に対して、評議会は3分の2以上の反対がなければその任命を阻止できず、その解任も同じく3分の2以上の賛成がなければならない。

③ 補足医療保険組織全国連合の創設
　2004年医療保険法にもとづいて創設された補足医療保険組織全国連合（UNOCAM）は、被保険者など患者の一部負担を軽減する役割を果たす補足給付について、法的規制の網をかぶせるための組織ということができる。かかりつけ医を導入するなど、医療アクセスの合理化を促進し、医療費抑制策を展開しても、補足給付のための組織が法定給付とは反対のベクトルで対

応すれば，医療費抑制策の効果が期待できなくなる。このため，医療費抑制策は，補足給付とも密接に関係する。こうして，2004年法は全国医療保険金庫連合に医療費抑制策を実効的に展開させるための権限を与えると同時に，補足医療保険組織全国連合を創設することによって，法定給付部門と補足給付部門との政策的連携関係を構築した。

5　財政的な公平性と安定の確保

　医療保障に関わる財政問題は，1999年に創設された普遍的医療給付を提供するために一般社会拠出金を引き上げたこと，1997年度から社会保障財政法律を制定するとともに医療保険支出全国目標を設定し，いわば社会保障財政および国民医療費の見える化を実現したことが特筆される。普遍的医療給付の創設は遅ればせながらの国民皆保険の実現とも評価できるが，困窮者には一部負担金も必要としない医療負担の無料化に成功したことは注目される。そこには，経済状況により十分な医療を受けられないことこそ人類最大の不幸であるとして，このような事態を解消することが強く求められた。このため，普遍的医療給付の財源は保険料ではなく，一般社会拠出金が妥当であるとされたのである。
　医療費の総額抑制に関する動きとしては，前段とも関連するが，医療保険支出全国目標の制定と2005年社会保障財政法律により実施された医療保険支出全国目標の細分化が重要である。

(1)　財政システムの見直し

　ここでは，普遍的医療給付導入の結果，公的医療保険の保険料率が引き下げられ，それとは逆に一般社会拠出金が引き上げられた推移を示す。次に財政的な公正性・安定性を確保するためにも重要と思われる社会保障財政法律に関連して，2005年の改革を検討する。

①　社会保険料・一般社会拠出金の推移
　フランスの社会保険料は，基本的に労使折半ではなく，使用者の負担割合

が高い。

　1990年代以降の社会保険料率の変化は，一般社会拠出金の動きと連動している[37]。現行の一般社会拠出金，特に稼働所得に対する7.5％という料率は，2004年末までの料率から2.4％も引き上げる大幅なものであった。これは普遍的医療給付の創設と関連しており，この一般社会拠出金の料率引上げ分を医療保障の拡充にあてたため，医療保険における労働者の保険料率は大幅に引き下げられた。その結果，被保険者の保険料率は0.75％と大幅に引き下げられたが，この0.75％は，傷病手当金に相当する日額手当金のための財源に充当される。こうして，2006年以降，使用者12.80％，被保険者0.75％，全体で13.55％という保険料率（使用者にはいわゆる介護手当に充当される0.30％が付加される）に変化はなく，普遍的医療給付が創設された2005年以降，CSGの賦課率にも変化は見られない。すなわち，被保険者の賃金に賦課される一般社会拠出金の賦課率は7.5％であり，失業手当受給者については6.2％，年金受給者には6.6％という賦課率が，失業手当，各種年金に賦課されることになる。なお，賃金など稼働所得に賦課される一般社会拠出金の賦課率7.5％は，家族手当1.1％，老齢部門1.13％，医療部門5.29％というように配分される。

　②　社会保障財政法律（LFSS）の改正
　いわゆるジュッペプランの一環として，1996年7月22日の憲法的法律により憲法34条に社会保障財政法律の規定が加えられた。議会側が長年，社会保障に関する財政審議を要求していた反面，社会保障制度の管理運営を担う労使双方が，社会保障の国家管理化を危惧し，労使による管理運営の正当性を侵害するものとして反発していたといわれる。しかし，EUの通貨統合にともなう財政赤字の解消が強く求められることもあり，社会保障財政法律が毎年，議会で制定されることとなった。

　(a)　05年組織法の成立経緯
　2004年法39条の規程について，憲法院は，この条文を憲法には反しないものの，その規定内容を維持しようとすれば96年組織法の改正が必要であるこ

とを示した[38]。この憲法院の判断を受け，そしてまた9年間の実績にもとづく反省をふまえて，政府は社会保障財政法律に関する組織法律を改正することとし，05年組織法が2005年8月2日に成立した[39]。

(b) 05年組織法の枠組み

05年組織法は，大きく三つの柱からなる。第一は，予算法律との整合性を図るための新しい枠組みの採用である。第二は適用対象の拡大であり，第三は医療保険支出全国目標の二段階による制定である。第三の全国医療保険支出目標の二段階化は医療費の総額コントロールに関連するので，そこで検討する。

ⅰ) 新しい枠組みの採用

05年組織法は，2001年財政法律組織法を強く意識しながら，社会保障財政法律の枠組を刷新した[40]。それは，議会の審議事項を詳細に定めることと，予算法律との整合性を確保するという側面に分けることができる。

まず，社会保障財政法律の対象年度を2ヵ年度から3ヵ年度に拡大した。前年度，当該年度および翌年度であり，翌年度の部分についてはさらに二つに分かれる。収入と収支バランスに関する部分と支出に関する部分である。

2006年度社会保障財政法律の場合，前年度とは2004年度を対象とし，当該年度は05年度，そして翌年度は2006年度を意味する。2006年度社会保障財政法律からは，前年度，すなわち2004年度の財政運営に関して，確定値にもとづく収支バランスの審議が可能となり，当該年度，すなわち2005年度については，法律を審議している段階における最新の推計値にもとづく修正を行う。さらに社会保障財政法律の核心部分となる翌年度，すなわち2006年度については，これを収入部門と支出部門とに2分して審議事項を詳細に定めることとなった。翌年度の社会保障財政を収入部門と支出部門の二つに分ける方法は，予算法律の方法を踏襲したものである。

なお，社会保障制度を，医療，老齢，家族および労働災害・職業病という四部門に区別する方法はこれまでと同様である。このような対象年度の拡大と詳細化にあわせて，また審議対象の拡大と密接に関連して，各年度，各部

門に応じて，収入見通しと支出目標にもとづく収支のバランスシートともいうべき収支一覧表の採決が可能となった。

また，財源の性格から，社会保障制度に関連するにもかかわらず予算法律でのみ審議されていた費目が存在した。農業非被傭者社会給付資金調達基金[41]，自律連帯全国金庫[42] である。前者については05年組織法第16条により，後者については社会保障法典 LO 第111－4条にもとづく会計院報告書を通じて，社会保障財政法律においても審議が可能となった。これと似たような事情にあったのが，社会債務償還拠出金（CRDS）である。従来，社会債務償還拠出金の料率については，社会保障財政法律とは切り離されて審議されていた。これについても，05年組織法第20条は社会債務償還拠出金の根拠法令である1996年1月24日のオルドナンス（Ord.No.96－50）を修正する形で，2007年度から社会保障財政法律による審議事項とすることにした。

ⅱ）適用対象の拡大

適用対象の拡大は，対象制度の拡大と複数年度の収入・支出目標という側面に分かれる。

第一は，審議対象となる制度の拡大である。これまでの社会保障財政法律は，被保険者および年金受給者を含めて2万人以上の法定基礎制度だけを対象としていた。05年組織法はこれをすべての法定基礎制度（ROBSS）に拡大した結果，法定基礎制度の全体像に関する財政状況の審議が可能となった。

第二は，複数年度にわたる収入見通しおよび支出目標（prévisions de recettes et les objectifs de dépenses）に関する報告書の提出である。このため，05年組織法は，新しい LO 第111－4条として，政府が議会に提出すべき報告書の一つに，4年間にわたる収支見通しを加えることを定めた。具体的には，①収入見通し，②すべての法定基礎制度および一般制度を対象とする部門ごとの支出目標，③上記制度の財政に関連する組織の収支見通し，④全国医療保険支出目標である（Css.LO.111－4Ⅰ）。

また，収入が超過した場合あるいは赤字が出た場合の財源措置に関する報告書もあわせて議会に提出すべきこととされた[43]。これら二つの報告書を通

表3　社会保障財政法律における1997年以降の ONDAM（全国医療保険支出目標）の推移

(単位：億ユーロ)

年度	1997	1998	1999	2000	2001	2002	2003	2004	2005	2006
目標額	915	936	960	1004	1057	1128	1235	1297	1345	1407
実績額	914	951	976	1030	1088	1167	1247	1310	1349	1413
差異	+1	－15	－16	－26	－31	－39	－12	－33	－4	－6

年度	2007	2008	2009	2010	2011	2012	2013	2014
目標額	1448	1520	1576	1624	1671	1712	1754	1792
実績額	1476	1529	1581	1618	1671	1708	1749	****
差異	－28	－9	－5	+6	0	+4	+5	****

出典：http://www.senat.fr/basile/ 等にもとづき加藤智章作成。

じて，政府は，議会および EU 共同体の構成国に対して[44]，フランスの社会保障政策のグランドデザインを示すとともに，全国医療保険支出目標も含めた社会保障収支の複数年にわたる見通しを示すこととなり，議会はそれをもとに社会保障財政法律案の審議を行うこととなった（Css.LO.111－5－3）。

(2)　医療費の総額コントロール

医療費の総額コントロールについては，1997年の社会保障財政法律導入以来，全国医療保険支出目標を設定した。この全国医療保険支出目標は，二つの目的を有していた。第一は，広い意味で公財政に属する国家政策と整合した医療保険の年間支出目標を作成し，正当化することであり，第二に，実施しなければならない医学的抑制策および部門別規制策に関する財政枠組みとその根拠を示すことである。医療費総額の"見える化"を試みていると言い換えることもできる（全国医療保険支出目標の推移につき，表3参照）。その後，2004年法により，全国医療保険支出目標の実効性を担保するために，警告委員会が設けられ，次いで2005年組織法の改正により，全国医療保険支出目標の設定項目が細分化された。こうして，全国医療保険支出目標における目標額実現のための措置が講じられてきた。このような全国医療保険支出目標の設定は，開業医部門と医療施設部門，公立病院と民間病院との間の診

療報酬方式の統一化という側面にも大いに貢献したと評価することができる。

① 警告委員会の設置

全国医療保険支出目標に関連して注目されるのは，2004年法により設けられた"医療保険費用の推移に関する警告委員会"（以下，単に警告委員会という。）である[45]。

警告委員会は，毎年遅くとも6月1日までに全国医療保険支出目標の推移に関する意見書を提出することとされており，医療保険費用の推移が全国医療保険支出目標の目標値を0.75％上回ると判断したときには，全国医療保険支出目標の範囲内に収めるために必要な措置の提言を含めて，議会，政府および医療保険全国金庫に，その旨を警告する任務を負う（Css.L.114-4-1，Css.D.114-4-0-7）。この通知を受けた医療保険全国金庫は，1ヵ月以内に全国医療保険支出目標の範囲内に収めるための必要な措置を講じることとされ，その内容は再度，警告委員会に送付される。そして送付後15日以内に，警告委員会が最終的な措置内容を定める（Css.D.114-4-0-7.）。

警告委員会は2007年，警告権限を初めて行使し，その結果，いわゆる免責負担額の導入など，患者負担の引上げが実施された。警告にともなう改善措置は，結果的には2007年度中にはその効果を見せなかったが，2008年度の赤字幅を圧縮したといわれている。しかし，全国医療保険支出目標の目標額の設定が徐々に現実を見据えた数字を積み重ねてきたこともあり，目標額と実績額との差異はかなりの程度縮減しており，ある意味では警告委員会の存在は形骸化しているという批判も見られる。

② 全国医療保険支出目標の二段階による制定

社会保障財政法律の問題の一つは，予算法律と異なり，その覊束性に乏しいことであった。その端的な事例が全国医療保険支出目標である。社会保障財政法律が初めて制定された1997年度こそ，実際の数値が全国医療保険支出目標の目標値を下回ったものの，その後は，目標値は実現されることはなかった。この目標値と現実の数値の乖離が社会保障財政法律の信頼性を大き

表4　医療保険支出全国目標の下位目標額（2010年以降）

(単位：億ユーロ)

	2010	2011	2012	2013	2014
開業医	752	773	785	805	812
病院部門	712	729	745	765	755
T2A適用医療施設	524	539	554	567	556
その他の医療施設	188	190	192	198	199
社会医療部門	149	158	165	171	176
高齢者施設	70	76	80	84	86
障害者施設	79	83	84	87	90
その他	10	11	12	13	49
合計	1624	1671	1708	1754	1792

出典：http://www.securite-sociale.fr/IMG/pdf/la_lfss_2014_en_chiffres.pdf 等にもとづき加藤智章作成。

く損ねているとの認識から，05年組織法は全国医療保険支出目標を全体目標（objectifs）と下位目標の二段階で制定することとした。

2005年段階では，下位目標は開業医部門，公立病院部門，私立医療施設部門，社会医療部門および日額手当部門に細分化するとされていたが，2006年度社会保障財政法律では，6分割とされた。これは現在も引き継がれており，開業医部門，T2A適用医療施設，その他の医療施設，高齢者施設，障害者施設，それ以外に分類されている。このような全国医療保険支出目標の細分化は，それ自体がただちに医療保険における支出を抑制する効果を期待されているものではなく，支出超過を繰り返す医療保険部門において，いかなる領域が赤字の根源になっているのか問題の焦点を絞り込むためのシステムということができる（2010年以降の開業医・病院部門の推移につき，**表4**参照）。

③　全国医療保険支出目標見直しの動き

繰り返し述べてきたことであるが，社会保障財政法律は覊束性に乏しいうえに，全国医療保険支出目標も目標値が実現したことはほとんどないことから，システム見直しの提言がなされている[46]。そこでは，①全国医療保険支出目標に対する信頼性を確保する，②目標値実現のための運営方法の見直

し，③目標値を実現するための迅速な手続の整備という三つの観点から，10項目にわたる提言がなされている。それらは，警告委員会における外部評価委員会や議会の関係委員会における監視委員会の設置，警告委員会の意見表明機会の拡大や警告発令ラインの0.75％から0.5％への引下げなどを提言するにとどまり，社会保障財政法律あるいは全国医療保険支出目標の制度基盤を根本から見直すというものではない。今後，具体的な見直しがどのように進むのかが注目される。

6　新たな治療方法・薬剤の導入

ここでは，フランスにおける医薬品の保険収載手続きについて検討したい[47]。

(1)　医薬品の保険収載手続（図3）

フランス国内で医薬品の販売許可（AMM）を希望する製薬メーカーは，フランス医薬品・保健製品安全庁（ANSM）[48]に必要な書類を提出し，質・安全性・効果という視点から評価を受ける。

フランス医薬品・保健製品安全庁での審査を受け，販売許可された医薬品について，製薬会社が公的医療保険による償還対象とすることを希望しない場合は，そのまま市場で販売されることになる。これに対して，公的医療保険による償還対象とすることを希望する場合には，高等保健機構の透明化委員会において医薬品効能評価（SMR）と画期性評価（ASMR）を受けなければならない。

医薬品効能評価は医薬品の効果と副作用，他の治療法との有効性比較，対象傷病の重篤性あるいは公衆衛生全般の状況を総合的に勘案して，四段階評価を行う。この評価に応じて，①非代替的かつ高価な薬剤（償還率：100％），②抗生物質など著しい効果の認められる薬剤（償還率：65％），③一般的な疾病に対する薬剤（償還率：30％），④その他（償還率：0％）という償還率を決定する。

画期性評価は有効性を示すデータの比較などを通じて，五段階評価がなさ

図3 フランスにおける医薬品の保険収載までの手続き

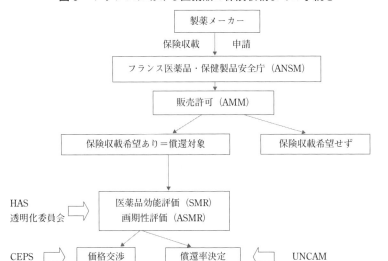

出典：松田晋哉「フランスにおける薬剤政策」健康保険組合連合会『健保連海外医療保障』97号（2013年3月）11頁にもとづき加藤智章作成。

れ，薬価設定の際に勘案される[49]。これら二つの評価指標は，相対的治療指標（ITR）に移行することが決定されている。

透明化委員会の答申をもとに，全国医療保険金庫連合が償還率を，CEPSが薬価を製薬会社との交渉によって決定する。こうして官報に公示され，市場で販売されることになる。官報に公示された医薬品の価格および効能は，随時再評価を行うことができるが，原則として5年ごとに再評価される。なお，まだ承認されていない新しい抗がん剤などについては，他に有効な医薬品がないという条件のもと，品目別に一時的使用許可（ATU）が行われている。

また，官報に告示された医薬品は，自由開業部門（市中の調剤薬局）と病院とでは薬価の扱いが異なる。自由開業部門で処方される薬剤は薬価表に

第3節 医療保険に関する改革　139

よって厳密に規制されているが，2003年以降，画期的新薬については，ドイツ，イギリス，スペイン，イタリアの4ヵ国における価格との整合性が求められるものの，製薬会社による価格設定が部分的に自由化されている。

　病院で使用される医薬品の価格設定は，2003年までは病院と製薬会社との間の交渉に委ねられていた。しかし，2003年以降，DRGにもとづく包括払い方式1件当たり包括評価方式が導入されたため，高額薬剤については公的薬価設定が行われており，包括部分とは別に報酬上の評価が行われている。

第4節　医療供給体制に関する改革

　フランスの医療供給体制は，1990年代からの継続的な改革によって大きく姿を変えつつある。1990年代には病院を対象とした医療供給の構造的な改革が実施され，歴史的に大きな差異のあった公立病院と民間病院の制度的環境は，ほぼ統一された。改革を通じて，公民両部門の病院が相互補完的に入院診療を提供し，すべての人に病院医療へのアクセスを保障するための仕組みが構築されたが，医療供給者の連携強化や医療の質の確保のためのさらなる取組みが求められている。

　一方で，人口の高齢化や慢性疾患の増加，開業医の偏在等に起因する医療過疎化，さらには柔軟な働き方を求める医療従事者の声の高まりを背景として，プライマリケアへのアクセスが危ぶまれる状況となっている。このため2000年代に入り，外来診療，とりわけプライマリケアへのアクセスを確保することが喫緊の政策課題となっている。

　ここでは，以上のような政策課題に対応するために実施された医療供給をめぐる改革方策について検討を行い，それらの現状と課題を明らかにする。主に1990年代以降の改革方策を対象とするが，特に今日の医療供給のあり方に大きな影響を与えている「病院改革と患者，保健医療および地域に関する2009年7月21日の法律（以下，2009年HPST法）」に注目し，医療供給の変容をとらえることとしたい。

最初に，今日のフランスの医療供給体制を理解するための重要点を確認し，それをふまえて「平等な医療アクセスの確保」，「供給者間の連携確保」，「質の確保」の三つのテーマについて検討を行っていく。

1　医療供給体制の現状

　フランスの医療供給体制の主な特徴について整理しておきたい。まず，入院診療については，公立病院が全ベッド数の6割以上を保有しており，中心的な提供主体である一方で，他のヨーロッパ諸国との比較の視点からは，営利・非営利の民間病院の担う役割が相対的に大きいことがその特徴として指摘できる。公民の両部門を通じて提供される入院診療は，各地域圏[50]に設置された地域圏保健庁（agence régionale de santé）によってコントロールされている。地域圏保健庁は，地域圏保健医療計画（projet régional de santé）を策定して病院の活動内容を定めるとともに，財源の配分を行っている。入院診療に関しては，わが国よりも公的な介入の範囲と度合いが大きい。

　一方，外来診療を担当する開業医には歴史的に開業の自由が保障されてきたが，これは日本と同様に今日まで堅持されている。このため，開業医による医療の提供状況は地域によって異なっており，医師不足の地域も見られるため，医療へのアクセスを平等に確保することが政策的な重要課題となっている。開業医の偏在をはじめとした外来診療や在宅医療をめぐる諸問題に対応するため，現在，診療のグループ化や多職種の連携の強化，さらには医療供給が不足している地域での医師の開業促進のための多様な試みが行われている。

(1) 病院

　病院は，運営主体に応じて公立，営利民間および非営利民間の三つに区分される。

　フランスには947施設の公立病院が存在しており，コミューン（あるいはコミューン共同），県，地域圏（あるいは地域圏共同）および国が管轄している[51]。公立病院の保有するベッド数は全体の約6割である（**表5**）。公立

表5　病院による医療提供の状況（2011年）

病院の種類	施設数	ベッドの数	部分入院の場の数
公立病院	947	258,156	38,862
地域圏病院センター（大学病院センターを含む）	33	75,374	8,934
病院センター（旧地域病院を含む）	802	153,053	15,213
精神科専門病院	88	26,208	14,243
その他の公立病院	24	3,521	472
非営利民間病院	700	57,717	11,778
がんセンター	19	2,884	795
その他の非営利民間病院	681	54,833	10,983
営利民間病院	1,047	98,522	14,512
回復期・リハビリテーション病院	318	25,078	2,025
短期医療・複数診療科病院	551	60,054	11,464
精神疾患病院	141	11,589	918
長期医療病院	12	508	0
その他の営利民間病院	25	1,293	105
合計	2,694	414,395	65,152

出典：DREES（2013）Le panorama des établissements de santé, édition 2013：75.

　病院のうち「地域圏病院センター（centre hospitalier régional）」は，より大規模で高度に専門化された医療設備を保有する病院センターであり，33施設が存在する。地域圏病院センターのうち29施設は「大学病院センター（centre hospitalier universitaire）」の地位を有しており，患者の診療に加えて教育と研究の役割を担っている。その他の公立病院の多くは，分類の上「病院センター」と呼ばれており，802施設がこれに該当する。病院センターは地域医療を支える病院であり，内科・外科・産科の急性期疾患の治療（短期医療）を行うほか，回復期・リハビリテーション医療（soins de suite et de réadaptation）や長期医療も提供する。さらに88施設の精神科専門の公立病院が存在する。

　営利の民間病院は多様な形態で運営されており，一般的には clinique と呼ばれる。通常，公立病院は様々な医療提供組織を持ち，総合的な医療を提供しているのに対して，営利民間病院は，多くの場合，急性期医療，リハビリテーション，あるいは精神疾患に特化した医療提供を行っている。

　非営利民間病院の多くは，宗教的，慈善的あるいは相互扶助の活動を基盤とするものであり，アソシアシオンや共済組合，財団等によって運営されて

いる。入院診療の実施に加えて，訪問看護組織や要介護高齢者施設，在宅入院（hospitalisation à domicile）の組織を併せ持つ場合も多い[52]。非営利民間病院のなかでも特別な役割を担う病院として，19の地域圏がんセンターが存在する。がんの診療に特化した病院であり，教育・研究面においては公立病院と同様の役割を担っている。

　なお，病院のベッド数は減少傾向にある。全ベッド数は2003年から2011年までの間に5万床以上減っており，特に長期療養のベッドが要介護高齢者の施設に転換されている影響が大きい。これに対して，部分入院の提供の場の数は大幅な増加が続いている[53]。

(2) 医療従事者

① 医師

　医師は増加傾向にあり，2014年現在の医師数は21万9834人である。人口10万人当たりの医師数は334人であり[54]，OECD諸国のなかでは，医師密度の高い国の一つである。国境を越えた医師の移動が見られ，およそ2万人の医師はフランス以外の国の医師免許を有している。このうち約半分はヨーロッパ内（ルーマニア，ベルギー等），残りの多くはマグレブ諸国（多くはアルジェリア）の医師免許である[55]。

　医師数は，戦後一貫して増加し続けたが，その過剰が懸念されるようになった1970年代から1990年代初頭まで，2年目に進級することのできる医学生の数を制限する進級者数制限（numerus clausus）を引き下げることによって，調整が図られてきた。その後，制限は緩和されて，現在この数は7400前後で推移している[56]。医師の増加は1990年代以降も続いたが，近年は安定しつつある。今日問題となっているのは医師の総数の不足ではなく，医師の配置（開業場所）である。

　医療へのアクセスを確保するためには，身近な地域にプライマリケアを担う開業医が存在していることが不可欠である。しかしながら，今日，自由業という形態で医療に従事することが特に若い医師により好まれなくなっており，新たに医師となった者の9割以上は勤務医という勤務形態を選択している[57]。このため，近年では一般医数の減少が顕著である[58]。

また，2009年現在，一般医の54％はグループで診療を行っており，このような形態は近年急速に増加している。グループ診療を行う一般医の4分の3は，2人あるいは3人の医師のみで構成された診察室において診療を行っており，規模は比較的小さい。グループ診療志向は40歳以下の若い医師においてはとくに顕著であるが，これはとりわけ職業生活と私生活とのよりよいバランスを確保するためである[59]。

　自由医療の伝統のもとで自由開業制が堅持されてきたため，医師の偏在は激しく，農村等における医師不足が顕著となっている。地域圏による医師の偏在の状況を見てみると，2013年現在，Picardie 地域圏では10万人当たりの医師数は238.5人であるのに対して，Provence-Alpes-Côte d'Azur 地域圏では364.9人である[60]。さらに，同一地域圏内部の県ごとの医師の偏在も大きく，その高齢化の状況も異なるなかで，複雑な対応が求められる状況となっている。

　また，医師の高齢化が進んでおり，近い将来，多くの医師の退職が見込まれているなかで，地域によっては開業医の世代交代がうまく行われないことが懸念されている[61]。あわせて医師の女性化も進んでいる。2013年に新たに登録された医師の58％は女性であり[62]，医師の働き方の見直しを迫る背景の一つとなっている。

　医師をめぐる以上のような状況のなかで，すべての人にプライマリケアを確保するという政策目標を実現するために，医師が不足している地域において実効的な施策を展開することが喫緊の課題となっている。

② 看護師

　パラメディカルの数は全般的に増加傾向にあるが，なかでも最多の看護師の数は2014年に61万6794人に達しており，人口10万人当たりの看護師数は938人である[63]。日本との比較におけるフランスの特徴としては，三つの専門看護師資格（手術室専門看護師，麻酔専門看護師，小児専門看護師）があり，それぞれが優先的にあるいは限定的に実施する特定の看護行為が公衆衛生法典に規定されている[64]。

　さらに，フランスでは自由看護師（infirmiers libéraux 以下，開業看護師）

として開業して活動することが可能である[65]。単独で開業する場合もあるが，他の自由業の職種とともに開業する場合が多い。現在，約8万人が開業看護師として活動している[66]。継続的な医療を確保し，地域での医療を支えるためにも開業看護師のさらなる活躍が求められている。

(3) 医療供給に関する改革

① 改革の経緯

病院医療の供給に関しては，歴史的な経緯によって公民の両部門を取り巻く制度（診療報酬制度，開設等の許可・承認制度等）が大きく異なり，病院の偏在も激しかった。このような状況を改善し，住民の医療需要に応じた病院医療の供給体制を構築することが，医療政策上の重要課題であった。そのために用いられた方法は，保健医療計画を策定し，それにもとづいた医療供給のコントロールを行うことであった。

1970年に保健医療地図（carte sanitaire）が導入され，病院医療の計画化が本格的に開始された。1991年には保健医療地図の機能を補完，強化するために地域圏保健医療組織計画（schéma régional d'organisation sanitaire (SROS)）が導入された。これは，医療提供組織の最適な地理的配分を定め，既存の組織等の変更等を促すものである。1996年には，地域圏病院庁（agence régionale de l'hospitalisation）が創設され，病院医療供給に関わるコントロール権限が統一された。地域圏病院庁は，保健医療計画にもとづいて病院を規制し，財源配分を行うことにより，計画の実効性を高めていった。しかしながら，これらの仕組みは，主に「病院」を対象としたものであり，入院診療と外来診療の連携，予防の強化，社会医療的領域との連携等の必要性が高まるなかで，保健医療を掌る機構の大規模な再編が求められるようになった。このような経緯により，2009年HPST法によって地域圏保健庁が創設されることとなった。

一方，開業医や開業看護師を中心に展開される外来診療や在宅医療の領域においては，1990年代に在宅入院が入院診療を代替するものとして推進されるようになった。さらに2005年には，かかりつけ医制度が導入されるなどの改革が行われた。近年では，プライマリケアへのアクセスを確保することが

優先度の高い政治課題として掲げられ，これを実現するための積極的な改革方策（多職種の連携を強化し，協力体制を構築するための新たな試みや，医師不足の地域における医師の開業の支援等）が積極的に展開されている。

② 2009年 HPST 法

2009年 HPST 法案の理由書の前文において，次のような問題認識が示されている。「連帯原則にもとづくフランスの医療制度は，注目すべき質と安全を提供している。しかしながら，医療提供者の間の連携の不十分さと地域の保健医療専門職の配置の不均衡によって，医療へのアクセスがフランス市民にとってますます重要な問題となっている。人口の高齢化と医療の専門化という二つの脅威が明白となるなかで，今日この制度は限界と脆弱さを示している。HPST 法案は，医療へアクセスできることを第一の優先課題と位置づけ，とりわけ医療の経路（parcours de soins）のよりよい連携を通じて，われわれの医療制度にとって不可欠な現代化にとりかかることをめざす。法案は，病院・外来診療部門のみならず，社会医療部門においても組織の変更を求めるものである。地域圏における単一の主体による横断的な管理は必要不可欠な条件であり，これが地域圏保健庁を創設する組織改革を実施する理由である。最後に，この法案は市民の健康の改善に寄与する予防活動を提案する。」

このように2009年 HPST 法は，フランスのすべての地域において医療へのアクセスを確保するために，既存の保健医療の供給体制を再編することを主要な目的とし，包括的なコントロール主体としての地域圏保健庁の設置と供給者間の連携強化を通じて，これを実現しようとするものである。また，疾病を治す医療から，疾病となるのを防ぎ，あるいは重症化を回避するための「予防」へと政策の重心を移しつつある点が重要な変化として指摘できる[67]。

③ 地域圏保健庁

個々の改革方策について検討する前に，2009年改革法によって創設され，2010年4月から各地域圏における保健医療政策を掌っている地域圏保健庁の

概要を見ておく。

　地域圏保健庁の法的地位は、行政的性質の国の公施設法人（établissements publics de l'État à caractère administratif）である[68]。地域圏保健庁は、保健医療、医療保険、高齢者および障害者を担当する大臣の監督下に置かれる。地域圏保健庁の創設は、保健医療システムを単純化し、多様な権限と責任を地域圏レベルにおいて統合することを企図したものであり、この目的のために、従来、地域圏と県において保健医療政策に関わっていた7つの組織が地域圏保健庁に吸収された[69]。

　地域圏保健庁の任務は大きく二つに分けることができる。一つは、公衆衛生政策に関するものである。保健医療領域における監督・安全確保、流行性疾患の監視等を担い、さらにヘルスプロモーション、健康教育、疾病・障害・要介護状態の予防を目的とした活動について定め、資金を提供する。

　任務の二つ目は、保健医療サービス供給の制御（régulation）に関するものである。地域圏保健庁には、全国医療保険支出目標（ONDAM）による財政的な制約のもとで、住民の医療の必要に対応し、医療システムの効率性を確保することが求められる。地域圏保健庁は、外来部門、社会医療部門（高齢者と障害者の支援等）および病院部門の包括的なコントロールを行い、地域における医療供給の適切な分配を実現し、資源のよりよい利用と医療費の抑制を推進する役割を担う。

　地域圏保健庁の決定機関は、長官（directeur général）と監視委員会（conseil de surveillance）である。長官は地域圏保健庁の執行機関であり、大きな権限を有し、他の権力当局に割り当てられていないすべての権限を国の名において行使する。従来の地域圏病院庁の長官よりも大きな権限を有している。とくに重要であるのは、後述する地域圏保健医療計画、目的と手段に関する複数年契約（contrat pluriannuel d'objectifs et de moyens（CPOM）以下、目的・手段契約）および医療活動と高額医療設備の許可に関する決定権限である。長官は閣議において任命される。

　一方、監視委員会は地域圏保健庁の審議機関であり、保健医療に関連する多様な構成メンバーからなる[70]。監視委員会の長は国の代表者により担われる。監視委員会の権限は限定されている[71]。

第4節　医療供給体制に関する改革　147

(4) 医療供給のコントロール手段

フランスにおける医療供給のコントロールは，長らく病院医療を対象として実施されてきた。病院医療供給への公的介入が直接的で強力であるのに対して，外来診療の領域では自由医療の伝統が尊重され，コントロールは緩やかである。以下では，病院医療供給を中心に，コントロール手段と近年の改革によるそれらの変化について見ていく。

① 地域圏保健医療計画

フランスでは1970年代から医療供給の計画化が進められ，計画手法の改良が重ねられてきたが，2009年HPST法によって，新たに階層的な構造をもつ地域圏保健医療計画の枠組みが整備された。この地域圏保健医療計画は，国家の保健医療政策を地域圏において実施するための計画であるとともに[72]，地域圏特有の問題に対応していくための方向性を示すものでもある。

階層的な構造となっている地域圏保健医療計画の内容を確認しておく。まず，最上位に位置するのが地域圏保健医療戦略プラン（plan stratégique régional de santé）であり，地域圏における5年間の優先課題と全体目標が定められる。これにもとづき，次に三つの具体的な計画（schéma）が策定される。

一つ目は，地域圏予防計画（schéma régional de prévention）であり，狭義の予防のみではなく，ヘルスプロモーション，環境面からの健康の確保，さらには保健医療領域における安全の確保が盛り込まれる。これまで保健医療計画の対象ではなかった「予防」が，新たに計画に盛り込まれることとなった。

二つ目の地域圏医療組織計画（schéma régional de l'organisation des soins (SROS)）は外来診療部門[73]と病院部門からなり，従来の計画的手法を発展的に継承した部分である[74]。これらの計画は，住民の医療需要に対応するために求められる医療供給の変化を予測し，推進することを目的とするものである。計画には，医療供給の現状分析にもとづいた課題と解決の方向性が示され，推進施策などが盛り込まれる。このうち病院部門の計画においては，

拘束力をともなう量的目標が示される。つまり，住民の医療需要に応えるために必要な医療活動（内科，外科，精神科，産婦人科，回復期・リハビリテーション医療，救急医療等）の実施場所数が医療圏（territoire de santé）[75]ごとに示され[76]，これにもとづいた供給体制の整備が行われることとなる。

　三つ目の地域圏社会医療組織計画（schéma régional de l'organisation médico‐sociale）は，障害児施設，職業リハビリテーション施設，要介護高齢者入所施設，障害者施設，依存症の社会医療組織を対象とし，これらの施設・サービス供給に求められる変化を予測し，推進していくことを目的とする。従来の保健医療計画は主に医療を対象としていたが，新たな計画では社会的・福祉的領域へとその対象が大きく拡大された。

　さらに，これらの三つの計画のもとに，「低所得者の予防・医療へのアクセス」，「遠隔医療」，「高齢者・障害者の寄り添い支援」などといった特定のテーマを扱う具体的なプログラムが作成され，実施される。

② 目標と手段に関する複数年契約（「目標・手段契約」）

　地域圏における医療供給をよりよくコントロールするための手段の一つは，地域圏保健庁と個々の供給者との間で締結される目標・手段契約である。目標・手段契約は1991年に導入され，病院改革に関する1996年4月24日のオルドナンスによって重要性を増したコントロール手法である。2009年HPST法の制定以前は，地域圏病院庁と公立・民間病院の間で締結されていた。

　2009年HPST法は目標・手段契約の適用対象を拡大し[77]，その役割を強化した。対象となる供給者にとってはこの契約の締結は義務であり，契約は最長5年の期限で締結される。地域圏保健庁は，契約の締結を通じて，地域圏レベルの計画を個々の病院や医療活動を実施する組織へと下ろし，実践レベルにおいて計画の実現を確保することができる。目標・手段契約には，医療活動の内容・量，医療提供の質の確保，財政等に関する事項が盛り込まれる[78]。契約内容が履行されなかった場合には制裁措置もとられることから[79]，供給者の活動に大きな影響を与えている。

③ 許可制度

フランスにおいて病院を設立し，あるいは医療活動を行うためには許可（autorisation）が必要である。高額医療設備（équipements matériels lourds）を設置する場合にも許可が必要となる。許可の対象となる医療活動と高額医療設備の種類は法令によって定められている[80]。

歴史的に，公立病院と民間病院では異なっていた病院の設立等に関する規制は，病院改革に関する1991年7月31日の法律によって統一され，従来無期限であった許可は有期となった。さらに，2003年9月4日のオルドナンスによって，保健医療計画と許可制度は一体的に実施されることとなった。今日，地域圏保健医療計画によって医療需要に対応するために必要であるとされた病院，医療活動および高額医療設備に対してのみ許可が交付（あるいは更新）される。許可の有効期間は通常5年間であり，その権限は地域圏保健庁の長官に属している。

2 平等な医療アクセスの確保

(1) 医療過疎化との闘い

今日，開業医の偏在，連携不足あるいは医療従事者の減少等によって，医療へのアクセスが十分に確保されない地域が存在することが強く認識されるようになった。このような問題は「医療砂漠（déserts médicaux）」と呼ばれるが，本稿では「医療過疎（化）」という表現を用いることとする。

医療過疎化の問題に対応するため，地域住民のプライマリケアへのアクセスの確保が課題となっている。フランスにおける「プライマリケア（soins de premier recours）」の概念は，2009年HPST法によって明確化された。プライマリケアには，①予防，検診，診断，治療および継続的な検査（suivi），②医薬品・医療材料の配布・投与，薬学的助言，③保健医療システムおよび社会医療部門における方向付け（orientation），④健康のための教育が含まれる。

2012年5月に誕生した社会党政権にとって，すべてのフランス人に質の確

保された医療へのアクセスを確保することは絶対的な優先課題である[81]。2012年12月には，Touraine 社会問題・保健大臣によって「医療過疎と闘うために」と題された地域・医療協定書（Pact territoire‐santé）が示され，以下の三つの方針と12の約束（engagements）が掲げられた。

方針1：養成課程を見直し，若い医師の開業を容易にする
① すべての医学生に総合医療の研修
② 2017年までに1500の公的サービス義務契約（contrat d'engagement de service public）の締結
③ 2013年から200人の地域総合診療医（praticiens territoriaux de médecine générale）
④ 各地域圏に単一の開業相談窓口（référent installation）

方針2：医療従事者が業務を行う環境を変える
⑤ チームで働くことを推進する
⑥ 多職種の診療施設と大学との距離を縮める[82]
⑦ 遠隔医療（télémédecine）を発展させる
⑧ （専門職間における）権限の移譲を促進する

方針3：孤立した地域に投資する
⑨ 2015年までに30分以内の救急医療へのアクセスを確保する
⑩ 病院勤務医および雇用される医師が外来診療組織を支えることを可能にする
⑪ 近接病院（hôpitaux de proximité）を適応させ，地域圏の病院センターの責任を強化する
⑫ 保健センターを強化する

現在，医療従事者，国・地方の議員，地域圏保健庁が力を結集させ，12の約束の実現に向けて積極的な取組みが行われており，着実に成果を上げつつある。以下では，プライマリケアへのアクセスを改善するための諸施策（先の「12の約束」の②，③，⑤に関連するもの）を検討した後，遠隔医療（同⑦）と保健センター（同⑫）について見ていく。

(2) プライマリケアへのアクセスの改善方策

　医療供給が不足している地域において開業する医師を増やすために，多様な主体によって推進方策が実施されている。ただし，自由開業制の伝統を尊重して強制的な手段は用いられておらず，医療供給不足地域における医療活動のメリットを提供（あるいは障害を除去）し，より多くの医師が当該地域での医療に従事するよう促す奨励策（dispositifs incitatifs）が展開されている。

① 医学生・新規開業医を対象とした奨励策
　まず，医師養成課程にある医学生を対象とした施策について見ていく。国のイニシアティブにもとづき，2009年HPST法によって公的サービス義務契約の仕組みが創設された。対象となるのは，医師養成課程の2年目からインターンの最終年までにある医学生である。この契約を締結した場合，毎月1200ユーロの手当が支給される見返りとして，養成教育の終了後，医師が不足している地域において協約料金（セクター1）で，手当を受給した期間と同じ期間，医業に従事することが求められる。契約を結んだ医学生の数は2013年現在で591人にのぼり，2017年までに1500人の契約締結がめざされる[83]。
　さらに，医療供給が不足し，医療へのアクセスが困難となっている地域で開業する若い医師（新規開業あるいは開業一年未満）を対象に，収入の最低保障（最長2年間）を行う仕組み（「地域総合診療医契約」）が2013年から導入されている。対象となる医師は，一定条件を満たせば[84]，最低月収6900ユーロが保障される（実際の報酬との差額が支給される）[85]。2013年末時点で180人の医師が対象となり，2014年には新たに200人の医師の募集が行われた。
　以上のような国レベルでの施策に加えて，地方自治体も医師を呼び込むための独自の取組みを行っている[86]。このほかにも，医師不足の地域で活動する開業医に対する税制面での優遇措置が実施されている[87]。

② 開業医を対象とした奨励策

すでに開業している医師に対しては、医療保険金庫と医師組合との間で締結される医療協約をベースとした取組みが行われている。2005年全国協約の補則として、2007年に5年間限定で協約オプション（option conventionnelle）が導入された。これは、医師不足の地域において3年間グループ診療を行った場合、報酬が20％加算される仕組みであった。この協約オプションは、2011年の医療協約において導入された新たな二つの仕組みによって置き換えられた。一つ目は、人口オプション（option démographie）と呼ばれ、医師不足地域における医療の確保に寄与するグループ診療を行う開業医に対して経済的な支援を行うものである。医療活動の3分の2以上を医療供給の不足している地域の患者に対して行い、グループで診療を行うなど継続的な医療を確保することを条件として、3年にわたって年間5000ユーロの投資資金（人員や設備の確保）の支援と年間報酬総額の10％（上限2万ユーロ）を受けとることができる。

二つ目は、地域連帯医療オプション（option santé solidarité territoriale）と呼ばれる施策である。医師不足ではない地域で診療を行う医師が、医療供給が不足している地域において年間28日以上の活動を行った場合に経済的な支援が行われる。主に医師密度の高い地域で開業している医師に向けた施策である。この活動に3年間参加することの見返りとして、当該地域で実施された活動の10％に相当する追加報酬と移動費が支給される。以上の二つの仕組みは、いずれも何ら強制力をともなわない医師の自発性に依存したものであり、医療アクセスの改善にどの程度寄与するのかが注目される。

③ 開業看護師へのアクセスの改善策

開業医のみでなく、開業看護師の不足に対する取組みも行われている。医療保険金庫と開業看護師が締結する自由看護師全国協約の枠組みで実施される奨励契約（contrats incitatifs）（2009年に仕組みが導入された当初は医療連帯契約（contrats santé solidarité））は、医療供給が不足している地域で継続的なサービスの提供を行う開業看護師に対する経済的な支援を行うものである。この契約に参加すると、活動の3分の2以上を医療不足地域で行う

こと，および疾病教育・予防活動に従事すること等を条件として，社会保障の保険料拠出のうち家族給付負担分と，設備・投資費用として年間最高3000ユーロの支援金（3年間）を受けとることができる。この仕組みは，開業看護師へのアクセスの改善に大きな効果があったと評価されている[88]。

(3) 遠隔医療の推進

遠隔医療は，今日，フランスにおいて大きな期待を担っている新たな医療の分野である。人口の高齢化，慢性疾患の増加，医療従事者の不均等な地域的配置および予算的な制約という，現在の医療システムが直面している困難に立ち向かうための新たな供給組織を実現するための重要な手段であり，医療へのアクセス可能性を改善する役割を期待されている。2009年 HPST 法によって遠隔医療をめぐる法整備が行われた[89]。遠隔医療行為とされるのは，遠隔診察（téléconsultation），遠隔鑑定（téléexpertise），遠隔医療観察（télésurveillance médicale），遠隔医療支援（téléassistance médicale），医学的回答（réponse médicale）である。

2011年には遠隔医療の全国的な展開を主導する全国委員会が創設され，優先的な5つのテーマ（「画像診断における医療の継続性」，「脳血管発作の対応」，「拘留された人（détenus）の医療」，「慢性疾患の対応」，「社会医療組織あるいは在宅入院における医療」）が定められた。2012年には「実施中の遠隔医療：虫めがねで見た25のプロジェクト」と題された報告書が公表され，遠隔医療の多様なプロジェクト等の詳細な検討が行われた[90]。

また，各地域圏において遠隔医療を推進するために，地域圏保健医療計画には5年間にわたる「地域圏遠隔医療プログラム」が盛り込まれている。

(4) 保健センターの強化

保健センターは，最も古くから存在する多職種による医療提供の形態である。17世紀の慈善的な診療にその起源を有し，宗教団体，コミューンおよび共済組合等によって運営される無料診療所が19世紀に発展した[91]。保健センターは，時代の流れとともにその役割を多様化させながら，フランスの医療制度を支えてきた。今日，多様なものを含めると1400以上の保健センターが

存在する。保健センターは，2009年 HPST 法によって強化されることとなり，プライマリケアを確保するための最後の砦としての役割が注目されている[92]。

　保健センターは，財団，社会保障制度，宗教団体，アソシアシオン，共済組合，コミューン等によって設置・運営されており，そこで働く医師は被用者である。また，保健センターでは医療費の第三者払いが確保されることとなっており，経済的な弱者に医療アクセスを保障するという意味においても重要な役割を担っている。例えば，保健センターが充実している Rhône-Alpes 地域圏では，181の保健センターが存在し，54万人に対する医療提供を行っている。そのうち9万3000人は，普遍的医療給付（低所得者を対象とした医療保障給付）の受給者である。

3　供給者間の連携確保

　今日，地域における保健医療の供給者間の「協力（coopération）」の重要性はますます高まり，政策的な取組みも加速化している。2009年 HPST 法によって病院等の施設間の協力・連携の仕組みが強化されるとともに，個々の医療専門職をも巻き込んだ地域での多様な供給者間の連携のあり方が模索されている。以下では，まず病院を中心とした協力・連携の強化に関する改革方策について検討する。続いて，外来診療の領域における保健医療の専門職の協力・連携に関する新たな医療提供の形態と，それに対応する新たな報酬支払い方式について見ていくこととする。

(1)　病院を中心とした協力体制の構築

　2009年 HPST 法によって病院間の協力を強化するための二つの方法が整備・導入された。一つ目は「地域病院共同体（communautés hospitalières de territoire（CHT））」であり，同法によって新たに創設された公立病院の協力形態である。地域病院共同体の結成を通じて，公立病院の組織と管理運営の柔軟性を高め，地域住民の医療需要によりよく応えることが期待されている。二つ目は，多様な供給者の協力の形態である「医療協力連合（groupement de coopération sanitaire (GCS))」である。

① 地域病院共同体

公立病院間の協力に関しては，これまでもその推進のための施策が実施されてきた。最初の施策は，1970年12月31日の病院改革法によって導入された「病院間組合（syndicats inter-hospitaliers）」であった[93]。さらに，1990年代の病院制度改革においても病院間の連携を強化するための施策が実施された[94]。しかしながら，これらの仕組みでは十分な協力が実現されておらず，課題が残されていた。

このような背景のもとで2009年HPST法により導入された地域病院共同体は，公的病院の保有する資源をより有効に活用し，病院間の補完性を高めるという政策目的をもつ。この仕組みを通じて公立病院は，病院間で共通政策を実施し，権限の委任（délégations）・移譲（transferts）[95]および遠隔医療を活用して一定の任務と活動を共同で運営することができる。

地域病院共同体は複数の公立病院によって自発的に構成される協力形態であり，新たな法人格を取得するものではなく，病院間の合併や吸収を意味するものでもない。地域病院共同体の創設は，地域圏保健庁の長官により，加盟病院の院長が署名した協定[96]が承認（approbation）されることにより行われる。この承認においては，当該協定が地域圏医療組織計画に適合しているかどうかが評価され，必要に応じて修正が求められる。

② 医療協力連合

医療協力連合は，公私の多様な供給者が参加して人材や場所，設備等を共有することを可能にする制度的枠組みである。医療協力連合制度は1996年に創設されたが，当初は営利・非営利の民間病院を対象としたものであった。2002年にはその対象がすべての公民の施設へと拡大され，2003年には社会医療施設や自由業の医療職の参加が可能となった。このようななか，2009年HPST法によって医療協力連合制度の見直しが行われた。

新たに定められた医療協力連合制度において，一般的な形態は「手段の医療協力連合（GCS de moyens）」と呼ばれる。手段の医療協力連合を構成す

るのは，病院（公立病院，営利・非営利の民間病院），社会医療施設，保健センター，保健医療ポール（pôles de santé）[97]，自由業の医療職（医師・助産師・歯科医師）である[98]。手段の医療協力連合は，公法あるいは私法の法人格を付与された組織であり[99]，法人としての特性（固有の資産，予算，雇用主としての資格，高額医療設備の許可等）を有する。つまり，医療協力連合は，メンバーの管理部門，ロジスティック，医療技術，教育・研究等に関わる活動を編成し，運営するとともに，メンバーの共有設備（équipement d'intérêt commun）を持ち，管理する。手段の医療協力連合は，地域圏保健庁の長官による協定の承認と公示を経て創設されるが，協定に盛り込むべき事項は公衆衛生法典において定められている[100]。

手段の医療協力連合の一部は，より統合された協力形態である「医療施設である医療協力連合（GCS érigé en établissement de santé　以下，医療施設の医療協力連合）」となることができる。手段の医療協力連合が地域圏保健庁に申請し，医療活動の許可を得た場合に，一つの医療施設として統合的な組織構造のもとで地域の医療の必要性に対応できる医療供給が行われることとなる[101]。医療施設の医療協力連合は，医療施設一般に付与された権利と義務を尊重することが求められる[102]。なお，医療施設の医療協力連合の法的な位置づけは，その前提となる手段の医療協力連合の法的な性質によって定められる[103]。

医療協力連合の数は年々増加しており，2012年現在で約500の医療協力連合が創設されている。その多くは，設備やロジスティック部門の共同管理を目的として創設されたものである。なお，フランスでは医療協力連合制度以外にも病院間の協力体制を構築するための多様な仕組みが存在しており，実施されている他の手段との比較においては医療協力連合の創設数は必ずしも多くはない[104]。医療協力連合の運営をより困難なものとしている実施上の問題として，公立病院と民間病院で報酬支払い方式が異なること，医療協力連合は医療保険から直接財源を受け取らないため予算管理や透明性の確保が困難であること，公民の情報システムが併存し，患者の状態に応じた医療提供のための情報管理が複雑であることが指摘されている[105]。

(2) 地域における多職種の協力・連携の推進

　病院を核とした協力形態の推進に加えて，地域においては様々な職種の協力・連携のもとで医療提供を行うための試みが行われている。最初に，協力・連携の注目すべき形態として，保健医療ネットワーク（réseaux de santé）と多職種の診療施設（maison de santé）を取り上げ，現状と課題を確認する。次に，協働する多職種の間での役割分担の見直しにつながる医療活動・行為の移譲に関する取組みを検討する。最後に，多職種の協力・連携のもとで行われる医療提供に適合した財源提供のあり方と新たな報酬支払い方式の試行について見ていく。

① 協力・連携の形態
a) 保健医療ネットワーク

　保健医療ネットワークは，供給者間の連携を支援することによって，患者に対してよりよい医療を実現するための組織である。専任の看護師等が調整役となり，多様な保健医療の専門職（一般医，専門医，歯科医師，看護師，薬剤師，栄養士，運動指導士等）との連携のもとで患者への治療や支援が行われる。

　1980年代末から，外来診療部門と入院診療部門の垣根を取り払うために，医療専門職の発意によってネットワークが創設されるようになり，1990年代には政策的にも推進されるようになった。多職種の連携におけるネットワークへの関心が高まるなかで，2002年3月4日の法律によって，公的な基金[106]によって資金が提供される保健医療ネットワーク制度が整備された。2011年現在，716のネットワークが特定の人口（高齢者，障害者等），あるいは特定の疾患（糖尿病，心不全，ガン等）を対象とした活動を行っており[107]，約35万人がネットワークを利用している[108]。糖尿病等の慢性疾患の患者に対する包括的な支援は，患者や家族のみならず，かかりつけ医等の医療従事者にも負担軽減などのメリットをもたらしている。なお，患者のネットワークへの参加は任意である[109]。

　保健医療ネットワークの機能や活動内容は多様であり，活動する地域にも

偏りがあるが，近年まで比較的自由な活動が容認され，公的な財源が供給されてきた。しかしながら，医療政策全体の財政的な制約が強まるなかで，保健医療ネットワークが本当に追加的な価値を生み出しているのかという点について疑義が呈されるようになった[110]。このような時代状況のもとで，医療供給体制における保健医療ネットワークの役割が再検討され，求められる変化の方向性が示された[111]。そこでは，プライマリケアを担う医師を支援する役割を強化するとともに，地域の複数のネットワークを統合して多機能化し，地域の包括的なネットワークを構築する方向がめざされている。また，評価の仕組みが強化されており，今日では，保健医療ネットワークの活動はより厳格な公的コントロールのもとにある[112]。

b） 多職種の診療施設

多職種の診療施設は，2008年社会保障財政法律によって創設された新たな医療供給者であり，自由業の専門職（医療職，パラメディカルあるいは薬剤師）が共同で医療提供を行うものである[113]。医療過疎化の問題への対応策としても期待されている。

多職種の診療施設は法人格を有し，宿泊を伴わないプライマリケア（場合によっては二次医療）を提供するとともに，公衆衛生，予防，健康教育の活動と社会活動に参加する。複数の職種から構成されるため，専門職間での協議や意見交換が容易に行えるようになり，患者の医療の必要によりよく対応することが可能となる。多職種の診療施設において各専門職は自由業として働く。このようなグループでの医療提供は若い医師らによっても好まれ，勤務時間がより柔軟に調整できることや，事務を共同化することによって負担を軽減できるなどのメリットがある。

多職種の診療施設は，当初，民事手段会社，医療協力連合，アソシアシオン等の法的地位にもとづき創設されていたが，当該診療施設の業務を行うには適していなかった。そのため2011年8月11日の法律によって，多職種の診療施設を設置するのに適した新たな法人格として，「外来診療多職種法人（société interprofessionnelle de soins ambulatoires（SISA）」が創設された。外来診療多職種法人は，業務，情報，収入・請求等の共同化を可能とす

るものであり，新たな報酬支払い方式（後述）にも適合したものである。

② 医療活動・行為の移譲

多様な専門職種の間の協力・連携を促進する方法の一つは，特定の医療活動・行為を移譲（transfer）あるいは委任（délégation）することである。2002年に政府の委託によって実施された保健医療の専門職に関する調査研究を契機に[114]，専門職種間の新たな協力方法を模索する必要性が認識され，本格的な政策的対応が開始された。

最初に2004年8月9日の法律によって，医師とパラメディカルとの間での医療活動の移譲を試行的に実施することが定められ，翌年には五領域における試行が開始された。対象となったのは，①2型糖尿病患者，②血液透析を受ける患者，③C型肝炎に罹患した患者，④眼科を受診する患者，⑤放射線療法が必要な患者である[115]。さらに2006年3月30日のアレテによって，新たに七領域での試行[116]と三領域（C型肝炎，慢性腎不全，2型糖尿病等）での試行の続行・拡大が定められた。これらの試行事業は高等保健機構（Haute Autorité de Santé (HAS)）[117]によって評価・分析され，専門職種間の新たな協力形式を導入する必要性が明らかにされたことを受けて，2009年HPST法によって恒常的な仕組みとして制度化された[118]。とくに保健センター，多職種の診療施設，保健医療ポール，保健医療ネットワークにおける新たな協力形式の活用が期待されている。

新たな協力形式を実施するためには，保健医療の専門職の間で協力プロトコルを作成し，地域圏保健庁に提出する必要がある[119]。地域圏保健庁は，プロトコルが地域圏の医療の必要に応えるものであることを検証し，高等保健機構の同意を得た後，プロトコルの実施を許可する。全国的に展開されるプロトコルは，医療専門職の養成や継続的な研修に取り入れられることとなっている。

③ 協力・連携のための新たな報酬支払い方式

プライマリケアを担う自由業の専門職の報酬の大部分は出来高払い（payment à l'acte）にもとづくものである。急性疾患が中心であった時代に整備

された報酬支払い方式は，慢性疾患が増大し，予防や疾病教育等の重要性が高まりつつある今日，見直しが迫られている。特に多職種の診療施設のような新たな形の医療提供の場においては，連携を促進し，質や効率性を改善することに寄与する報酬支払い方式が求められている。

開業医等に対して主に出来高払いの診療報酬を支払う医療保険金庫とは別に，2012年社会保障財政法律によって地域圏介入基金（fonds d'intervention régional（FIR））が創設された[120]。この基金は医療の継続性や質の確保，医療提供の協力・連携，予防等，従来の診療報酬支払いの仕組みでは十分に対応できない今日的な要請に応えるための資金を提供する。基金の財源は主に医療保険と国によって賄われる。遠隔医療を推進し，保健センター，保健医療ネットワーク，多職種の診療施設等の活動を支援することも，地域圏介入基金の役割である。当該基金を通じて多様な支援が実施されているが，ここでは多職種の診療施設，保健医療ポールおよび保健センターを対象とした新たな報酬支払い方式について検討を行う。

まず，2008年社会保障財政法律によって新たな報酬支払い方式を実施するための制度的枠組みが整備され，2010年から試行事業が開始された。試行事業は，モジュール1・2・3の三つに大別される。2013年末現在，111の多職種の診療施設と36の保健センターがモジュール1と2の試行に参加している。さらに，2013年から開始されたモジュール3の試行には113人の看護師と300人以上の医師が参加している[121]。

モジュール1は「連携任務（missions coordonnées）に対する包括払い」と呼ばれ，組織の管理運営や多職種間での協議の時間等，協力体制の構築に関わる包括払いである。かかりつけ医として登録された患者数に応じた支払いが中心である[122]。なお，各専門職は引き続き出来高払いの報酬を受け取り，包括払いの報酬はその補足という位置づけである。包括払いの報酬は組織に対して支払われるが，その配分は各組織で自由に定めることができる。

モジュール2は「患者への新たなサービスに対する定額払い」である。その中心は「患者の疾病教育」への三つの報酬支払い（①疾病教育セッションのプログラムを実施する現場に対して支払われる初期の検討・組織づくりのための定額払い（1000ユーロ），②必要な職業的研修のための定額払い（専

門職一人につき1000ユーロ)[123]，③プログラムの実施のための定額払い（3－4セッションのプログラムであれば，患者一人当たり250ユーロ））である。

　モジュール3は「保健医療の専門職間の協力に対する包括払い」であり，医師とパラメディカルとの間の医療活動・行為の移譲に対応する報酬支払いである。2013年初めに試行が開始されたが，このベースとなる医師と看護師の間の協力プロトコルはPoitou-Charentes地域圏保健庁によって2012年に許可された。当該協力プロトコルは，二種類の検診（認知障害とタバコによる慢性閉塞性肺疾患）と二つの慢性疾患の検査（糖尿病の検診・継続的な検査，心血管リスクの継続的な検査）を対象としており，看護師一人当たり（常勤換算）で計算される包括的な報酬支払いが行われている[124]。

　2014年現在，過去4年間の試行事業をさらに発展させた試行事業が展開されている。これらの試行事業の評価・分析をふまえて，今後，どのような報酬支払い方式がフランスの医療制度に組込まれ，どのような効果を生み出すのかが注目される。

4　質の確保

　フランスでは，1990年代から医療の質の確保のための取組みが本格的に開始され，継続的な政策努力が行われている。2009年HPST法においても，医療の質と安全の確保は優先的な課題として位置づけられており，積極的な改革方策が展開されている。

　医療の質の確保に関する施策としては，病院における医療提供の全体を対象としたものと，医師等の医療従事者による実践に焦点を当てたものとに分けて考えることができる。以下では，これらの施策について順に検討を行うこととしたい。

(1) 病院における質の確保

① 病院の認証制度
　フランスでは，公立・民間すべての病院は，4年ごとに認証（certifica-

tion）の手続きを行うことが義務づけられている[125]。認証は，病院の運営と活動全体に関わる外部評価の手続きであり，1996年4月24日のオルドナンスによって導入された。認証制度は高等保健機構によって実施され，評価の手続きと実践の改善を推進することを通じて，患者に提供される医療の質と安全を改善することを目的としている[126]。

　認証の内容や方法は絶えず見直しが行われ，高等保健機構によって認証の手引きが作成されている。2010年からはバージョン3の手引きにもとづいた認証手続きが実施されている。この手引きにおいて，認証の内容は二つの章（「施設のマネジメント」と「患者の引受け（prise en charge）」）から構成される。それぞれの章は複数の「参照（référence）」と呼ばれる項目に細分化され（全体で28の参照項目），各参照項目には複数の「基準（critère）」が列挙されている。各基準には複数の判定要素（éléments d'appréciation）と呼ばれる確認事項が詳細に定められており，これに従って評価が行われる。最終的に，すべての参照項目の各基準についてAからDの評価が行われる[127]。これらの具体的な評価にもとづき，病院全体を対象とした認証についての決定が行われる[128]。

　高等保健機構は，専門調査官（experts-visiteurs）の訪問時に確認された問題や不十分な点がある場合には，「推奨（recommandation）」，「留保（réserve）」および「重大な留保」をともなう決定を行うことができる。これらの推奨や留保にもとづいて，「認証（推奨も留保もともなわない）」，「推奨をともなう認証」，「留保つきの認証」の三つのレベルの認証が決定される[129]。

　認証の結果は，病院と管轄の地域圏保健庁に届けられると同時に，一般にも公表される。このような過程を通じて，病院の質と医療安全の水準等に関する情報が人々へ提供され，同時に病院には医療の質と安全を改善するための行動が求められることとなる。

② 質と安全の指標

　認証制度の実施とあわせて，高等保健機構は医療の質と安全の指標（indicateur de qualité et de sécurité des soins）にもとづく病院の情報を収集・

公表しており，そのような過程を通じて病院の質の改善が促されている[130]。質と安全の指標は，病院における患者の状態や医療提供の状況，医療事故の発生等を測定する道具であり，有効で信頼できる医療の質の評価を可能にするものである。指標には，院内感染（七指標），患者記録の管理，痛みの評価の記録，栄養に関する問題の追跡，麻酔の記録の管理，心筋梗塞後の適切な薬剤処方等が含まれている。病院は，これらの指標について定められた基準に従って評価を行い，その評価は高等保健機構のインターネットサイトScope Santé で公表される。

(2) 医療従事者を対象とした質の確保策

① 評価と継続的な教育研修

　医療従事者の実践の質を確保するための新たな制度として注目されるのが，2009年 HPST 法によって新たに導入された「継続的な職業発展（développement professionnel continu 以下，継続発展）」と呼ばれる制度である。継続発展制度は，従来の「医療継続教育研修（formation médicale continue）」と「職業的実践評価（évaluation des pratiques professionnelles）」を統合して新たに設けられた，医療の質と安全の継続的な改善のための仕組みである。医療の質を確保するという目的において重なりながら，別々に実施されていた二つの手続きの調和が図られたといえる[131]。

　継続発展制度は，職業的実践の評価，知識の改良（perfectionnement），医療の質と安全の改善，公衆衛生上の優先課題の考慮，医療費の医学的抑制を目的としている。継続発展の取組みは，医師をはじめとする多様な医療従事者にとって義務であり[132]，年間少なくとも一つの継続発展プログラムに参加しなければならない。新たな継続発展制度の全体的な舵取りを担うのが，2012年に創設された継続発展管理機関（organisme gestionnaire du développement professionnel continu）である[133]。継続発展制度を通じて医療の質を確保しようとする政策的な試みは，緒に就いたばかりである。その効果や問題点などを分析することが今後の課題となる。

② 医師を対象とした認証制度

1996年の認証制度の導入当初，病院の認証を意味していた「accréditation」は，2004年以降，病院で医療を提供する医師に対して実施されるリスク管理の手続き（以下，医師認証）を示す言葉として用いられている。医師認証は，医療実践・行為に関連したリスクを予防し，削減するために実施される手続きであり，義務的なものではなく自発性にもとづく仕組みである。認証の対象となる医師は，特に職業的なリスクにさらされている特定の専門分野の医師である[134]。医師認証の有効期間は4年間である。

高等保健機構は，リスクを孕む出来事の情報を収集・分析し，科学的に承認された方法に従って医療の質と職業的実践の標準（référentiels）を定め，その普及と活用の促進を図るというように，医師認証制度全体を統括する役割を担っている。認証の実施は，それぞれの専門分野ごとの連合組織が高等保健機構から承認を受けて担当している[135]。

なお，医師認証は継続発展プログラムの一つとして位置づけられるため，対象となる医師が，毎年，医師認証プログラムに参加する場合には，継続発展の義務を履行したこととなる。

第5節 考 察

1 医療保険

(1) 他国と比較した改革の特徴とそれをもたらした要因

フランス医療保障体制の大きな特徴の一つは，補足的医療保険組織（共済組合，労使共済制度，保険会社）の存在である。この補足的医療保険組織を活用して実現した普遍的医療給付の実現こそが，1990年代以降のフランス医療保障体制における制度改革の動きを規定したといえる。

大局的な観点からいえば，補足的医療保険の発展は不平等を生みだしうる社会保障制度を補完する意味を持つものであった。一部負担金の負担を補うものであるため，補足的医療保険に加入する者にとっては，医療アクセスを容易なものとした。そして，補足的医療保険に加入する者が増加傾向にあるときは，公的医療保険の財政状況が苦しくても法定給付や保険料の水準を維持することができるから，公的医療保険の保険給付水準や保険料を変更することなく，当該制度の定着を図ることを可能とした。しかし，補足的医療保険に加入し得ない者にとって，一部負担金を負担しなければならないことになるから，医療アクセスは阻害されることになる。

　ここに，一部負担金の負担を求めることなく，言葉を換えれば無料で医療の提供を実現する普遍的医療給付が導入された。この動きはフランス流の皆保険体制の構築をいうことができるが，それは補足的医療保険組織との共存によってもたらされている。このような帰結をもたらしたのは，一つには，公的医療保険および補足的医療保険それぞれが，職域的連帯の帰結として，定着していることが重要である。いま一つ，フランスの公的医療保険は，民間労働者を対象とする一般制度という大きな保険者があるほかは，特定の職域における被用者を対象とする特別制度，自営業者社会制度や農業制度など比較的規模の小さい保険者から構成されており，これら職域保険の複数分立のために，いずれの職域保険にも含まれない者が発生していたという事情が存在した。かくして，公的医療保険の恩恵を受けない者のために，普遍的医療給付が必要であり，このような皆保険体制は組織の一元化や補足的医療保険組織の公的医療保険への統合は考慮されていない。むしろ，普遍的医療給付受給者に対しても，セクター2の医師による診療を提供する診療アクセス契約などの取組みが展開されている。また，このことはやや皮肉ではあるが，社会保障制度の給付範囲・給付水準や家計の医療費負担のあり方といった論点に関する議論を先送りにしている可能性もある[136]。

(2) 日本にとって重要と考えられる点

　日本とフランスはともに中央集権的官僚機構を有する点，医療保険制度を根幹に据えている点で共通するが，社会保障制度，特に公的医療保険の管理

運営の側面では，ステークホルダーを取り巻く歴史的社会的背景を異にしているため，医療保障のあり方は大きく異なる。

① フランスならではの問題解決

まずここでは，フランス独自の対応とはいえるが，日本にとっては参考とはならない問題について，言及しておきたい。

一つは混合診療の問題である。わが国では，混合診療に関する議論，すなわち混合診療の範囲を拡大すべきとの主張は今後も強まることが予想される。しかし，フランスでは，診療報酬協約に拘束されないセクター2といわれる医師群がすでに存在する。セクター2の医師が行う診療は，保険診療の規制が全面的に適用されていないという点で，ある意味では混合診療と評価することができる。事実，セクター2に該当する開業医に対しては，セクター2の医師であること，当該医師が公的医療保険による償還の対象とならない行為を行う場合には，必ずその旨を告げなければならない，旨の掲示をしなければならないとされている。しかし，セクター1，セクター2という分類はフランス独自の制度であり，このシステムを導入することによって，混合診療を日本で実施することは無理であろう。入院診療においても，保険適用にならない診療については自由診療として提供されているようであり，そもそも日本で言うところの保険診療と自由診療とが同時並行的に行われた場合に，すべて自由診療扱いとするという取扱いはされていない。

また，フランスのように患者負担を多様化することによって，医療費の抑制を図ることも日本では困難であると考える。理由は三つある。第一に，現在の原則3割という負担割合は限界であり，これ以上の負担増加は考えにくいこと，第二に，これ以上の負担増加を可能とするような補足的医療保険組織は，民間保険会社を除けば存在しないこと，このこととも密接に関連して，第三に，日本では医療給付についてはことさら平等指向が強いことである（ただし，例えば現在も行われている市販薬の範囲を広げることによって，保険収載されている医薬品の範囲を縮減することは可能であろう）。

さらに，医師の偏在問題も日仏両国に共通する問題である。フランスの場合，比較的早い段階から，医師の相対的な減少傾向が認識されており，研修

医の配属先と専門分野の決定を全国クラス分け試験で決定するなど，強力かつ大胆な改革が行われている。また，開業を促進するための研修，経済的誘導あるいは税制上の優遇措置などが試みられているが，問題の根本的な解決には至っていないようである。これらの取組みも日本にとって参考とはなるものの，実現可能性という観点からいえば，否定的にならざるを得ない[137]。

② 日本への示唆

日本でいえば，社会保障に関連する特別会計を集約して，予算審議の対象として社会保障財政法律およびそこで提示される全国医療保険支出目標は，社会保障制度に関する政策課題とカネの出入りという財政状況を明らかにするとともに，政策目標の達成の成否，達成の程度を数字として国民の前に示す社会保障に関するカネの出入りを明らかにする。特別会計のシステムがあるとはいえ，このような社会保障財政法律というシステムを導入することは検討に値するものと考える。ただ，社会保障財政法律の制定と密接に関連する全国医療保険支出目標は，診療報酬の算定に関する統一基準の設定をもたらした。この過程はいわば公的医療保険に関する財政運営において，どのように説明責任を果たすべきかに関する典型例であり，情報の透明化が既存のシステムに存在した障害を取り除くことに成功した事例として高く評価することができると考える。しかし，このような診療行為に対する評価づけの統一化，簡単に言えば，診療所と病院における診療報酬の一本化は，日本ではすでに実現されている。このため，参考になるとすれば，地域圏保健庁から病院への予算が配分される場合，1件当たり包括評価方式がどのように用いられているかを，日本のDPCと比較検討することである。

次に注目すべきは，在宅医療制度である。このサービスは，急性疾患の退院後のケアから終末期医療の提供まで，幅広い医療を全国各地で展開している。病床数の伸び自体，頭打ち状態になっており，停滞しているとの評価もみられるが，いわゆる医療過疎地域における取組みなども含めて，今後さらに詳細な研究が必要であろう。

いま一つ注目されるのは，医療費抑制策の具体化にあたって，中央集権的規制ルールから地方分権型へシフト，すなわち地域圏保健庁の導入である。

日本では，全国健康保険協会が都道府県単位で，また後期高齢者医療制度ではやはり都道府県を単位に組織化される広域連合ごとに保険料を設定するなど，公的医療保険の都道府県単位化が進行している。このような状況に対応して，地域圏保健庁が地方単位で，ファイナンスとデリバリーとの調整をどのように行っているか，その成否の見極めが求められる。このような地域圏保健庁への権限集中は，ある意味で医療費に関する医学的抑制策の強化と理解することができる。そして，医学的抑制策に関連して注目されるのは，診療報酬に関する行為規範および制裁規定の明文化である。医療職指標に対する重大な違反の場合に課せられる課徴金（contribution）の徴収（Css.L.162－5－2）と医療行為共通分類に従わない診療を行った場合の過払い金（indu）の徴収（Css.L.133－4）である。特に医療行為共通分類に関する制裁手段は，開業医・病院施設に共通するものであり，具体的にどのように運用されているのかなど，今後の検討課題である。

　さらに，いわばフランス外来診療の大きな特徴であった償還払いについて，その見直しを示唆する「開業医の診察における第三者支払方式に関する報告書」が公刊されている[138]。この報告書によれば，2014年6月に，外来診療においても2017年から第三者支払方式を採用することが表明されており，今後の動向が注目されるところである[139]。

2　医療供給体制

(1)　他国と比較した改革の特徴とそれをもたらした要因

　フランスの医療供給体制に関する改革の特徴として，強力な公的介入を通じて改革が推進されている点を指摘することができる。改革方策に関する検討を通じて，公的介入の対象となる供給者の種類や領域によって濃淡はあるものの，公的な介入が広範に及んでいることがわかった。公的介入を統一的かつ効果的に行うために，1990年代から行政機構および関連組織の再編が行われてきたが，2009年HPST法により地域圏保健庁が創設されたことによって，保健医療の行政機構改革は最終地点に到達したといえるであろう。今

日，地域圏保健庁によって医療供給の包括的なコントロールが行われている。しかしながら，すべての施策が公的介入の強化によって推し進められているわけではない。とくに，慢性疾患の増加や医療過疎化，医療従事者の働き方の変化等の医療政策の諸課題に対応するための新たな供給体制の構築において，どのような連携体制を創造するか，新たな提供形態・報酬支払い方式を実施するか否か，過疎地域での医療提供に参画するか否かといった判断と選択は，供給者自身に委ねられている。医療保障システムにおいて，規制等の公的介入と供給者の自由や選択のバランスをどのように図るかは各国によって異なると考えられるが，フランスの場合には前者に比重が置かれ，諸改革を通じてその重みは増しつつあるといえる。

　このような特徴をもたらした要因，あるいは間接的に影響を与えた背景について考えてみたい。一つは，フランスでは，医療アクセスへの平等を重視する価値観が多くの人々に共有されていることである。このため，質の確保された医療への平等なアクセスを実現するということが，医療政策上の最重要の課題の一つとして明確に掲げられ，推進されている。平等な医療アクセスを実現するためには，すべての人が医療保険によってカバーされることはもちろんであるが，あわせて病院や開業医等へのアクセスを確保しなければならない。しかしながら，フランスでは，歴史的に医療供給の地域的な不均衡や制度的な不調和の程度が大きく，克服しなければならない困難な課題を数多く抱えていた。そのため，地域住民に平等な医療アクセスを保障し，医療需要に対応する供給体制を構築するという難題に立ち向かうためには，包括的で強い権限をもつコントロール主体（地域圏病院庁，さらには地域圏保健庁）が必要であったと理解することができる。

　二つ目として，フランスの医療費の規模は国際的にも大きく，その伸びの抑制が求められていることが挙げられる。このため医療政策には，財政制約のもとで医療供給の効率化を追求しつつ，医療の質を確保するという困難な課題が突きつけられている。このような状況のなか，国家的な医療保険支出目標のもとで医療供給を適切にコントロールするために，公的介入の強化が選択されたと考えられる。とりわけ，入院診療の領域では，供給者の規制と財源配分の役割を地域圏保健庁が一体的に担うことによって，費用抑制の実

効性が確保されている。

(2) 日本にとって重要と考えられる点

　2009年 HPST 法によって地域圏保健庁が創設されたことはフランス医療政策上の重要な達成であり，医療供給体制は地域圏保健庁による実効的なコントロール下にある。当然のことながら，行政制度や医療制度が大きく異なる日本に地域圏保健庁の仕組みをそのまま導入することは無意味であるが，日本において医療政策を効果的・効率的に推進するために，どのような機関がいかなる権限を持ち，どのような役割を担うかといった問題を考えるうえでの一つの視座を提供するものである。そのような意味において，保健・医療に関わる諸組織・権限の大改編である地域圏保健庁の創設と，その効果や問題点等について，日本との比較の視点からさらなる検討を行うことは意義のあることであると考える。

　また，人々が安心して暮らすための地域医療の確立において，フランスにおいて病院医療の供給体制を整備・構築するための諸施策（保健医療計画，医療供給者の連携のための制度等），およびプライマリ・ケアへのアクセスを確保するための取組みは，日本における改革方策の検討に多くの示唆を与えるものである。なかでも多職種の協力・連携を実現するための医療提供方法（保健医療ネットワークや多職種の診療施設等）の導入とそれに対応した報酬支払い方式の試行，医療過疎地域における医師等の確保策からは，日本における医療資源のより有効な活用を考えるための示唆を得ることができる。

　さらに，近年，フランスでは医療の質の確保のための取組みが格段に強化されている点が注目される。医師・病院の認証や医療従事者の評価・教育研修をめぐる改革を通じて公的介入が強化されており，今日では，拘束力を伴う制度が実施されている。同様のやり方を日本に当てはめることは必ずしも適切ではないと考えられるが，医療の質の改善を図るために公的主体がどのような役割を担うべきであるかということについて比較の視点から検討することは，日本における政策の選択肢を広げることにつながると考えられる。

注）
1) 笠木映里『社会保障と私保険』（有斐閣，2012年），笠木映里「フランスの医療制度——受診時の患者自己負担と私保険の特殊な役割」明治安田生活福祉研究所『クォータリー生活福祉研究』通巻65号（2007年），1頁以下参照。
2) "Les contrats offerts en 2002 par les organismes d'assurance maladie complémentaire", Études et Résultats, No.402, mai 2005.
3) 病院は公立の総合入院施設をいい，日本の民間私立病院や個人病院にあたる入院施設はクリニックといわれる場合が多い。
4) http://www.insee.fr/fr/themes/tableau.asp?reg_id=0&ref_id=NATTEF06102。
5) http://insee.fr/fr/themes/tableau.asp?ref_id=NATTEF06103
6) Ordonnance n° 96-344 du 24 avril 1996 portant mesures relatives à l'organisation de la sécurité sociale, Ordinance n° 96-345 du 24 avril 1996 relative à la maîtrise médicalisée des dépenses de soins, Ordonnance no 96-346 du 24 avril 1996 portant réforme de l'hospitalisation publique et privée.
7) Loi n°99-641 du 27 juillet 1999 portant création d'une couverture maladie universelle.
8) Loi n°2004-810 du 13 août 2004 relative à l'assurance maladie
9) LOI n°2009-879 du 21 juillet 2009 portant réforme de l'hôpital et relative aux patients, à la santé et aux territoires. 本法は，「病院改革と患者，保健医療および地域に関する2009年7月21日の法律」と訳されるが，以下ではHPST法と表記することとする。なお，稲森公嘉「病院公役務から公役務的任務へ——2009年HPST法によるフランス病院改革の一考察」『法学論叢』170/4・5・6号，444頁以下を参照。
10) ちなみに，日本は2009年のデータであるが，対GDP比9.5％（16位）国民一人当たり3035ドル（19位）であり，薬局調剤医療費は5兆8000億円で，国民医療費の16％である。本文もあわせて出典はOECDヘルスデータ2012である。日本の数字は2009年である。
11) 笠木映里・前掲注) 1。
12) 山口斉昭「フランスにおける医療契約と医療被害救済制度」年報医事法学21号（2006年）63頁以下。この法律にもとづき，地方医療事故調停・補償委員会（CRCI：フランス本土に23委員会）と国立医療事故補償機構（ONIAM）が設立された。
13) これらの病院は24時間すべての患者を受け入れることを条件に認可される。
14) 家計と補足給付組織を足しても23.3％にしかならず，医療・医療財費用の大部分（75.5％）は基礎的社会保障制度，すなわち公的医療保険が負担してい

る。日本の場合，実効給付率は約85％であるといわれる（島崎謙治『日本の医療』東京大学出版会，2011年，116頁）。

15) 補足医療保険組織全国連合の設立メンバーは，フランス共済組合全国連盟（FNMF），フランス保険会社連盟（FFSA），労使共済制度技術センター（CTIP）およびアルザス地方共済補足医療保険制度管理機構で，その後相互保険会社連合（GEMA）が2005年に加入し，さらに2008年に自営業者共済全国連盟（FNIM）が加わった。代表理事のもと，7名からなる役員会（Bureau）が組織され，代表理事はFNMF選出理事で，理事の構成はFNMF，FFSAおよびCTIP各2名，アルザス地方管理機構1名から構成されている。議決機関である評議会は，33名の評議員（任期3年）および同数の補欠評議委員から構成される。33名の内訳は，FNMF17名，FFSA8名，CTIP7名，アルザス地方管理機構1名である。

16) 古い数字であるが，一般制度につき，2010年時点での特定長期疾病の受給者数は125万9000人（2001年には86万9000人）で，2010年の医療保険費用のうち，63％が特定長期疾病に関する費用であるとされる（http://www.securite-sociale.fr/IMG/pdf/cadrage14_pqe_maladie.pdf）。

17) http://www.fnehad.fr/images/stories/CHIFFRES/Chiffres_HAD_2011.pdf. これによれば，2005年には123の組織が6万3666人を対象に，150万5814日の在宅入院サービスを提供していた。2010年には，292の組織が9万7624人に対して362万9777日に及んでいる。

18) http://www.insee.fr/fr/themes/tableau.asp?reg_id=0&ref_id=nattef06116。

19) グラフでは，推移をより鮮明にするため，滞在総日数を100分の1に，患者数を10倍，施設数を10倍にして数値を変更している。施設数は，2005年から2010年まで，123，166，204，231，271，292と推移している。

20) かかりつけ医は当初，1996年4月24日のオルドナンス（No.96-345）において Médecin référent として導入された。

21) セクター2は，1980年の全国協約から設定された類型であり，患者に対して協約で定める料金を超える診療報酬を請求することができる（これを超過報酬請求権という）。超過報酬請求権の行使は患者にとって過度の負担となることもあり，セクター1に対しては当該医師に関わる家族手当，医療保険および老齢補足給付にかかる保険料につき，金庫が負担する。しかし，専門医や都市部ではセクター2を選択する医師が多いため，1990年から1992年の第5次全国協約ではセクター2の制度を全面的に凍結した。これ以降もセクター2となる資格を限定するなどの抑制策が採用されているものの，それまでセクター2として診療を担当している医師がなお存在している。

22) なお，表中に"一般医"なる用語が用いられているが，一般医は2005年以

降，専門医の一つと位置づけられている。
23) 健保連「医療・医薬品等の医学的・経済的評価に関する調査研究——フランスにおける取り組みを中心として——」（平成26年6月），稲森公嘉「フランスの薬剤政策の動向」健康保険組合連合会『健保連海外医療保障』81号（2009年）9頁以下，松田晋哉「フランスにおける薬剤政策」健康保険組合連合会『健保連海外医療保障』97号（2013年）9頁以下参照。
24) 責任包括料金を適用される薬剤のリストにつき，http://www.ameli.fr/file-admin/user_upload/documents/TFR_23_07_2012_ameli.pdf 参照。
25) 2014年2月20日におけるフランス医師組合同盟での聞き取り調査によれば，開業医であれ勤務医であれ，同じ診療を行えば報酬は同額とされるとのことで，開業医においても診療行為共通分類に対しては一定の評価を得ているようである。診療行為共通分類には約7500の医療行為が収載されており，うち約7300の行為が公的医療保険による償還の対象となっているとのことである。
26) 診療行為共通分類への収載過程については，全国被用者医療保険金庫のHP，特に以下のURLから得た情報にもとづいている。http://www.ameli.fr/professionnels-de-sante/medecins/vous-former-et-vous-informer/inscription-sur-la-liste-des-actes-et-prestations/i-avis-de-la-has.php, http://www.ameli.fr/fileadmin/user_upload/documents/inscription-lap-schema.pdf
27) 結果的に，社会保障法典において「医療保険の負担ないし償還の対象となるすべての診療行為は，本条にもとづくリストに収載されなければならない」と規定された（Css.L.162‐1‐7）。
28) 全国医療機器・医療技術委員会は，2001年に設けられた医療材料評価委員会（CEPP）が，2009年9月2日のデクレにより改組されたものである。医療保険の償還対象となるか否かの決定に関する医学的評価を行うほか，医療の質に関する改善や，科学的データにもとづく収載に関する意見表明などを行う。15名の委員のほとんどは胸部・心臓外科や救急医など医師である。
29) 診療行為・保険給付体系化委員会（CHAP）は一つの委員会ではなく，医療職種に応じて九つの委員会が設けられている。事務局は全国医療保険金庫連合が担っている。なお，Css.L.162‐1‐7参照。
30) 病院情報技術機構は，2000年に設置された行政的性格を有する行施設である。リヨンに本部，パリに支部を置き，一般病床，在宅入院，慢性期・リハビリ病床および精神病院を対象とする。①保健医療施設の医療経済情報の収集分析，②施設の財政状況に関する技術的管理，③施設費用に関する研究，④診療行為分類表の作成・見直しを任務とする。
31) Cohérence とは一貫性，整合性という意味であるから，診療行為共通分類体系のなかでの位置づけを定めるという意味で調整委員会を約すこととした。

この組織は，2007年に設けられ，12名の専門家から構成される。
32) 総枠予算制のもとで，公立病院等の収入は大きく四つの要素から構成されていた。①公的医療保険制度から支給される総枠予算，②公的医療保険の被保険者が負担する一部負担金，③入院患者の負担する入院時定額負担金，④公的医療保険における給付の対象とされない診療行為に関する診療報酬である。①の総枠予算は，公的医療保険の保険者ごとに，その所属加入者の入院日数に応じて，負担することとされていた。
33) 全国目標量システムは，政府と民間営利病院を代表する組合との間で締結される協約によって，全国レベルの料金を決定し，この全国レベルでの料金目標額は地域圏病院庁（ARH）を通じて，各地域圏の病院に配分されるシステムである。全国目標量システムは，ジュペプランの一環として制定された1996年4月24日のオルドナンスにより導入された。これ以前は，入院滞在費，看護料，薬剤費，手術室使用料などの費用から構成されていた日額予算制（Forfait journalier）が採用されていた。
34) 公的病院施設および公的病院サービスという概念は，2009年HPST法により，"公的サービス任務（Misssion service publique）"により消滅した。この概念に代わり，地域病院共同体（CHT），医療協力連合（GCS）および公益に係る民間医療施設（ESPIC）というシステムを設けた。
35) この規定（Css.L.182－2）に従い，全国金庫連合は一般医については，フランス医師組合同盟（CSMF）および自由医師組合（SML）と，専門医についてはフランス医師組合同盟，自由医師組合および同盟（Alliance）との間で，2005年1月12日，全国医療協約を締結した。現在は2011年に締結された協約が適用されている。
36) 保健医療職全国連合（UNPS：Union national des professions de Santé）は，保健医療職全体を代表する団体であり，被保険者の一部負担率に関わる全国医療保険金庫連合の決定について意見を表明する（Css.L.182－4, R.182－3 et s.）。
37) 1991年1月1日から一般社会拠出金として稼得所得に1.1％が賦課されることにともない，家族手当の拠出金を負担する使用者の料率が7％から5.4％に引き下げられた。これを手始めに，一般社会拠出金の引上げに応じて，社会保険料の保険料率が引き下げられている。
38) 04年医療保険法第39条は，「医療保険の各全国金庫は，毎年6月30日前までに，社会保障担当大臣および議会に対し，複数年のうちに収支を均衡させるために必要な手段を講じた翌年度のための各金庫の負担と収入（ses charges et ses produits）の推移に関する提案を提出しなければならない」と規定していた。憲法院の判断は，DC.No.2004－504。

（http://www.conseil-constitutionnel.fr/decision/2004/2004504/2004504dc.htm.）参照。
39）Loi organique No.2005-881 du 2 août 2005 relative aux lois de financement de la sécurité sociale（http://www.legifrance.gouv.fr）。
40）制定過程に若干の時間的ずれはあるものの，05年組織法は，2001年8月1日に成立した予算法律に関する組織法（Loi organique No.2001‐692：以下，2001年LOLF法という）にもとづき，社会保障財政法律を予算法律と一体として審議・採択することとした。このことは，ジュペプランの打ち出した議会制民主主義の強化を一層促進するといえる。なお，木村琢磨「フランスの2001年「財政憲法」改正について」第一法規『自治研究』76巻9号，57頁以下参照。
41）2004年度予算法律第40条は，農業社会給付付属予算（BAPSA）に代え，2005年1月1日から農業非被傭者社会給付資金調達基金（FFIPSA）を設けることとした。
42）自律連帯全国基金（CNSA）は，2004年6月30日の高齢者および障害者の自立のための連帯に関する法律（Loi No.2004‐626）により設けられ，2005年2月11日の障害者の機会，社会参加および市民としての平等に関する法律（Loi No.2005‐102）により補完された基金である。
43）05年組織法は，社会保障財政法律案とともに提出される付属文書（annexes）のなかに，各部門および組織ごとの収支に関する質と有効性の確保に関するプログラムを示すこととした（Css.LO.111‐4Ⅲ）。二つの報告書とともに提出される付属文書は，以下の八つである。すなわち，①社会保障組織の管理運営とそれを具体化する方法に関する複数年の目標，②当該年度の予算法律に関する規定と財源の徴収と給付の管理について当該年度に実施される簡素化の方法，③社会保障財政法律の対象となる制度全体における部門ごとの収入評価とそのリスト，④保険料および拠出金の減免の全体像，⑤社会保障の各領域に対する国家および地方公共団体の介入手段，⑥ONDAMに関する関連情報と下位目標に関する分析，⑦各組織と各基金に関する当該年度の法律案に示された会計見通しと決算（compte définitif），⑧期限付きで一定財源の徴収を認められた制度および組織の財務状況である。
44）マーストリヒト条約で定められた過剰な財政赤字に関する是正手続の実質的な適用を図るために，1997年6月，アムステルダムの欧州理事会において採択された成長安定協定（Pacte de stabilité et de croissance）にもとづき，EU共同体およびその構成国に国家財政の状況を明らかにする必要があった。
45）警告委員会は，社会保障会計委員会事務局長，国立統計経済研究所事務局長および経済社会委員会会長の指名する有識者から構成され，社会保障会計

委員会のもとに置かれる (Css.L.114-4-1)。社会保障会計委員会事務局長がその業務を組織する (Css.D.114-4-0-7)。

46) Rapport du groupe de travail sur le pilotage des depenses d'assurance-maladie.(Avril 2010).
47) 松田晋哉「フランスにおける薬剤政策」健康保険組合連合会『健保連海外医療保障』，97号（2013年），9頁以下。
48) 高脂血症治療薬をめぐる薬害事を契機に制定された2011年12月29日の法律にもとづき，フランス医薬品・保健製品安全庁は2012年5月1日から，それまでのフランス保健製品・安全機構（AFSSAPS）に代わって設けられた。http://ansm.sante.fr/?UserSpace=default
49) http://www.has-sante.fr/portail/jcms/c_412210/fr/commission-de-la-transparence 参照。
50) 地域圏（région）は，州あるいは地方とも訳される。フランス本土に22地域圏，海外に5地域圏が存在する。
51) 国，地域圏あるいは地域圏共同の公立病院はデクレ（政令）によって，その他の公立病院は地域圏保健庁の長官のアレテ（命令）により創設される。
52) GIP SPSI (2013) Le système de santé en France：39による。なお，在宅入院による医療が提供された総日数の6割以上は非営利の民間病院によって提供されている (FHP (2012) Cliniques et hôpitaux privés au coeur du système de santé, Rapport sectoriel-édition 2012, Edition Groupe Montaigne：79)。
53) DREES (2013) Le panorama des établissements de santé, édition 2012：76による。
54) Insee のデータによる (http://www.insee.fr/fr/themes/tableau.asp?reg_id=0&ref_id=NATTEF06103 2013年9月13日アクセス)。
55) GIP SPSI (2013), op. cit.：22.
56) Marié, Romain (2012) La politique d'amélioration de la répartition géographique des médecins libéraux en question, Droit social N°4-Avril 2012：405.
57) Ibid.：404.
58) 2008年から2013年の間に一般医の数が5％減少した（GIP SPSI (2013), op. cit.：113)。
59) Afrite, Anissa et al. (2013) L'impact du regroupement pluriprofessionnel sur l'offre de soin, Objectifs et méthode de l'évaluation des maisons, pôles et centres de santé dans le cadre de l'expérimentation des nouveaux modes de rémunération, Questions d'économie de la santé, No189, IRDES.

60) GIP SPSI (2013), op. cit.：113-114.
61) 農村地域だけではなく，治安上の理由等から特定の都市部（例えば Saine-Saint-Denis 県）においても医師不足が深刻化している。
62) GIP SPSI (2013), op. cit.：113.
63) 前出の Insee のデータによる。
64) 公衆衛生法典の R.4311 - 11から R.4311 - 13条参照。
65) 看護師として開業するためには，看護師の国家資格を有し，直近の6年間に，少なくとも24ヵ月（あるいは3200時間）の職業的な経験を有することが求められる。職業的な経験は，欧州連合（EU）の加盟国かスイスにおいて，総合的な看護を提供する組織（病院や高齢者を中心とした訪問看護を提供するSSIAD等）で行われたものでなければならない。また，6年以上看護を行っていなかった場合には，36ヵ月の職業的経験が必要となる。開業看護師は開業した地域の看護師会への登録を行う。さらに活動場所の地域圏保健庁に自らの資格の登録を行うこととなっている。
66) La fonction d'infirmière libérale：définition et activité のホームページによる（http://www.infirmiers.com/ 2014年3月31日アクセス）。
67) なかでも疾病教育（éducation thérapeutique）に重点が置かれており，疾病教育は，初めて「政策」，さらには「国家の優先課題」となった。これまでも多様な保健医療に関わる主体によって疾病教育が推進されてきたが，2009年 HPST 法はこれらのインフォーマルな実践に対して法的枠組みを与えるものであり，それらのイニシアティブを促進し，試みられている活動を永続化するものである（Couty et al. (2009) La loi HPST, regards sur la réforme du système de santé, Presses de l'EHESP：233）。
68) 地域圏保健庁の前身となった地域圏病院庁の法的地位が，医療保険と国を結びつける公益団体（groupements d'intérêt public）であったことを考慮すると，地域圏保健庁の創設は国の役割を強化したことを示している（Couty et al. (2009), op. cit.：312）。
69) 7つの組織とは，地域圏病院庁，地域圏保健医療・社会問題局（direction régionale des affaires sanitaires et sociales（DRASS）），県保健医療・社会問題局（directions départementales des affaires sanitaires et sociales（DDASS）），地域圏医療保険金庫連合（unions régionales des caisses d'assurance maladie（URCAM）），地域圏公衆衛生団体（groupements régionaux de santé publique），地域圏保健医療代表団（missions régionales de santé），地域圏医療保険金庫（caisses régionales d'assurance maladie（CRAM））の保健医療部門である。
70) 国の代表者（4名），医療保険の地方組織の理事会のメンバー（10名），地

方自治体の代表者（4名），患者・高齢者・障害者団体の代表者（3名），地域圏保健庁の権限領域における有識者（担当大臣による任命）（4名），投票権のないメンバー（5名）である。
71) 主要なものは，a. 長官の提案にもとづき，地域圏保健庁の予算を承認する，b. 地域圏保健医療戦略プランと目標・手段契約について，さらに少なくとも年1回は地域圏保健庁の活動結果について意見表明を行う，c. 財務勘定を承認することである。
72) 公衆衛生法典に「地域圏保健医療計画は国家の保健医療政策を推進する施策の一環であり，財政法律と社会保障財政法律によって予定される財政的措置に従う」と定められている。
73) 外来診療部門の計画の対象となるのは，自由業の一般医，看護師，運動療法士，薬剤師，歯科医師，助産師，視能訓練士，足治療士，聴覚訓練士である。
74) 2009年HPST法以前の地域圏保健医療組織計画（主に病院を対象）を引き継ぐものであるが，新たに外来診療が追加されたことによって計画の対象が拡大された。病院を対象とした地域圏保健医療組織計画については，松本由美「フランスにおける保健医療計画の導入と展開——医療への平等なアクセスの実現を目指して」国立社会保障・人口問題研究所『海外社会保障研究』第178号（2012年）参照。
75) 「医療圏」は保健医療行政における第一次圏域であり，フランス全土で108の医療圏が設定されている。
76) 2005年1月31日のデクレにより定められた医療供給の量的目標には，医療活動の実施場所数に加えて，医療活動の「量」が入院件数や入院日数等の指標で示されることとなっていた。この規定は2012年2月7日のデクレによって変更され，医療活動の量については，拘束力をともなう指標としては盛り込まないこととされた。
77) 同法によって，地域圏保健庁は病院や許可の保有者以外の保健医療サービスの提供者（保健医療ネットワーク，保健センター，保健医療ポール，多職種の診療施設）と目標・手段契約を締結できることとなった。これらの供給者が地域圏保健庁から財政的な支援や補助金を受け取る場合には，目標・手段契約の締結が条件となる。さらに一定の要介護高齢者施設に対してもその締結が義務づけられるなど，社会医療部門にも拡大され，施設におけるケアの質の改善等が図られることとなった。
78) 主には次のような内容が盛り込まれる。財政均衡の回復等に関する義務，医療活動の変更および連携のための義務，施設における緩和ケアの活動に関する項目，許可を得た医療活動と高額医療設備の量的な目標とそれを実施す

るための条件，医療の質と安全に関わる目標と高等保健機構の認証手続き後に作成する医療の質と安全の改善契約，支出の医学的抑制，実践の進展と改善の目標等である．
79) 目標・手段契約に盛り込まれた内容を完全にあるいは部分的に実行しなかった場合には，罰金が科される．罰金の額は，確認された違反の程度に応じて計算されるが，病院あるいは許可の保有者が医療保険制度から受け取る収入の5％を超えないものとされている．
80) 公衆衛生法典のR.6122−25および26条に列挙されている．
81) 医療過疎化の現状については，「この5年間で追加的に200万人のフランス人が医療過疎化に直面し，地域間での不平等は拡大し続けている．専門医の診察を受けるまでの期間はますます長くなっている」という見解が示されている (Ministère des Affaires sociales et de la santé (2012) Le 《Pacte territoire-santé》Pour lutter contre les déserts médicaux, Dossier de presse)．
82) 多職種の診療施設を大学との関係を密にすることによって，学生やインターンのためのきわめて教育的な研修場所を拡大することが可能になり，外来部門の医療提供の魅力を増大させるとされている．
83) Ministère des Affaires sociales et de la santé (2014) Pacte territoire-santé, lutter contre les déserts médicaux et les inégalités d'accès aux soins：bilan 2013 et perspectives 2014, Dossier de presse.
84) セクター1の協約料金の診療（1回23ユーロ）をひと月当たり165回以上行う必要がある．
85) さらに，病気や出産により休業した場合には，傷病手当金や出産手当金を受け取ることができる．
86) 地方自治体は，総合医療を志す第三サイクルの医学生のうち，医療供給が不足している地域で研修を実施する者に住宅手当と移動手当を支給することができる．また，地域圏保健庁の定める医療不足地域の一覧表に掲載された地域において医業を行うことを約束した医学生に対して，学業手当の支給も行われる．先の公的サービス義務契約と比べると，医学生にとっては医業を行う場所について事前に交渉する余地が残されている点にメリットがある（Marié (2012), op. cit.：406)．
87) Ibid.：406−407参照．
88) 2008年から2011年の間に看護師が非常に不足している地域での開業が33.5％増加した（GIP SPSI (2013), op. cit.：115)．
89) 2009年HPST法によって法的な枠組みが与えられ，2010年10月19日のデクレによって関連の規定が整備された．
90) 数ある遠隔医療のプロジェクトのなかから，その成熟度や医療目標への対

応の程度を考慮して選ばれた25のプロジェクトが，技術，経済性，統治，法，評価，人的資源の観点から包括的に検討され，課題や成功のための条件等が分析されている。選択されたプロジェクトの約半分は慢性疾患における遠隔医療のプロジェクトであり，この分野における遠隔医療への期待が表れている（ANAP（2012）La télémédecine en action：25 projets passés à la loupe, Un éclairage pour le déploiement national）。

91) Gallet, Bruno（2011）La coopération dans les secteurs sanitaire, social et médico-social à jour de la loi《Fourcade》du 10 août 2011, Heures de france：93.

92) 公衆衛生法典によれば，保健センターは次のような役割を担う。宿泊をともなわない医療活動を提供し，公衆衛生活動，健康のための予防・教育活動，患者の疾病教育，社会活動を実施するとともに，第三者払いを実現する。また，一定の条件のもとで，薬による自発的な妊娠中絶を実施することができる。さらに保健センターは，様々な保健医療の専門職の養成のための研修の場となる。

93) 2009年の Rolland 報告により，病院間組合は効果を上げていないと評価された。病院間組合は，2003年9月4日のオルドナンスによって2005年1月1日以降の新設は行われないこととされ，さらに2009年病院改革法によって，同法の発効から3年以内に地域病院共同体あるいは医療協力連合等へ移行することが定められた（Dupuy, Olivier（2009）La réforme de l'hôpital（loi de 21 juillet 2009）, Heures de france：126, Bergoignan-Esper, Claudine（2009）Les formes nouvelles de coopération des acteurs de santé：entre innovation et modernisation, RDSS No5, Dalloz：806）。

94) 1991年7月31日法により，公的な施設が公益連合（groupements d'intérêt public）あるいは経済利益連合（groupements d'intérêt économique）に参加する仕組みが導入され，さらに1996年4月24日のオルドナンスにより医療協力連合が創設され，多様な供給者間の協力が促進された。

95)「委任」は，当該病院が他の加盟病院に権限の管理を任せることである。この委任を取り消すことも可能であり，委任元の病院は委任された活動を取り戻す権利を有している。「移譲」は，ある病院が他の加盟病院のために活動を放棄することであり，移譲された病院は，当該活動に関する全資格を保有することとなる。

96) 地域病院共同体協定において定められる主な内容は，次のとおりである。①地域病院共同体の共通医療計画，加盟病院間で委任あるいは移譲される権限と活動，および委任あるいは移譲に関わる動産・不動産の譲渡あるいは交換，②加盟病院の目標・手段契約，施設計画，複数年の包括的財政計画およ

び施設投資プログラムを調整する方式，③管理運営面での病院間の協力方式および人的資源と病院情報システムの共同化の方式，④特定の病院によって引き受けられた任務の代償として支払われる，実施されたサービスの費用の決定方式等である。

97) 保健医療ポールは，2009年HPST法によって新たに定義が与えられた医療の供給者の集合（機能的な組織）である。保健医療ポールは，プライマリ・ケアあるいは二次医療を提供し，予防活動，健康増進，医療安全に参加することができる。保健医療ポールの構成メンバーとなることができるのは，保健医療の専門職，多職種の診療施設，保健センター，保健医療ネットワーク，病院，社会医療施設，医療協力連合等である。

98) 原則として，医療協力連合の構成員の少なくとも一つは医療施設でなければならない。

99) 公法の医療協力連合となるのは，医療協力連合がすべて公法人から構成されている場合，公法人と自由業の医療職から構成されている場合，資産の半分以上が公法人によるものである場合等である。私法の医療協力連合となるのは，医療協力連合がすべて私法人から構成されている場合，資産の半分以上が私法人によるものである場合等である。

100) 盛り込むべき事項は，当該医療協力連合の拠点と名称，当該医療協力連合の目的と構成メンバーとの間での活動の配分，構成メンバーの身分（identité）と資格（qualité），当該医療協力連合の法的性質，無期限として創設する場合以外には当該医療協力連合の期限，医療協力連合運営のための負担（charges）への構成メンバーの関与の決定に関する規定とその毎年の見直しの方式，構成メンバーの権利とその決定に関する規定，総会において各構成メンバーが代表する方式，構成メンバーの負債の引き受けに関する規定，資本金，当該医療協力連合に適用される財政・会計制度，動産・不動産の扱い，医療協力連合の解散が行われる場合とその規定および財の帰属の方式，医療協力連合内での医療・パラメディカルの活動を組織する方式，構成メンバーの加盟・脱退・除名規定，管理者の選任方式，連合内の運営管理・組織に関する規定，限定委員会（comité restreint）の創設，総会・管理者・限定委員会の間の権限の分担，医療協力連合の清算の条件と清算人の指名である（公衆衛生法典R.6133-1条）。

101) 2010年現在，医療活動の許可を有する医療施設の医療協力連合の数は29である。このうち9つは公法が，残りの20は私法が適用される医療協力連合である。また，公立病院と営利の民間病院を含む医療協力連合は2つ，自由業の医療職を含む医療協力連合は4つのみである（Gallet（2011），op. cit.：141）。

102) すべての患者に対して質の確保された医療への平等なアクセスを保証すること，医療の継続性と安全を確保すること，常時の患者の受け入れと引受け，あるいは他施設への案内を確保する義務がある。
103) 私法が適用される手段の医療協力連合が医療施設の資格を有した場合には，民間医療施設となる。公法が適用される手段の医療協力連合についても同様である。
104) フランスには5万を数える施設間の協定が存在するなど，多様な協力体制が構築されている。また，2010年時点では自由業の医師がメンバーとなっているのは医療協力連合の20％に過ぎない。公的な主体と私的な主体が混合されている医療協力連合は40％にとどまり，半数以上の医療協力連合は公的施設のみ，あるいは民間施設のみから構成されている。社会医療部門を含んだ医療協力連合は7.5％とごく少数である（Gallet（2011），op. cit.：137, 140-141）。
105) Ibid.：142-145.
106) 保健医療ネットワークへは，当初，外来診療の質支援基金（fonds d'aide à la qualité des soins de ville（FAQSV））による資金の供給が行われていた。2007年からは医療の質・連携介入基金（fonds d'intervention de la qualité et de la coordination des soins（FIQCS））が，さらに2013年1月からは，地域圏介入基金（fonds d'intervention régional（FIR））が保健医療ネットワークへの財源供給を行っている。
107) 大部分の保健医療ネットワークは，1901年法にもとづく非営利のアソシアシオンによって創設されたものである。
108) 数値は，Ministère chargé de la santé（2012）Guide méthodologique, Améliorer la coordination des soins：comment faire évoluer les réseaux de santé？のAnnexe 1による。
109) 訪問調査を行ったリヨンの保健医療ネットワークdialogs（糖尿病を専門とする）では，スポーツ施設等の利用料を除くと，ネットワークへの参加は無料である。
110) Gallet（2011），op. cit.：78-79参照。また，2007年3月2日の通達により，患者と専門職に対して実質的な付加価値をもたらしている保健医療ネットワークにしか資金を提供しないという政府の方針が示された。
111) 2012年10月に，地域圏保健庁が保健医療ネットワークの変化を促進するためのガイドが政府から示されている（Ministère chargé de la santé（2012）Guide méthodologique, Améliorer la coordination des soins：comment faire évoluer les réseaux de santé？）。
112) 各保健医療ネットワークは，毎年，支払組織に対して活動報告書（評価内

容，財政収支，会計資料を含む）を提出しなければならない。この報告書では，当該保健医療ネットワークと地域圏保健庁との間で締結された目標・手段契約に関して得られた結果が明らかにされる。さらに3年ごとに（あるいは資金提供の決定時に），評価報告書が作成される。それには，a. 目標達成の水準，b. 利用者への対応の質，プロセスおよび結果，c. 利用者とネットワークに関わる専門職の参加と満足，d. ネットワークの組織と機能状況，e. ネットワークに帰属する費用，f. 取り巻く環境へのネットワークのインパクト，g. 専門職の業務へのネットワークのインパクト，h. ネットワークが受け取る多様な収入の使用と割り当てについての評価が示される。

113) 少なくとも二人の一般医の他に，二人の異なる専門職（看護師，運動療法士，歯科医師等）によって構成されるが，多くの場合，一般医，看護師，運動療法士によって構成される。

114) 政府は2002年6月に，保健医療の専門職に関する調査研究をBerland教授に委託し，同年11月に報告書「保健医療の専門職の人口」が提出された。

115) このうち①は医師と栄養士，②と③は医師と看護師，④は眼科医と視能訓練士，⑤は医師と放射線技師との間での医療活動の移譲に関する試行である。

116) 新たな試行の対象となったのは，①在宅での化学療法の医師の処方を有する腫瘍学の患者，②神経系の腫瘍等の患者，③検査のために心臓病専門内科医を受診する患者，④エコー断層撮影のために放射線専門医を受診する患者，⑤消化機能検査を受ける患者，⑥良性腫瘍あるいは前立腺がんの患者，⑦献血者である。このうち，①，②，③，⑤，⑥は医師から看護師への医療行為の移譲である。保健医療の専門職種間の新たな協力関係の構築は，すべての医療専門職が対象となるが，なかでも看護師の役割の強化が注目される。

117) 高等保健機構は，法人格と財政的自律を付与された独立した公的機関であり，医療の質の改善を通して医療システムのコントロールに寄与することを任務とする。2004年3月13日の法律によって創設された。

118) 同法によって，保健医療の専門職について定める公衆衛生法典の第4部「保健医療の専門職」に，新たに「保健医療の専門職間の協力」について規定する章が設けられ，「保健医療の専門職は，それらの者の発意により，それらの者の間での医療活動・行為の移譲を実施し，あるいは患者への介入方法を再編することができる。保健医療の専門職は，それらの者の知識と経験の範囲内で，プロトコルの枠組みにおいて介入を行う。患者は，プロトコルに定められた内容（engagement）について医療専門職から説明を受ける」という内容が盛り込まれた（同法典L.4011-1条）。

119) プロトコルには，協力の目的と性質，とりわけ診療科あるいは疾病，関連する専門職が処置を行う場所と領域が明記される。

120）地域圏介入基金は，地域圏における医療供給の改善のための既存の基金（医療の質・連携介入基金等）を統合して創設された。
121）新たな報酬支払い方式の試行対象となる組織はすべてモジュール1が適用されるが，原則，モジュール2あるいはモジュール3との併給が可能である。モジュール2とモジュール3は，一定の条件のもとで併給することが可能である。
122）例えば，患者が2700人未満であれば6900ユーロ，2700人から6300人であれば1万3800ユーロというように，患者数に応じた定額の支払金が定められている（厚生労働科学研究費補助金政策科学総合研究事業「諸外国における医療制度改革と日本への適用可能性に関する研究」平成25年度総括・分担研究報告書：182）。
123）患者の治療教育を提供に必要な能力を習得するためには最低40時間の研修を受ける必要があるとされており，包括払い金はこの費用を部分的にカバーするものである。患者への治療教育プログラムを実施するためには，研修によって能力を習得した者あるいは2年以上の経験を有する者が必要とされる。
124）この報酬には，①毎月の情報交換会議への参加のための医師の手当金，②看護師の報酬あるいは賃金・税負担，③組織に要する費用（情報支援システム，専門職の雇入れ・研修，プロトコルの継続的な発展・調整，内部のコントロール等）が含まれる。
125）なお，認証は病院のみではなく，保健医療ネットワークと医療協力連合に対しても義務づけられている。
126）認証制度は当初，全国医療認証評価機構（Agence nationale d'accréditation et d'évaluation en santé（ANAES））によって実施され，すべての病院は5年ごとに認証の手続きを行うことが義務づけられていた。2004年の法律によって高等保健機構が創設されると，病院の認証の実施は高等保健機構に引き継がれた。新たな仕組みのもとで，認証手続きが実施される期間は4年ごとに短縮され，また認証を示す用語「accréditation」は「certification」に置き換えられた。
127）評価は，①すべての判定要素が遵守されているか否か，②判定要素は病院のすべての部門において遵守されているか否かという観点から，遵守されている度合いに従って行われる。評価が「A」となるのは，すべての判定要素がすべての部門において常時遵守されている場合である。
128）認証は，事前に行われる病院の自己評価をふまえて，高等保健機構の専門調査官のグループが病院を訪問することを通して行われる。
129）重大な留保がある場合には，高等保健機構は病院の認証決定を一時的に差し控えることができる。この場合，重大な留保の理由となった点について，

高等保健機構の定める一定期間内（最長12ヵ月）に病院が明確な改善を行った場合にのみ認証が行われる。これらに該当しない場合には，「不認証」の判断が下される。

130) 2009年HPST法によって，すべての病院は医療の質と安全の指標にもとづく評価を行い，それを公表する義務を負うこととなった。

131) そもそも二つの手続きは相互に補完的である。継続教育研修は実践について振り返ることを促し，現実的な研修の必要性を明らかにする。また実践評価は，個々の実践を仲間の実践あるいは望ましい実践の規範と突き合わせることを通じて，それ自体が教育的な手続きとなる (Couty et al. (2009), op. cit.：212)。

132) 医師，歯科医師，助産師，薬剤師，調剤師助手，パラメディカル等に対して継続発展は義務となっている (Couty et al. (2009), op. cit.：168)。

133) 継続発展管理機関は，国と全国医療保険金庫連合のメンバーによって構成され，継続発展実施機関の登録，財源の供給，継続発展の推進，継続発展の活動の総括等を行い，さらに保健医療担当大臣に対して当該施策の質と有効性について意見を述べる役割を担う。

134) 医師認証の対象となるのは，麻酔・蘇生，顔面・口腔外科，整形・外傷外科，形成外科，胸郭・心血管外科，小児外科等の外科，産婦人科，胎児超音波検査等に従事する医師である (Haute Autorité de Santé (2012)《Régulation par la qualité : la HAS présente ses principales orientations》, Dossier de presse, Conférence de presse de rentrée 2012：10)。

135) 2012年現在，18の専門分野の組織が高等保健機構から承認を受けている。これらの組織は，医師認証の手続きに関わるほぼすべての専門分野をカバーしている。1万721人の医師が登録されており，7759人が認証されている。また，4万7227件のリスクをともなう事故がデータベースに登録されている (Haute Autorité de Santé (2012), op. cit.：10)。

136) 笠木映里『社会保障と私保険』有斐閣，2012年，参照。

137) なお，以上の見解は筆者の私見である。この点に関して，フランスのデリバリーサイドを検討する松本由美氏の報告書および見解も参照されたい。

138) E.Marie et J.Roger, "Rapport sur le tiers payant pour les consultations de médecine de ville", IGAS,2013.

139) 2014年6月18日，社会問題・保健省大臣（Marisol Touraine）が表明した。http://www.ameli.fr/professionnels-de-sante/medecins/exercer-au-quotidien/feuilles-de-soins/la-pratique-du-tiers-payant.php.

【参考文献】

Afrite, Anissa et al. (2013) L'impact du regroupement pluriprofessionnel sur l'offre de soin, Objectifs et méthode de l'évaluation des maisons, pôles et centres de santé dans le cadre de l'expérimentation des nouveaux modes de rémunération, Questions d'économie de la santé, No189, IRDES.

ANAP (2010) La loi HPST à l'hôpital, les clés pour comprendre.

ANAP (2012) La télémédecine en action : 25 projets passés à la loupe, Un éclairage pour le déploiement national.

Barlet, Muriel et al. (2012) Offre de soins de premier recour : proximité ne rime pas toujours avec accessibilité, études et résultats No 817, DREES, INSEE.

Bergoignan-Esper, Claudine (2009) Les formes nouvelles de coopération des acteurs de santé : entre innovation et modernisation, RDSS No5, Dalloz.

Bourgueil, Yann et al., (2008) La coopération médecins généralistes/infirmières améliore le suivi des patiens diabétiques de type 2, Questions d'économie de la santé, No136, IRDES.

Bourgueil, Yann et al., (2009) Troit modèles types d'organisation des soins primaires en Europe, au Canada, en Australie et en Nouvelle-Zélande, Questions d'économie de la santé, No141, IRDES.

Collectif Interassociatif Sur la santé (2011) Médecin et soins de proximité.

Couty, Édouard et al. (2009) La loi HPST, regards sur la réforme du système de santé, Presses de l'EHESP.

Direction de la sécurité sociale (2011) Expérimenter une alternative au paiement à l'acte : les ENMR.

Delamaire, Marie-Laure and Lafortune, Gaetan (2010) Nurses in advanced roles : a description and evaluation of experiences in 12 developed countries, OECD.

Desmarais, Pierre (2012) Les protocoles de coopération entre professionnels de santé : un dispositif à peaufiner, RDSS No3, Dalloz.

DREES (2012) Le panorama des établissements de santé, édition 2012.

Dupeyroux, Jean-Jacques et al. (2011) Droit de la sécurité sociale 17e édition, Dalloz.

Dupont, Marc et al. (2011) Droit hospitalier 8e édition, Dalloz.

Dupuy, Olivier (2009) La réforme de l'hôpital (loi de 21 juillet 2009), Heures de france.

江口隆裕『変貌する世界と日本の年金』法律文化社, 2008年。

ENMR (Expérimentation Nouveaux Mode de Rémunération des professionnels de santé) (2013) La lettre No4.

Evain, Franck (2011) À quelle distance de chez soi se fait-on hospitaliser ?, études et résultats No 754, DREES.

FHP (2012 Cliniques et hôpitaux privés au coeur du système de santé, Rapport sectoriel- édition 2012, Edition Groupe Montaigne.

Gallet, Bruno (2011) La coopération dans les secteurs sanitaire, social et médico-social à jour de la loi《Fourcade》du 10 août 2011, Heures de france.

Gardette, Virgine (2010) Principes d'une démarche d'assurance qualité, évaluation des pratiques professionnelles, http://www.medecine.ups-tlse.fr/DCE M2/module1/sous_module4/001_Principes_demarche_0'assurance_qualite.pdf#search='RMO+qualite', 2013年9月25日アクセス。

GIP SPSI (2013) Le système de santé en France.

原田啓一郎「フランスにおける医療提供体制の形成」『九大法学』79号, 1頁以下。

Haute Autorité de Santé (2008) Délégation, transfers, nouveaux métiers... Comment favoriser des formes nouvelles de coopération entre professionnels de santé ?, Recommendation HAS en collaboration avec l'ONDPS.

Haute Autorité de Santé (2012)《Régulation par la qualité : la HAS présente ses principales orientations》, Dossier de presse, Conférence de presse de rentrée.

Haute Autorité de Santé (2013) Rapport d'activité 2012 Synthèse.

稲森公嘉「「フランスにおける開業医の医業遂行への諸規律」『法学論叢』51/1-6号。

稲森公嘉「病院公役務から公役務的任務へ——2009年HPST法によるフランス病院改革の一考察」『法学論叢』170/4・5・6号。

笠木映里『公的医療保険の給付範囲』有斐閣, 2008年。

E.Marie et J.Roger," Rapport sur le tiers payant pour les consultations de médecine de ville", IGAS,2013.

Marié, Romain (2012) La politique d'amélioration de la répartition géographoque des médecins libéraux en question, Droit social N°4-Avril 2012.

松田晋哉『医療のなにが問題なのか』勁草書房, 2013年。

松本由美「フランスにおける保健医療計画の導入と展開——医療への平等なアクセスの実現を目指して」国立社会保障・人口問題研究所『海外社会保障研究』178号（2012年）。

松本由美『フランスの医療保障システムの歴史的変容』早稲田大学出版部,

2012年。

松本由美「フランスにおける医療の質の確保に関する政策」『熊本大学教育学部紀要』第62号（2013年）。

Ministère des Affaires sociales et de la santé（2012）Le《Pacte territoire-santé》Pour lutter contre les déserts médicaux, Dossier de presse.

Ministère des Affaires sociales et de la santé（2014）Pacte territoire-santé, lutter contre les déserts médicaux et les inégalités d'accès aux soins : bilan 2013 et perspectives 2014, Dossier de presse.

Ministère chargé de la santé（2012）Guide méthodologique, Améliorer la coordination des soins : comment faire évoluer les réseaux de santé ?

ONDPS（2005）Le Rapport 2005, Synthèse générale.

ONDPS（2010）Le Rapport 2010-2011, Les internes en médecine, effectifs et répartition 2010-2014.

Rapport du groupe de travail sur le pilotage des depenses d'assurance-maladie

島崎謙治『日本の医療』東京大学出版会，2011年。

第 3 章

イギリスにおける医療制度改革

イギリス国民保健サービス制度（National Health Service, NHS）は，イギリスに居住するあらゆる者に[1]，原則，無料で[2]，予防からリハビリまでの包括的な保健医療サービスを提供する制度である[3]。これは良い保健医療サービスは，富の多寡に関わらず，すべての者が等しく享受すべきであるという立法理念にもとづいている（1946年NHS法（National Health Service Act））[4]。そして，この理念は，現在もNHSに関わる政策決定の核であり，それゆえ，立法以来，保守党，労働党いずれの政党が政権を[5]取ったとしても，制度の基本形は維持されている。

上述のとおり，NHSは予防，公衆衛生を含む広範な保健医療サービスを提供している。ただし，本書の主題が医療制度改革であることから，本稿ではNHSのうち，医療に関わる部分を中心に論ずることとする。

第1節　現行制度の概要[5]

1　NHSの組織

2014年現在のNHS組織体制，および予算配分権者の概要は図1のとおりである。

NHSは保健省 Department of Health が管轄し，保健省大臣 Secretary of State for Health はNHS運営にかかわる最終責任を負っている。そのため，同大臣は議会に対して，予算執行等に関する説明責任を負っている。

ただし，NHSの実質的な運営は，NHSイングランド，臨床委託グループ（Clinical Commissioning Group, CCG）など，保健省から独立した機関が担っている。

NHSイングランドの主たる役割は，①プライマリケアを担う診療所（General Practice）等と，臨床委託グループへの予算配分，②プライマリケアのコミッショニング，③住民（患者）のための医療サービスの質の向

図1　組織体系と予算の流れ

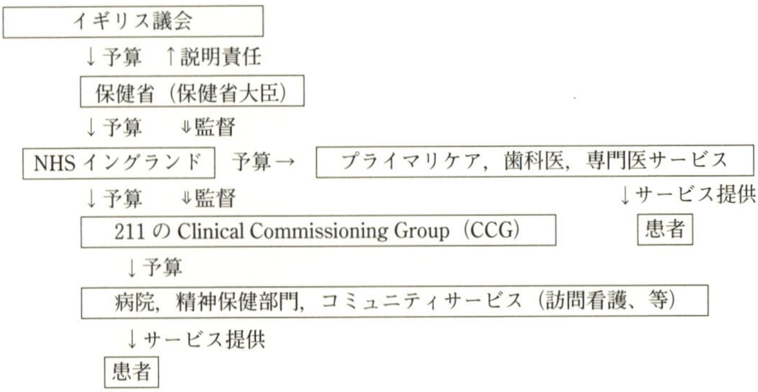

```
        ┌──────────────┐
        │  イギリス議会  │
        └──────────────┘
        ↓予算  ↑説明責任
        ┌──────────────────┐
        │ 保健省（保健省大臣）│
        └──────────────────┘
        ↓予算    ↓監督
┌──────────────┐          ┌──────────────────────────┐
│ NHSイングランド│ 予算→  │プライマリケア，歯科医，専門医サービス│
└──────────────┘          └──────────────────────────┘
        ↓予算    ↓監督              ↓サービス提供
┌──────────────────────────────┐    ┌──────┐
│ 211のClinical Commissioning Group（CCG）│    │ 患者 │
└──────────────────────────────┘    └──────┘
        ↓予算
┌──────────────────────────────────────────┐
│病院，精神保健部門，コミュニティサービス（訪問看護、等）│
└──────────────────────────────────────────┘
        ↓サービス提供
        ┌──────┐
        │  患者  │
        └──────┘
```

出典：片桐由喜作成。

上，情報提供，などである。

　なお，コミッショニングとは，医療サービスの立案，調達，および管理をすることであり[6]，NHSイングランドや臨床委託グループはNHSにおける主たるコミッショナーである。

　臨床委託グループは，プライマリケア以外のほとんどの医療サービス，すなわち，病院におけるセカンダリィケア，救急医療，母子保健，精神保健などのコミッショニングを担う。臨床委託グループは，地域内の診療所によって構成されている。また，同グループの意思決定部門には病院所属の医師，看護師，および住民などが含まれることになっている[7]。

2　NHSの供給体制

(1) 病診分離体制

　イギリスは病診分離が確立しており，プライマリケアを担当する医師はジェネラルプラクティショナー（General Practitioner, GP）と呼ばれ，診療所において医療サービスを提供している。2014年8月末現在，約4万人のGP[8]，約8000の診療所がある[9]。

GPの性質は独立開業医であり，住民への医療サービス提供とそれに対する診療報酬の支払いを内容とする契約をNHSイングランドと締結することにより，NHS医療供給体制のなかに組み込まれる。以前はGP個人が契約当事者であることが多かったが，現在は大半が診療所単位で契約を結んでいる。

　より高度な診断技術や治療方法を必要とするセカンダリィケアは病院が担い，そこで勤務する医師はおよそ10万人である[10]。病院の設立主体の大半は，現在，NHSから組織的に独立したNHSファンデーショントラスト（NHS Foundation Trust）である。これらの病院は，NHS制度発足当初，NHS直営病院であった。近年は，病院運営を民間部門（株式会社）が担う例も現れてきた[11]。民間組織による運営であっても，NHS体制内にあるので，患者は無料で医療サービスを受け続ける。

　また，NPO法人，慈善団体，あるいは，いわゆる社会的企業などもNHS体制のなかで医療サービスを提供し，その一翼を担っている[12]。

　なお，NHSの組織規模は大きく，上述の医療職に非医療職を加えた総職員数は約136万人，このうち医師・歯科医師を除く職種（看護師を含む）には約108万人が従事，病院で勤務する看護師は約37万人，GP診療所で勤務する看護師は約2万4000人である[13]。この結果，NHSは「世界最大の雇用主」トップ5にランキングされている[14]。

(2) 医療サービスへのアクセス

　住民が診療所でGPの診察を受けるには，まず，当該診療所に患者登録をしなければならない。現在，インターネット上で診療所を検索し，選択することが可能である。

　住民が登録した診療所で受診する際には，事前に診療予約が必要である。同診療所では簡単な検査，処置しかできないため，精密検査，高度な治療，いわゆるセカンダリィケアを必要とする場合には，担当GPが患者を病院へ紹介する。

　このことは患者が救急等，特別の場合以外，GPの紹介なしに病院で受診できないことを意味する。GPがゲートキーパーと呼ばれるゆえんである。

一方，GP をゲートキーパーではなく，むしろゲートオープナーであるとする見解もある。この見解は，一般の患者は自分の症状がセカンダリィケアを必要とするかの医学的判断能力が乏しく，また，どの医療機関へ行けば最も適切な診療を受けることができるかの情報をもたないから，GP の支援が必要であり，GP の病院紹介によって，最適の医療サービスへアクセスできるという考えに依拠する。

　上述のとおり，NHS 内で医療サービスを受ける場合には，救急以外，事前予約や紹介が必要である。この点が，フリーアクセスを認めている日本との大きな違いである。事前予約によるアクセス方式は，予約日までしばらく待たなければならないという，いわゆる待機時間問題の原因ともなっている。

　これを解消するために，2000年1月より，NHS ウォークインセンター（NHS Walk - in Centre）が設置された。現在，NHS ウォークインセンターは臨床委託グループによって運営され，予約なしで受診できる。通常は看護師が常駐し，365日24時間体制である。ここでは，看護師が軽度のけがや病気，救急などに対応する。2013年現在，180の NHS ウォークインセンターが運営されている[15]。

3　NHS の財源

　NHS の財源はおよそ8割が租税である。残り2割が国民保険（National Insurance, NI）からの拠出，患者負担分は1％程度である。

　2013年度の NHS イングランドの NHS 予算は約910億ポンドであり，そのうち656億ポンドが臨床委託グループへ，254億ポンドがプライマリケアへ配分された[16]。

　医療サービスに必要な財源が，基本的に租税単一財源であることから，NHS とは「供給体制（医療側）からすると医療資源の配分のための制度であり，他方で利用者である市民にとってはアクセスを保障するための制度」であると称される[17]。

4　NHSにおける予算配分と診療報酬

　現在，GP，および病院の報酬や予算は人頭税的な要素と成果報酬的な要素が混在して決められる。

　GPの診療報酬はNHSイングランド（実際には「NHS使用者」，NHS employer）と，イギリス医師会（British Medical Association, BMA. 実際には下部組織のGP委員会（General Practitioner Committee, GPC））との交渉，契約により決まる。これはGP契約と呼ばれ，一般契約（一般医療サービス　General Medical Services, GMS）と地域契約（個別医療サービス　Personal Medical Services, PMS）の二種類がある。

　一般契約はNHSイングランドと診療所との間で，全国統一的な条件で締結された契約である。イングランド全体で約60％のGP診療所がこのタイプの契約である。残りの40％を占める地域契約は，NHSイングランド（NHS England）と診療所との間で，地域別に異なる条件で締結する契約である。

　病院の予算は，個々の病院と診療委託グループとの契約により決定される。予算額は前年度実績から，当該年度の医療サービスの量を推定し算定される。これに加えて，サービスの質が一定の水準に達したことを根拠に支払われる成果報酬がある。

第2節　改革の目的と手段

1　改革の目的

(1)　対象とする改革

　NHS改革は，厳しい国内の経済情勢を背景にサッチャー政権の発足とと

もに1980年代，本格的に始まった。以来，今日に至るまで不断の改革が試みられている。本書では，主としてブレア，ブラウン，キャメロン政権以降のイングランドで行われた改革を対象として検討を行う。年代でいえば，1997年から現在に至る期間が中心となる。ブレア・ブラウン労働党政権以降の改革からを検討の対象とするのは，この時代の改革が現行 NHS の枠組みを形成するのに大きく寄与し，日本法への示唆を期待できるからである[18]。

(2) 改革の流れ

サッチャー政権期の1983年，NHS にマネジメント機能を取り入れ，効率性を向上させることを提言した「グリフィス報告（Griffiths Report）」が公表された。メージャーが政権についた1990年，この報告が提言する NHS 改革案を取り入れて，「1990年 NHS およびコミュニティケア法（National Health Service and Community Care Act）」が制定された。同法の主要改革は，NHS 組織を機能に着目して医療サービスの提供者と購入者の2つに分離したことである。

同法により，それまでの地区保健局（District Health Authority, DHA）が病院を直営するという構図が大きく変わった。すなわち，地区保健局は国から配分される予算のなかで，病院を選択して契約を結び，地域住民のために病院サービスを購入する購入者となり，病院はサービス提供者となった。

あわせて，同法施行により，国立病院が一定の条件を満たした場合，NHS トラスト（NHS Trust）と呼ばれる公営企業体となり，地区保健局から独立することが可能になった。NHS トラスト病院になると，独立採算制が認められ，職員の採用，資金の借り入れ，不動産処分などが，制約はあるものの，自由に実施することが可能となる。その代わり，トラスト病院は，病院サービスを地区保健局などへ販売し，自発的，積極的に収入を得ることを求められるようになった。

また，「1990年 NHS およびコミュニティケア法」は，GP ファンドフォルダー（GP fundholder）を創設し，サービスの提供者と購入者の一層の分離を促進した。すなわち，一定の要件を充たして GP ファンドフォルダーになると，地区保健局同様，患者のために病院を選択，契約し，病院サービスを

購入できる権限が与えられた。

　1997年，ブレア首相が率いた労働党政権が始まり，NHS 改革は，2000年に発表された医療サービス改善のための10年計画，「NHS プラン」を軸に本格的に着手される。労働党政権期になされた改革が前提としているのは，前記メージャー保守党政権期に導入された，購入者と提供者を分離した仕組み，いわゆる内部市場（internal market）あるいは準市場・疑似市場（quasi-market）と呼ばれる競争メカニズムであり，医療サービスの契約・購入システムである。

　ブレア政権下の改革は，内部市場ないしは準市場・擬似市場の導入によってもたらされた副作用をふまえ，軌道修正する性格も有している。具体的には，GP ファンドフォルダーの登場によって顕在化した GP 格差問題である。

　GP ファンドフォルダー制度は，予算管理権を持つ GP が患者のために，良い病院を選んで直接契約し，迅速に患者にセカンダリィケアを提供することを可能にした。GP ファンドフォルダーシステムは，この点でたしかに NHS 運営の効率性を高めたといえる。他方で，予算管理権を持つことのできない，あるいは持とうとしない GP に患者登録をしている住民は，予算管理権を有する GP に患者登録をしている者に比べて，劣った医療サービスを受けることは否定できない。すなわち，どの GP に登録するかで，受けるサービスに格差が生じることとなった。

　そこで，ブレア政権は上記「NHS プラン」にもとづき，GP ファンドフォルダー制度を廃止し，代わりに地域ごとに組織化されたプライマリケアグループ（Primary Care Group, PCG, のちにプライマリケアトラスト Primary Care Trust, PCT）を創設し，ここがサービス購入者としての機能を担うこととなった。この意味で「NHS プラン」は，病院サービスの提供者である NHS トラストと，地域医療の予算管理者であり購入者であるプライマリケアトラストとの間に契約関係を構築し，サービスの量的・質的な改善に取り組んだものと位置づけられる。

　2010年に誕生した保守党・自由民主党連立政権のキャメロン首相は「公平と卓越：NHS の自由化　Equity and excellence: Liberating NHS」と題する白書を公表し，NHS の組織機構の大規模な改革を提示した。その帰結が，

表1　対象とする時期になされた主な改革

年	主な改革		首相
1990	NHS およびコミュニティケア法成立　→内部市場の導入		メージャー
1997	「新 NHS 白書」公表　→ PCG の創設		ブレア
1998	NHS ダイレクト（電話相談）の導入		
1999	国立医療最適研究所（NICE）の創設 全国サービス枠組み（NSF）の策定開始		
2000	「NHS プラン」公表　→サービス改善の10年計画 NHS ウォークインセンター（時間外診療所）の導入	NHS プランの段階	
2001	医療改善委員会（CHI）の創設 →星の数による病院の格付け開始（2005年まで）	① 供給量の拡大と投資	
2002	「NHS プランの遂行」発表　→成果にもとづく診療報酬支払 PCG からプライマリトラスト PCT への移行，SHA 創設		
2003	国民保険料の1％引上げ		
2004	ヘルスケア委員会（HCC），モニター（Monitor）の創設 NHS ファンデーショントラスト（FT）の創設 「NHS 改善計画」公表，医師・医療従事者の処遇改革	② 選択・競争・より良い財政システム	
2005	「患者主導の NHS：NHS 改善計画の遂行」公表 患者による選択の強化（例：病院の選択肢の拡大）		
2006	「我々の健康，我々のケア，我々の発言」白書公表 PCT（303→152）・SHA（28→10）の再編		
2007	「ロンドンのヘルスケア：行動のための枠組み」の公表 公共の場での喫煙禁止	③ 質の高いケアと価格に見合う価値	ブラウン
2008	「NHS ネクストステージレビュー」公表		
2009	「NHS 憲章」制定 ケアの質委員会（CQC）の創設		
2010	「NHS の自由化」白書公表 「健康的な生活，健康的な人々」公衆衛生戦略公表		キャメロン
2011	医療および社会的ケア法案の議会提出		
2012	医療および社会的ケア法成立　→ PCT, SHA の廃止		

出典：NAO, 2010, Management of NHS hospital productivity, p.12および健康保険組合連合会『NHS 改革と医療供給体制に関する調査研究報告書』（2012年）43-44頁をもとに白瀬由美香作成。

「2012年 医療および社会的ケア法（Health and Social Care Act）」（以下，2012年法）である。同法案は組織・機関の廃止・創設などを定めたため，制定に際しては関係各方面からの反発が大きかった。しかしながら，立法過程を慎重に進めて制定にいたり，現行NHSの法的根拠となっている。

なお，表1はNHSの主要改革のトピックを時系列でまとめたものである。

2　改革の目的と手段

(1)　改革の目的

改革とは本来あるべき，望ましい姿に現実が合致しない場合に実施されるものである。そして，あるべき医療保障制度として追求する姿は，患者ないしは住民，医療サービス提供主体である医療機関，あるいは住民や議会に対して最終的な説明責任を負う政府でそれぞれ当然に異なる。

患者や国民にとっての望ましい医療保障制度とは，NHSの理念のとおり，だれもが，いつでも，どこでも，平等に良質の医療を経済的負担なく受けることができるものであろう。また，医療機関にとってのそれは患者に必要にして十分な医療サービスを提供し，それに対し正当な評価と対価を得ることのできる制度である。そして，政府にとっては，患者，住民，あるいは医療機関の上記ニーズを充たしながら，同時に財源の範囲内に収まる，つまり，収支バランスのとれた運営が可能な制度であるといえる。

NHSは，長い間，どの当事者からも不平と不満を呈され，彼らの望む医療保障制度と実態には大きな乖離があった。まず，患者，住民サイドの不平，不満のうち，最も大きなものは診察・治療までに長い待機期間があり，「いつでも」医療サービスを受けることができない状態におかれること，いわゆるウェイティングリスト問題である。加えて，財源不足や，医療従事者のモラルの欠如等とそれを是正する仕組みの不備により適切な医療サービスを受けることができないこと，つまり，「平等で良質」な医療サービスを受けることが保障されていないことである。

次に，医療機関側からみたNHS体制への不満である。第一は，慢性的な

予算不足である。第二は，努力が評価されない仕組みである。通常の取引社会では，売り手がより良い商品やサービスを買い手に提供したり，あるいは，創意工夫や自己努力を通して経営に努めた場合，それに応じた評価，収益を期待できる。ところが，従来のNHS体制では，予算は定額配分であり，成果や経営努力を経済的に評価しえない仕組みであった。そのため，医療機関が自ら進んで質の向上に努め，より多くの医療サービスを提供しようという意欲を持つことを期待し難く，実際にしばしば，NHSのこのような仕組みが患者に対するサービスの劣化，そして患者や住民からの不平不満に帰結した。

歴代の政府は，上記のような医療サービスの受け手と提供者双方からの苦情を解決する，効率な行政組織体系と，医療サービスの量と質を向上させるNHS体制の管理，運営に関する改革に取り組んできた。しかし，それら改革が必ずしも功を奏していないことは，サッチャー政権から現政権に至るまで，数次にわたって改革が試みられてきたころから理解される。

上記のような事情をふまえて，ブレア政権が立てたNHS改革の主要目的は，したがって，以下の四点である。

第一に，医療サービスを受けるまでの期間，すなわち，待機期間の短縮，第二に，どの医療機関で受診したとしても，平等に良質の医療サービス，換言すれば標準化された医療サービスを受けることができる体制の確立，第三に，機能的な組織編成，そして効率的な財政運営である。

(2) 改革の中心的手段

労働党政権と現連立政権のNHS改革の目的は基本的には同じであり，したがって，目的達成のための手段も，新旧両政権ともほぼ同じである。共通する重要な改革手段は，第一に，NHS予算の増額である。これはドイツ，フランス，あるいは日本が医療保障制度改革の主要目的のひとつに医療費抑制を掲げるのとは大きく異なる点である。予算増額を改革手段とした背景には，待機期間を短縮するには医療機関側にサービス提供量の増加を可能にする予算配分が必要であるという政策判断と，NHS予算水準が他国と比べて決して多くないという事情がある。

図2 NHS支出

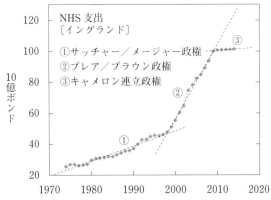

出典：NHS funding and expenditure (Standard Note:SN/Sg/724 March 2012). 下院ホームページをもとにNHS Futureが作成。

図3 イギリス国内のGDP

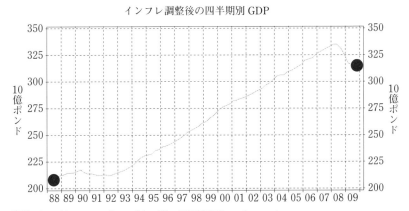

出典：http://www.tutor2u.net/blog/files/UKGDPChart-Answer.jpg

　第二に組織機構改革，第三に診療報酬への成果報酬制度の導入，そして第四に医療サービスの質の向上を促進，管理するための機関の創設，機能強化である。

① 予算増額

予算増額はブレア労働政権以来，維持されている改革の主要手段である。しかしながら，ブレア・ブラウン労働党政権期と現政権である連立政権期では，イギリスを取り巻く経済状況が大きく変わり，予算増額の程度は同じではない。

1997年に始まる労働党政権期間中，NHSへの支出額（図2）は，倍増している。これは2000年，当時のブレア首相がEU諸国並みに保健医療予算を増やすために掲げた政治的決定の結果である。

このような財源増額を可能にしたのは，ブレア政権における経済政策の成功である。図3から，イギリスのGDPは労働政権期に一貫して上昇し，1990年後半から2000年半ばごろまで順調な成長を遂げていることがわかる。

しかし，労働党政権末期の2008年以降，アメリカで起こったサブプライムローン問題，それに起因するリーマンショックの影響を受け，イギリス経済もまた停滞に陥り，財政運営が厳しい局面に入った（図3）。その結果，NHS改革も緊縮財政を前提として着手されることとなった。具体的には，2015年までに毎年4％，金額では200億ポンドの運営経費節減が医療サービス提供機関に課されている[19]。したがって，2010年からの連立政権は，前政権同様，医療サービス本体の予算は維持あるいは増額するとしながらも，現状維持に近い伸び幅にとどまっている（図2）。

② 異なる手段行使のアプローチ

両政権ともに，医療保障制度改革の目的は同じであり，そのための手段──たとえば予算増額──を労働党政権が創設し，後の連立政権がそれを発展させていったといえる。他方で，改革手段を実践する手法は新旧政権において異なる。

労働党政権は政府による公的介入に重点を置いて，政策決定権限を背景に手段遂行のためにトップダウン方式をとった。例えば，保健省が具体的な数値目標を掲げ，全国の医療機関をはじめとする関係機関に履行達成を強力に課すといった手法である。そして，上記数値目標，あるいは全国標準に至らない場合には保健大臣らに当該機関に直接，介入する権限を付与した[20]。

これに対し、連立政権が重点を置いたことは、現場主義（医師をコミッショニングの中心に置くこと）、地域主義（地方自治体と住民の参画促進）、官僚主義の排除、および選択と競争の強調である[21]。

第3節 NHSに関する改革

本書の目的はドイツ、フランス、およびイギリスの医療改革制度を検証し、日本への示唆を得ようとするものである。これに関して、ドイツ、フランスが医療保障の財源調達として日本同様、社会保険方式を採用していること、改革の主要目的の一つが医療費の抑制であることから、両国の制度改革から日本が示唆を得る点は多いと思われる。他方、イギリスNHSは、租税財源による運営であり、また、上述のとおり、医療費に充当する予算の増額が改革の主たる手段である。

これらのことから、NHS改革の手法、あるいは現行NHS制度の運営方式をわが国の医療保障制度へ直ちに適用することは容易ではなく、また、合理的でもない。しかしながら、住民や患者に適切、公平に医療サービスを受けることのできる権利を保障し、かつ、制度運営の収支が均衡を保ち、持続可能な医療制度であり続けるために、NHS改革から得られる示唆は多い。

以下では、これまでの研究成果をふまえたうえで[22]、NHSの特徴的な制度の仕組みや改革の概要を論じ、日本への適用可能性を検討したい。

1 医療保障における公私の役割分担

(1) 民間医療保険

NHS体制下においては、施行当初より、NHSが適用されない民間病院、プライベイト診療病院（診療所を含む）が存在する。また、NHS体制下の病院（以下、NHS病院）内でプライベイト診療を提供できる空間（診察室、

病室。NHS プライベイトユニット（private unit）と呼ばれる）を置くことも認められてきた。プライベイト診療病院で診察，治療を受ける場合には GP の紹介は不要で，直接，受診に訪れることが可能である。プライベイト診療病院は NHS 体制下での長い待機時間を嫌う患者[23]，あるいはより快適な環境を求める患者らに積極的に利用されている。そして，プライベイト診療病院での診療に要した費用は全額自己負担である。この自己負担を軽減したいという患者ニーズを背景に民間医療保険が発展してきた[24]。

　サッチャー政権は，NHS に要する国家財源の縮減を図るため，住民の民間保険への加入を促進し，そのための政策として民間保険加入者に対する優遇税制を設けた。しかし，これは後の労働党政権により廃止された。

　2011年1月現在，民間保険加入率は11.1％，およそ690万人が加入している。加入者は若干，減少傾向にある（2009年1月の加入率は12.4％）[25]。これは民間保険加入を従業員に対する福利厚生の一つとして，使用者が保険料を払っている場合が多いところ，昨今の不景気により，使用者が加入を控えるなどの対策をとったためと推察される。

① 民間医療保険の種類

　イギリスの民間医療保険の種類は，日本より多様である[26]。まず，代表的な保険として，プライベイト診療保険（Private Medical Insurance, PMI）とキャッシュプラン（Health Cash plan），この他に，例えば美容整形保険，歯科保険，所得保障保険などがある。

　プライベイト診療保険の一般的な保険給付は，病院における入院費用（通常は急性疾患に限る）であり，GP に要する費用は通常，給付対象外である。また，キャッシュプランは NHS 診療であっても自己負担が必要とされる処方箋，メガネ，補聴器などをカバーする。

② 民間医療保険と NHS 財源

　民間保険会社は患者が NHS 病院で治療を受けずに，プライベイト診療病院，あるいは NHS 病院内の NHS プライベイトユニットで入院治療を受け，民間医療保険を積極的に活用することは，NHS 財源からの支出節減に有効

であり，また，病院への直接的な収益となることを主張する[27]。具体例として，民間医療保険に加入しており，プライベイト診療病院を利用すると同保険により費用が補填されるにもかかわらず，NHS病院を利用した患者に対し，NHS病院は約9億7000万ポンドを支出したことを指摘する。つまり，彼らがNHS病院ではなく，プライベイト診療病院を利用したなら同額が節減できたというものである。

他方で，医師や看護師などの医療サービスのマンパワーは限られており，プライベイト診療に彼らの労力が向けられるほど，NHS体制による医療サービス供給は減少する。民間医療保険の過度な活用は，NHS改革の主目的である診療待機期間の短縮やよりよい医療サービスの提供の阻害要因となりうるともいえよう。

以上のことから，イギリスにおける民間医療保険について現時点では言えることは，①サッチャー政権期と異なり，政府が民間保険加入を積極的に奨励しているとはいえない，②近年は企業業績の影響を受けて，加入率が若干減少傾向にある，③ただし，それによる打撃はブレア政権以来のNHS充実政策により，目立って報告されていない，一方，④NHS病院にとっては貴重な収入源として機能しうる，ということであろう。

(2) 民間医療機関

現在，イギリスではプライベイト診療病院が増加傾向にある。これらの病院ではNHS病院と機能が重複する医学的必要性のある診療のみならず，美容整形等の非治療型の医療行為，ストレスカウンセリング，あるいは産業保健サービスなど，多種多様な医療サービスを提供している。また，NHS病院内のプライベイトユニットについて，プライベイト診療病院の情報提供を行っているサイト上では[28]，2014年9月現在，同ユニットを設けている6つのNHS病院を紹介している。

これまでは，プライベイト診療病院やプライベイトユニットは，診察までの待機期間を嫌う患者によって利用されてきた。そして，迅速に医療サービスにアクセスできる代償として，要した費用は全額自己負担であり，これを補う商品として民間医療保険が発展してきた。

これに対し，キャメロン首相は「提供者不問制度 Any Qualified Provider (AQP)」を創設し，2012年4月から施行している。これは，患者が多様な医療サービス提供者のなかから——NHS 病院，プライベイト診療病院，NPO 法人設立の病院，等——，自由に医療機関を選択することができる仕組みである。これは，キャメロン首相の NHS 改革のキーワードである「選択と競争」の実践例の一つである。

　これは NHS 体制のなかにプライベイト診療病院が入ることであり，具体的には同病院が NHS 病院同様，臨床委託グループと契約し，住民への医療サービスの提供の対価として，NHS 予算から配分を受けることを意味する。したがって，患者はプライベイト診療病院を利用したとしても，提供者不問制度下にある病院であれば，無料で診療を受けることができる。

2　医療機関の選択の拡大

　医療機関の選択の保障と拡大は，一連の NHS 改革において主要目的の一つである。NHS 体制化のもとで医療機関の選択には，住民による GP の選択，GP による患者のための病院の選択の2つがあるところ，制度発足当初はこれらの選択がきわめて限定的であり，硬直化していた。

　2009年，ブラウン首相は NHS 憲章（NHS Constitution）を発布し，同憲章において GP や病院の選択が住民や患者の権利として明文化されたことから，選択を保障するための政策がいっそう強化された。

　何より，選択権強化の改革は，GP や病院における診察までの待機期間を短縮させ，医療サービスの質を向上させると期待された。なぜなら，医療機関が「選ばれる存在」となるために，待機期間の短縮，質の高い医療サービス等の提供に進んで努力すると想定されたからである。これによって，NHS 憲章の規定，すなわち，患者が病院の紹介を受けた日，あるいは患者が予約をした日から18週間以内に病院で治療を受けることは患者の権利であるという規定の履行が確保されると期待されている[29]。

　この選択権保障政策は，選ばれるメリットを医療機関へ提供するシステムが不可欠であることから，後述するとおり，診療報酬の改革が同時に進めら

れた。

(1) GPの選択

　1948年，制度施行当時，住民は自分が登録住所内のGPしか選択することができないため，選択肢がきわめて少なく，また，GPの変更も容易ではなかった。加えてGPの資質に差があったため，GPの「当たり外れ」が言われ，GPの選択は「郵便番号による宝くじ」に等しいと揶揄された。

　そこで，上述のとおりブラウン政権は，NHS憲章のなかで，GPの選択は住民の権利であると宣言した[30]。次いで，連立政権は2012年法において，NHS憲章を尊重すべきことを保健大臣の義務と規定し，これにより現在，住民は登録住所地に関わらず，自由にGP診療所を選んで登録することが可能となった。

　住民の選択を法的権利として確立した一方，これに実効性を与えるのが，2007年から始まったGP検索・選択システム，NHSチョイス（NHS Choice）のサイトである。このサイトを活用して，住民は情報を入手し，自らが登録したいGPを全国規模で選ぶことができる。医療機関の種類別（GP，病院，救急病院，歯科医，薬局，高齢者・障害者施設，等），機能別（アルコール対応，妊娠・出産対応，禁煙外来，等），あるいは地域別など，ニーズに応じた検索が可能である。

　このサイトが提供する情報には，GP診療所の所在地や診療時間といった客観的な項目だけではなく，患者による評価が含まれている。

　図4は，GPチョイスを用いて，ロンドン近郊の地域にあるGP診療所を検索したものである。一覧表の上部にはGP診療所の選択基準となる情報項目がたてられている。さらに，診療所名をクリックすると，診療時間，診療所設備，医師，看護師をはじめとするスタッフの経歴等，詳細な情報を得ることができる。

(2) 病院の選択

　NHSにおける待機期間問題は，GPよりも病院で深刻であった。これを解消するために，NHS体制下で「病院の選択」という概念を導入し，病院

図4　GP選択の検索画面（2014年9月現在）

診察所	NHSチョイス利用者による評価	登録患者数	患者調査による総合評価（注1）	電子処方箋	新規患者受入れの可否	オンラインによる予約	オンラインによる処方箋発給
A	★★☆☆☆	7938	！ 70.1% - 評価が下位25%に該当すると回答した者の割合	YES	YES	YES	YES
B	★★★★★	3128	✓ 98.7% - 評価が上位25%に該当すると回答した者の割合	回答なし	YES	NO	YES
C	★★★★☆	5198	OK 76.1% - 評価が中位50%に該当すると回答した者の割合	NO	YES	YES	YES
D	★★★★★	6410	✓ 95.2% - 評価が上位25%に該当すると回答した者の割合	NO	YES	YES	YES

（注1）この診療所をこの地域に引っ越してきた人に推薦しますかという問いに「はい，とても強く推薦します」「はい，おそらく推薦します」と回答した者の割合。
出典：NHSチョイスサイト　www.nhs.uk/service-search/GP/Location Search/4より。

図5　病院選択の検索画面（2014年9月現在）

Details	NHSチョイス利用者による評価	Care Quality Commissionの規準適合度	職員による評価	感染症対策と清潔さ	死亡率	食事：選択と質
A病院	★★★★☆	✓	職員の47%が推薦	！ 未達成	OK	✓
B病院	★★★★★	✓	職員の51%が推薦	✓ 達成	回答なし	！

出典：NHSチョイスサイト　www.nhs.uk/service-search/Hospital/Location Search/7/Hospitalより。

間に競争を最初にもたらしたのはサッチャー政権期の1991年改革である[31]。
　しかしながら，待機者の増加，待機期間の長期化等の課題が十分に解決さ

表2 病院選択肢の拡大の沿革

首相	年	概要
ブレア	2000年	The NHS Plan を公表。同 Plan は，2005年までにあらゆる患者が全国すべての病院に予約ができること，受診の日時は病院ではなく患者の都合によって決まることを宣言。
	2002年	白書，Building on the Best: Choice Responsiveness and Equity in the NHS を公表。同白書は，NHS のシステムのなかに患者の選択が反映される枠組みを提言する。
	2006年	すべての患者に対し，4～5つの病院が選択肢として与えられる。その選択肢には，NHS および民間病院等，多様な医療機関が含まれる。
	2007年	ウェッブサイト，NHS チョイスが開設される。このサイトから国民は，病院，医師の経歴，業績等の情報をオンライン上から得ることができる。
ブラウン	2008年	患者が GP の紹介状を得て，病院外来へ初めて行くときは，患者自身が病院を自由に選択することができる。
	2009年	NHS 憲章公布。
キャメロン	2010年	白書，Equity and excellence: Liberating the NHS を公表すると同時に，諮問文書，Liberating the NHS, Greater choice and control が国民，および専門家に向けて発出される。そこでは，患者の選択を一層確保，拡大するための提案を国民，専門家に求めている。
	2011年	「提供者不問制度が創設され，2012年4月から施行される。これは，患者が医療サービス関連の資格を持つ多様な提供者――NHS 病院，民間病院を含む民間会社，NPO 法人等――のなかから自由に自分へのサービス提供者を選択することができる。
	2011年	2012年4月より，患者は専門医チームや専門医を地域的な制約なしに指名することができる。NHS 提供者はその指名が診療上の視点からみて，正当な紹介であれば受け入れなければならない。
	2012年	2012年法制定。チョイスフレームワーク（Choice Framework*）公表。このなかで NHS サービスを選択すること，および，そのための情報を与えられることが患者の法的権利であることを再確認する。

*現行チョイスフレームは2014年版である（Department of Health, '2014/15 Choice Framework, 2014'）.
出典：筆者作成。

れなかった。そのため，続く労働党政権，および現連立政権も患者による病院選択を拡大させる政策を積極的に進めた。その政策過程は**表2**のとおりである。

2008年以降、患者が自由に病院を選択することが可能になったため、病院検索もNHSチョイスから可能である（図5）。検索結果から基本的な情報や患者評価を知ることができる一方、病院選択の場合にはGPとは異なる視点が必要であるため、情報項目が異なる。

NHSチョイスのようなIT技術の整備・発展が住民や患者にGPや病院等、医療サービス提供者の詳細な情報提供と選択を可能とすることに大きく寄与していることはいうまでもない。なお、GPが病院を検索する際は、別途、専門職専用のサイトを活用している[32]。

3　診療報酬制度の改革

(1)　GPの診療報酬制度改革

従来、GPへの報酬は、登録住民数に応じて支払われる人頭払い方式（＝包括報酬　global sum）が中心であった。この方式では、患者や登録住民に提供するサービスの量と質に関わりなく報酬が支払われるため、GPらのサービス向上に対するモチベーションが上がらず、待機期間やGP間の質の格差などの諸問題を生じさせていた。

そこで、GPの努力と成果を反映させる診療報酬制度改革が、2004年にブレア政権によって始められた。付加的なサービスの実施に対する報酬（高度サービス報酬, Enhanced Services）と成果報酬（Quality and Outcomes Framework, QOF）の導入である。そして、これら新診療報酬体系の導入と同時に、これまでGP個人に支払われていた診療報酬が、この改革を機に診療所単位で支払われることになった。

ただし、上記の高度サービス報酬をもたらす付加的なサービスを提供するか否か、すなわち、GP契約のなかに同サービスを取り込むか否かはGPの任意である。しかし、GPがどのようなサービス提供をしているかは前記検索サイトを通して住民に一目瞭然であることから、積極的に契約に盛り込むGPが多い。

2014年現在のGP診療報酬体系は表3のとおりである。

表3　GP診療報酬体系[33]

住民登録人数による包括報酬（global sum）	現在も診療所が受け取る診療報酬のほぼ半分を占める。算定基準は、登録人数に加えて、年齢、性別、罹患率、死亡率、施設入所者の数、等
診療所最低収入保障	GPの収入保障制度であり、2004年から導入された制度である。
成果報酬（Quality and Outcomes Framework）	GPの診療行為・活動を一定の指標indicatorに従って評価し、指標が求める基準に該当した場合に支払われる報酬。この報酬の適用を受けるかは任意であるが、大多数のGPは参加。
高度サービス報酬（Enhanced Services）	高度サービス報酬の対象となるサービスは、①アルコールリスクを下げる取組み、②学習障害への対応、③認知症への対応、④患者の診療所運営への参加、⑤診療時間の延長、などである。 この報酬体系は2014年度に改正され、以前に比べてサービスの種類が減少した。すなわち、従前、2つに分類されていたものが（Director Enhanced Services（DESs）、とLocal Enhanced Services（LESs））、1つに集約された。
年功報酬	NHSへの功労報償として支払われる報酬。総合医療審議会（General Medical Council, GMC）に医師として初めて登録した日からの年数にもとづいて支払われる。
診療所建物についての支払い	診療所として活用する建物の賃貸料。GPらが建物を所有している場合には、賃貸料相当額。
調剤報酬	診療所が調剤サービスを行っている場合にのみ支払われる報酬。
プライベイトサービス	旅行前の予防接種、生命保険加入時に必要な健康診断書作成、等に対する報酬。

出典：筆者作成。

(2) 成果報酬（Quality and Outcomes Framework）について

　成果報酬の対象となる項目は当初、4つの領域domainで構成されていたが、数次の改革により現在は2領域にまとめられている（表4）。一つは、従来からある臨床領域、もう一つは、2013年に導入された公衆衛生領域である。各領域には指標indicatorとポイントが設定され、診療報酬は［ポイント数×1ポイント当たり単価］で計算される。

　成果報酬は年度末（3月末日）に、年度当初にさかのぼって計算されて支払われ、遅くとも翌6月末までには全額の支払いが済んでいなければならな

表4 成果報酬の例

領域	疾病	指標	ポイント	達成水準
臨床	慢性肝疾患	登録患者のうち，18歳以上の慢性肝疾患をもつ患者の診療録を維持補完	6	
		同患者の直近の血圧が140／85以下	11	41－81％
		高血圧，また蛋白尿を持つ同患者の割合	9	45－80％
	リュウマチ性関節炎	登録患者のうち，16歳以上のリュウマチ性関節炎をもつ患者の診療録を維持補完	1	
		過去12ヵ月の間に直接，会って診察した同患者の割合 NICE 2012 menu ID: NM58	5	40－90％
	以下，略			
		ポイント総計	435	
公衆衛生	高血圧	登録患者のうち，過去5年間分の血圧の記録を持つ45歳以上の患者の割合	15	50－90％
	肥満	BMIが30以上である16歳以上の登録患者の記録を過去12ヵ月にわたり保管	8	
	以下，略			
		ポイント総計	124	

出典：筆者作成。

いとされる。上記1ポイント当たり単価は，当該年度後半に決定されることになっている[34]。

　なお，指標作成には後述する国立医療最適研究所 NICE（National Institute for Health and Care Excellence）が強く関与している。すなわち，国立医療最適研究所は自身の WEB 上で成果報酬の指標に対するコメントを関係者から受け付け，同研究所内部の諮問委員会はこれらのコメントを検討し，新たな推奨指標を公表する。NHS 当局（NHS Employer）と GP は，この推奨指標を GP 契約に取り込むか否かの交渉をすることになる。同機構内での審議を経て，改正あるいは新規に採用された指標は，その旨明記される（表4「リュウマチ性関節炎」の指標の下線を参照）。

　2014年度改正の特徴は，指標項目が減ったことである[35]。臨床領域からは24の指標が削除，185ポイントが減少した。また，公衆衛生領域からは6つの指標が削除され，33ポイント減少した。これら減少したポイント分は包括

報酬,および高度サービス報酬へ振り替えられた。この改正の趣旨は,GPらが報酬請求作業のために費やす時間と労力を軽減し,そのぶん診療に注力させる,つまり,管理的業務を減らし,本来の GP サービスの充実を期待しての診療報酬改革である。そして,これによって GP の報酬に影響を与えないよう包括報酬部分を増額したのである。

(3) 病院の診療報酬制度改革

① 量を反映する診療報酬制度改革

NHS 施行以来,病院の予算は予算定額制(block contract)であり,サービスに対する対価としての「報酬」的意味合いがなかった。これが医療サービスの量を増やし,質を向上しようとするインセンティブを阻害し,待機問題の大きな要因であると批判されてきた。

そこで,ブレア政権は2002年4月,白書「Delivering the NHS Plan」を公表し,それにもとづき,2004年から病院に対して,提供した医療サービス量に応じた報酬を支払う制度を導入した。「実績払制度 Payment by Results (PbR)」である[36]。実績払制は,まず最初に,ファンデーショントラスト病院に適用され,翌2005年には救急を除くトラスト病院へ適用,2006年に救急を含むすべてのトラスト病院へ適用された。

実績払制度のもとでの診療報酬算定方式は,イギリス版 DRG である診断群分類(Health Resource Groups, HRGs)に依拠する。なお,HRGs は,実績払制度のために考案されたものではなく,同制度導入以前の1990年に医療コストや医療資源消費量の測定ツールとして開発され,医療費抑制,あるいはコントロールを目的として発展してきた DRG,DPC とは,その歴史的経緯を異にする[37]。

実績払制度では,HRGs ごとに公定価格(National Tariff,以下,ナショナルタリフ)が設定されていることが前提である。そして,各 HRGs に決められているナショナルタリフに,当該病院が処理した件数をかけて診療報酬が算定される。ナショナルタリフは,従前は保健省が決めていたが,2014年度からモニター Monitor と NHS イングランドが作成する。ナショナルタリフは全国の病院から当該診断群に要した費用(参照価格)を集約し,それ

を参考にして HRG ごとのナショナルタリフが算出される。

　モニターと NHS イングランドの2つの機関がナショナルタリフ作成に関与する理由は，合理的な価格設定のためである。すなわち，NHS イングランドはサービス購入主体であり，ここにのみ価格決定権を与えると，価格が抑制される傾向，懸念がある。そこでモニターに関与させることで，適正価格が設定されること，つまり，2つの機関が価格設定に関わることで，チェック＆バランスが働くと期されている。

　各病院は実績払制度にもとづく報酬を得るために，毎年1月，前年度実績［(個別 HRG ナショナルタリフ×診療件数×調整係数)］を根拠に，新年度の必要予算額を算出し，臨床委託グループと契約を締結する。予算は毎月，その12分の1が支払われる。仮に，予算を超える医療サービスを提供した場合，その診療報酬は3ヵ月後に，診療委託グループから病院へ支払われる。ただし，予算を大きく超える場合には診療委託グループによる支払いは保障されていない。

② 質を反映する診療報酬制度改革

　上記実績払制度は，量を診療報酬に反映させる制度である。これに対し，2009年に導入された「質と技術革新のための報酬制度　Commissioning for Quality and Innovation（以下，CQUIN）」は質を評価して報酬を支払う制度である[38]。この報酬体系は GP における成果報酬と同様である。すなわち，評価の指標を定め，その達成基準に該当する場合に付加的な報酬を支払うというものである。

　「質と技術革新のための報酬制度」は全国レベルと地域レベルに分けられる。前者はさらに4つの評価領域に分かれる。それは①友人と家族テスト，②安全テスト（NHS Safety Thermometer），③認知症の診断，支援の実践，そして，④精神疾患の診断治療の向上である。これらに加えて，地域や当該病院の状況に適合した評価指標が設定される。「質と技術革新のための報酬制度」の基準達成により得られる報酬は，現在のところ，病院の収入の2.5%までである[39]。

4 費用負担者の役割

租税を主たる財源とする NHS の費用負担者は政府である。そこで，NHS 改革では費用負担者の機能強化というよりはむしろ，政府の委任を受け，予算の配分，管理の権限を有する機関の改革が行われてきた。

(1) プライマリケアトラストから臨床委託グループへ

サッチャー政権のもとで創設された GP ファンドフォルダー制度が，GP の格差を広げ，住民や患者からの不平不満を招来したことは先述のとおりである。そのため，ブレア政権において同制度を廃止し，2002年，新たにプライマリケアトラストを設けた。したがって，プライマリケアトラストの設立趣旨は公平な NHS サービスを住民に提供することであった。

しかし，2010年に誕生したキャメロン連立政権は，抜本的な NHS 機構改革を企図し，プライマリケアトラストを廃止，これに代えて，2013年4月，NHS イングランドと臨床委託グループを設立した。この改革の目的は，財源配分の効率向上と，キャメロン首相の NHS 改革のキーワードである官僚主義の排除である。

同じく，キャメロン首相の改革のポリシーである現場主義が改革に反映され，臨床委託グループには当該地域のプライマリケアを担う GP はすべて構成員となることが義務づけられた。この趣旨は，GP らの参加により確保される臨床現場のニーズ把握，つまり，予算配分等，現状の適正な把握である。

(2) 予算管理者の役割

2013年4月の組織機構改革により，現在，GP は NHS イングランドから，病院は臨床委託グループからそれぞれ予算，診療報酬を配分されることとなった（図1）。

臨床現場のニーズを NHS サービスの運営にすばやく反映することを期された診療委託グループには，待機時間の短縮，患者のサービス選択肢の拡大

が課せられている。そのため，NHS 病院以外の民間病院等，多様なサービス提供者を病院サービスの購入先の候補として確保することが必要となる。このための制度が前述の「提供者不問制度　Any Qualified Provider (AQP)」である。

　臨床委託グループの購入先が拡大することは，NHS 病院と民間病院との間で待機時間の短さやサービスの良さを競うこととなり，患者や住民にとっては良い結果をもたらすことが期待されている。

5　新たな治療法・薬剤の導入

　新たに導入された治療法・薬剤は，それが有用であっても直ちに全国に知れ渡るわけではなく，その恩恵を受けることのできない住民・患者も存在する。いわゆる医療の地域間格差である。あるいは，新たな治療法・薬剤は一般に，とりわけ現代においては，非常に高価である。しかし必ずしも，その価格に見合うだけの効果がないこともまた，指摘されている。そのため，有限である医療財源の適正で効率的な配分のために，それらの臨床適用は厳密に検証されなければならない。このような要請に対応し，新しい治療法や薬剤の適正な普及を目的として国立医療最適研究所が創設された。

(1)　NICE の創設と改革

① 　1999年創設

　ブレア政権期の1999年4月，国立医療最適研究所 National Institute for Health and Clinical Excellence (NICE) が設立された。同研究所の設立趣旨は，主として上記の目的，①医療の地域間格差の解消と，②医学・医療技術の進歩と制度の財政的安定との両立を確保することである。

　国立医療最適研究所は①のために診療の指針を作成し，全国どの地域においても，住民が均質に適切な NHS サービスを受けることができる仕組みを整備した。

　また，②のために，新規の，あるいはすでに使用されている薬剤や医療技術については，その効用，安全性，および当該薬剤等の費用対効果を総合的

に評価する機能を有する。そして、その評価結果を、「推奨する recommended」「利用可 optimised」、「治験のみで利用可 only in research」、「推奨しない not recommended」の4つのレベルに分類し、公表する[40]。

② 2009年改革

国立医療最適研究所の上記評価によって、費用対効果項目において有効でないと判断されると「推奨しない」に分類され、当該医薬品等は事実上、NHSから費用償還されない。そのため、「推奨しない」医薬品が治療上必要であっても、高額な自己負担を求められ、結果として患者が当該医薬品にアクセスできないという事態が発生するようになった。

この対策として、2009年、保健省とイギリス製薬協議会（The Association of the British Pharmaceutical Industry）の合意により、「患者アクセス保障 Patient Access Scheme」と呼ばれる新しい制度が導入された。この制度は、国立医療最適研究所が費用対効果上、有効ではないと評価した医薬品について、製薬会社がNHSに対し当該医薬品を値引き、もしくは払い戻しをすることで患者の当該医薬品へのアクセスを保障するものである。

③ 2013年改革

連立政権後、2013年4月より、NICEに新たな役割が加わった。それは、児童、高齢者、障がい者等への福祉サービス分野にもガイダンスを提供することである[41]。提供対象者は、サービス提供従事者、利用者本人、およびその介護者である。

(2) 国立医療最適研究所によるガイダンス発行

国立医療最適研究所は2013年、2012年法により非政府機関となり、政府から独立して活動する一方、職務委託を受けた保健省に対し、その業務責任を負う。

国立医療最適研究所の現在の主たる役割は、医療、福祉サービス提供者のために証拠にもとづいたガイダンス Guidance と助言を作成、提供すること、サービス提供者が依拠すべき質の標準を設定すること、および彼らに広

範な情報を提供することである。

　ガイダンスの類型には、①ナイスガイドライン（NICE guidelines[42]）、②技術評価（Technology Appraisals, TA）、③医学的技術、および診断ガイダンス（Medical technologies and diagnostics guidance）、④侵襲的治療ガイダンス（Interventional procedure guidance）に大別できる[43]。本章では新しい治療法や薬剤の導入に最も影響を及ぼす②を検討することとする。

①　ガイダンスの効力

　すべての新しい薬剤や治療法にガイダンスが出されるわけではない。どの治療法・薬剤を国立医療最適研究所の評価に付し、ガイダンスを出すかは、保健省が決定する。保健省は疾病の重さ、財源へ影響、治療法・薬剤の地域間格差の有無などを考慮して決める[44]。

　ガイダンスには原則、法的拘束力はないが、法定ガイダンスとして扱われる。そのため、ガイダンスにおいて「推奨しない」と評価された治療法や薬剤を使用したときには、きわめて例外的なケースを除いて、サービス購入者（NHSイングランド、臨床委託グループ）はそれに要した費用の償還を「認めるべきではない」と定められている[45]。ただし、NHSのサービス購入者は、正当な理由がある場合には国立医療最適研究所のガイダンスに従わない権利を持つ。

②　技術評価ガイダンス（Technology Appraisals, TA）

　技術評価ガイダンスはNHS内で用いられる新しい薬剤等について、推奨・非推奨という表現で評価する。技術評価が評価の対象とする項目は、①薬剤、②医療器具（例：補聴器、吸入器）、③診断技術（疾病判断のための検査など）、④外科的処置（ヘルニア手術など）、⑤健康増進活動（糖尿病患者の自己管理法など）である。

　評価基準は2つあり、一つは臨床上のエビデンス（当該薬剤や治療法がどの程度、効果的であるかという基準）、もう一つは費用対効果である。また、評価結果は、「推奨する recommended」、「利用可 optimised」、「治験のみで利用可 only in research」、「推奨しない not recommended」の4種類で

示される。

　先述のとおり，ガイダンスには法的拘束力がない。しかし，技術評価において推奨と評価された薬剤，治療法については，そのガイダンスが発行された日から3ヵ月以内に，NHSサービス購入者は，当該薬剤等が治療上必要な患者に使用された場合には，必ず費用償還する措置をとることが義務づけられている[46]。

　技術評価ガイダンスで用いられる評価指標は質調整生存年（Quality -Adjusted life years, QALY）である。これは当該薬剤，治療法が患者の生存期間と生存の質にどのような影響を及ぼすかで算定される。通常は，当該薬剤・治療法が2万-3万ポンド／QALY以上である場合，費用対効果の点から「推奨しない」に分類される。

　「推奨しない」と評価されると，費用償還は事実上，行われない。そのため，その薬剤・治療法の使用を希望する側（患者，医師，製薬会社，医療機器会社等）には評価結果に対して不服申立をする権限が与えられている。また，上述のとおり，推奨されない薬剤等への患者アクセスを限定的ではあるが，保障する制度が用意されている。

　国立医療最適研究所の「推奨する」「推奨しない」は費用償還と強く結びついている。そのため，前者に分類された薬剤等が積極的に使用された結果，むしろ医療費が増加したとの指摘もある。この点をみると，国立医療最適研究所による技術評価ガイダンスは費用対効果の低い薬剤等を臨床の場から排除することに資する一方，必ずしも医療費の縮減には直結しないことがわかる。

第4節　医療供給体制に関する改革

　イギリスの医療供給体制は，GP（General Practitioner）による一次医療と，病院による二次・三次医療とが明確に機能分化されているところに特徴がある。ドイツやフランスとは違い，病院は入院だけではなく外来部門があ

り，専門医による診療は原則として病院でなされる。この10年ほどの間に，プライマリ・ケアにおける専門外来の開設も進められたが，医療機関の機能分化の大きな枠組みは NHS が創設された1948年以来維持されている。近年の医療供給体制に関する改革では，かつてよりも質の高いサービスを効率的に提供することをめざし，様々な取組みがなされてきた。

　本節では，1997年に発足したブレア政権期以降のイギリスの医療制度改革のうち，医療供給体制に関わる改革を検討する。具体的には，第一に平等な医療アクセスの確保，第二に供給者間の連携の確保として新たな連携システムの導入・普及および供給者間の役割分担の見直し，第三に質の確保に注目する。

1　平等な医療アクセスの確保

(1)　待機時間の短縮とアクセスの拡大

① 待機時間の短縮

　イギリスで医療機関にかかる場合のアクセスの仕方には，いくつかのルートがある。まず最も一般的なのは，GP の診療所に行くことである。NHS による医療を受けるには，患者はかかりつけの診療所にあらかじめ登録することが必要であり，救急の場合を除いて病院に直接アクセスすることはできない[47]。病院での診察が必要な場合は，家庭医が複数の病院からなるリストを提示し，患者はそのなかから紹介してほしい病院を選択する。病院での診察までに要する日数は診療科によって異なり，数日から数週間かかるものまである。

　ブレア政権開始時に大きな問題となっていたのは，医療機関を実際に受診するまでの待機時間の問題だった。その解決のため，2000年に発表された「NHS プラン」では，診療所には48時間，病院の外来には 3 ヵ月，入院には 6 ヵ月を最長として受診可能とするように目標が定められた。後に「NHS 憲章」において，病院での治療は紹介から18週間以内に開始することが目標とされた。

図7 診療所の医師数の変化

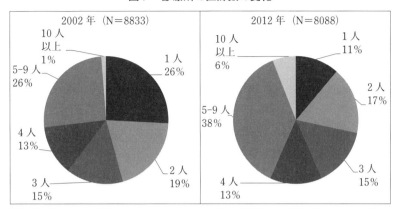

出典：Health & Social Care Information Centre, 2013, NHS Staff-2002-2012, General Practice: Bulletin Tables をもとに作成。

　2008年には入院までに要する時間は平均5.8週間となり，病院の待機期間は大幅な改善が見られた。救急についても，病院到着から4時間以内に診察が済んだ患者の割合は，2002年度第3四半期には78.3％だったものが，2008年第3四半期には96.4％になった[48]。

　診療所についても，急患の当日受診を可能にするよう医師の当番制を構成したり，後述するように看護師の診察・処置・検査を活用したりして，患者をより早く診るための取組みがなされていた[49]。診療所の待機時間の改善が実現された要因の一つは，従来は患者がGPを選んで登録するシステムだったものが，2004年以降，診療所に登録する方式に変更したことが挙げられる[50]。現在，多くの診療所は複数のGP，看護師をはじめ多様な医療従事者が勤務するグループ診療所となっている。2000年代前半には少人数のグループ診療所が過半数を占めていたが，現在は5－9人の規模のところが最も多い（図7）。グループ診療を行うことによって，患者は長期間待たされることなく，登録した診療所に在籍するいずれかの医師に診察を受けることが可能となった。

　もう一つは，看護師の活用である。イギリスでは1960年代頃から診療所への看護師の配置が進み，1980年代になると医師から独立した診察室を持ち患

者を診るナース・プラクティショナー（Nurse Practitioner, NP）が登場する。現在のグループ診療所では通常，ナース・プラクティショナーのほか，診療所看護師（Practice Nurse）やヘルスケアアシスタント（Healthcare Assistant）が在籍しており，それぞれが自分の診察室を持ち，患者の診療に当たっている。ナース・プラクティショナーのなかには，処方資格を持つ者（Nurse Prescriber）もおり，軽症患者・慢性疾患の患者を中心に，特定の診療分野の患者について診療行為を行っている。また，ヘルスケアアシスタントは各々が受けた研修や資格に応じて，採血など特定の診療補助業務をしている[51]。

② 時間外診療等の拡大

1998年に，NHSダイレクトという電話やインターネットでの24時間相談受付が開始された。NHSダイレクトでは，医者に行くべきかどうかがわからないとき，セルフヘルプでの対処法に関する情報が必要なときに看護師から助言を受けることができる。平日午後6時半から午前8時までの間に受診が必要な場合は，NHSダイレクトが時間外診療をしている医療機関について教えてくれる[52]。なお，2014年4月以降，NHS111に改組された。

2000年には，NHSウォークインセンターと呼ばれる，ドラッグストアや病院の救急部門に併設された軽症患者向けのサービスが開設されるようになった。主として処方資格のある看護師が常駐し，事前登録・予約不要で早朝や夜間も診察する[53]。同様に，軽傷部門（Minor Injuries Units）と呼ばれる施設も設けられている[54]。

(2) 医療人材の養成・確保

① 医師の養成・確保

ブレア，ブラウン政権は，GDP比7％程度であった医療費を他の欧州諸国の平均である10％水準に引き上げることを通じて，疲弊していた医療を改善しようとした。その一環として，医療従事者の養成・確保にも積極的に取り組んだ[55]。医療従事者の確保が急務であった。第一の理由は，EU労働時間指令で定められた週あたり労働時間を48時間以内とするという制限を

図8 医療機関へのアクセス

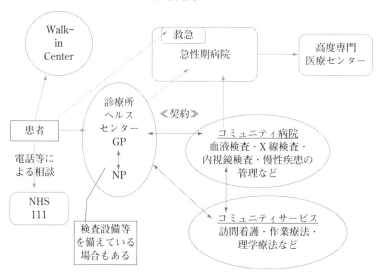

出典：白瀬由美香「地域社会における医療のゆくえ：イギリスNHSの変遷をもとに」中川清・埋橋孝文編著『生活保障と支援の社会政策』明石書店，2011年，78頁を一部修正。

図9 医師の卒後研修システム

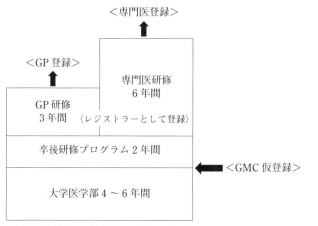

出典：Tooke, 2008, *Aspiring to Excellence, Modernising Medical Careers: Modernising Medical Careers Inquiry*, p.36をもとに作成。

第4節 医療供給体制に関する改革　225

NHS も遵守しなければならなかったからである。EU 指令を実現するには，従来なされていたような医師の，とりわけ研修医の長時間労働を短縮させなければならなかった。第二の理由は，サッチャー，メージャー政権期の長年の医療費抑制施策は医療従事者の給与水準にも影響しており，より良い労働環境を求めて NHS から流出する者が増加していたからであった[56]。

イギリスでは 6 年制の医学部を修了すると，総合医療審議会（General Medical Council, GMC）に仮登録（Provisional Registration）でき，それから 2 年間の基礎研修プログラム（Foundation Training Programme）を受ける。その後は「レジストラー（Registrar）」という役職で登録される。後期研修（Speciality Training Programme）は最低 3 年間である。GP をめざす者は 3 年間，専門医をめざす者は 6 年間程度の研修を行うこととなっている。研修終了後に研修医には GP，専門医それぞれの認定証（Certificate）が発行され，総合医療審議会に医師として正式に登録される（図9）。専門医の場合は，その後経験を積むことで，最終的にはコンサルタントと呼ばれる上級医師となる。

総合医療審議会はイングランド，ウェールズ，スコットランド，北アイルランドの 4 ヵ国を所管する。2014年 8 月現在そこに登録し，連合王国で医療を行うことができる医師はあわせて約24万人である。性別で見ると，女性医師は全体の44.3％を占めている。専門医資格を持つ医師の約 7 割が男性であるが，家庭医は男女半々である[57]。なお，総合医療審議会の登録医師数には国外で活動する医師や民間医療機関の医師も含まれている。

イングランドの NHS において，ブレア政権期に医師数の確保のためになされた改革として，新しい研修医プログラムの導入による研修期間の明確化と短縮，医学部の定員増加や養成課程の多様化，外国人医師の活用などが挙げられる。2000年に発表された NHS プランは，上記施策を通じて 3 年間で医師数を約 1 万人増加させるという目標を設定した。2011年には，イングランドの NHS で働く医師数は，2000年代初頭の1.5倍近くにまで増加し，13万人を超える水準となった（表5）。

2004年には，医師と NHS との契約方式の見直しがなされた。診療所と NHS の契約では，医師会と NHS の交渉により定められた総合医療サービ

表5 医師数の推移（2001 - 2011年，常勤換算）

	2001	2002	2003	2004	2005	2006
医師 合計	92,910	97,415	102,344	109,483	114,470	119,359
専門医 合計	64,055	68,260	72,260	78,462	82,568	85,975
コンサルタント	23,064	24,756	26,341	28,141	29,613	30,619
レジストラー	12,629	13,031	13,989	16,112	17,313	18,180
研修医	19,376	20,901	22,413	24,542	25,981	27,242
臨床助手等	1,627	1,388	1,181	1,070	912	756
その他	7,360	8,183	8,337	8,596	8,750	9,178
GP 合計	28,854	29,155	30,084	31,021	31,901	33,384
その他GP	26,027	26,044	26,382	26,179	26,629	26,360
その他GP	602	789	1,243	2,129	2,619	4,571
GP レジストラー	1,811	1,907	2,153	2,454	2,435	2,190
GP リテイナー	415	416	307	259	219	263

	2007	2008	2009	2010	2011
医師 合計	121,264	125,629	132,683	132,879	134,713
専門医 合計	87,533	91,586	96,598	97,636	99,394
コンサルタント	31,430	32,679	34,654	35,781	36,965
レジストラー	30,175	34,272	36,700	37,527	38,134
研修医	15,875	14,026	14,517	13,869	13,860
臨床助手等	659	812	698	509	402
その他	9,394	9,797	10,031	9,949	10,034
GP 合計	33,730	34,043	36,085	35,243	35,319
その他GP	25,813	25,390	25,378	24,394	24,415
その他GP	5,123	5,285	6,733	6,962	6,976
GP レジストラー	2,409	3,055	3,659	3,718	3,784
GP リテイナー	385	313	315	169	143

（注）コンサルタントには公衆衛生医も含まれる。
出典：NHS Information Centre, NHS Workforce: Summary of staff in the NHS: Results from September 2011 Census, NHS staff by occupation code staff groups 2001-2011 (full time equivalents)

ス（General Medical Services, GMS）契約と，地域ごとの独自契約である個別医療サービス（Personal Medical Services, PMS）契約などがあり，後者の場合，GPは月給制で時間外診療を免除されることも可能となった[58]。病院の専門医は，NHSに勤務する時間外に私費診療に従事することが認められていたが，新しい契約ではNHSで規定時間以上勤務をしなければ私費

診療ができないことになった[59]。これらの見直しにより，GP の負担を軽減し，専門医は NHS の業務に確実に貢献することを促す仕組みへと改革された。さらに，GP については診療報酬支払い方式の改革によって，診療所の業績やサービスの質にもとづく成果報酬が支払われるようになり，それ以前よりも収入が増加することとなった。

また，家庭医が医師としての技能の維持・向上を図りつつ，短時間勤務を行う GP リテイナー（GP Retainer）制度の改革も1999年6月になされた[60]。現在の仕組みでは週に4セッション（1セッション＝4時間10分）まで診療を行う勤務形態を，5年間継続できることとなっている[61]。男性，女性ともリテイナーを希望する理由を問わず対象となっているが，実際には子育て中の女性医師の参加が多いようである。

② 看護師の養成・確保

看護師の免許取得には大学での3年間の学士課程を修了することが必要であり，在学期間の約半分が実習とされている。1年目は共通の基礎プログラムを履修し，残り2年間は成人・小児・精神保健の4分野から1つを選択する。日本のような国家試験はなく，大学を卒業すると看護助産審議会（Nursing & Midwifery Council, NMC）に看護師登録を認められる[62]。

看護師の継続教育の一環として，各分野の専門看護師やナース・プラクティショナーの養成も行われている。訪問保健師（health visitor）になるには，大学院で1年間の教育を受ける必要がある。3年以上の臨床経験のある看護師は，6ヵ月程度の処方コースを修了すると，処方者（prescriber）の資格を取得することもできる。

看護師の確保策としては，2000年に今後の医療供給体制のあり方を示した「NHS プラン」を受けて，特に上級レベルの高度実践看護師の処遇の改善がなされた。看護管理の責任者である看護師長（Modern Matron），臨床上のエキスパートであるナース・コンサルタント（Nurse Consultant）などの役職が NHS に設けられた。看護師・助産師の総数はこの10年間で1.3倍の30万人超となり，同時に管理職の人数も増加を続けている（**表6**）。

また，2004年には，看護師を含め，医師を除くすべての NHS 職員につい

表6　NHSで働く看護関連業務従事者数の推移（2001－2011年，常勤換算）

	2001	2002	2003	2004	2005	2006	2007	2008	2009	2010	2011
看護関連職の合計	452049	473245	491624	505446	519632	513854	506078	518107	535656	541072	532204
正看護師・保健師・助産師　合計	256218	268214	278003	286841	294412	295767	293962	299917	306887	309139	306346
看護コンサルタント	125	314	444	609	697	758	781	805	912	1024	1120
現代看護師長	:	:	:	:	1542	1897	2063	5061	5034	4769	4396
地域看護師長	:	:	:	:	:	351	571	1421	1552	1552	1469
マネジャー	5194	5428	6359	7528	6572	6630	7047	6998	7697	8267	7846
小児看護師	8978	9561	9736	10847	10459	10425	10493	10799	11083	11331	11706
助産師	17571	17566	17855	18137	18326	18380	18751	18896	19496	20126	20519
訪問保健師	10012	9774	9827	9951	9669	9241	8959	8644	8307	8017	7941
地区看護師	10526	10446	10303	9766	9569	9023	8717	8352	7860	7693	6937
学校看護師	:	:	341	605	664	807	892	1045	1167	1096	1165
その他正看護師	188741	201826	210973	218583	227334	229983	228350	231567	237865	241159	239766
准看護師	14812	13298	12168	10816	9578	8271	7336	6330	5912	4105	3480
不明	258	0	0	0	0	0	0	0	0	0	0
医師・看護師の補助職　合計	195831	205022	213609	218605	225220	218087	212116	218189	228768	231933	225858
看護助手（新資格）											750
保育士	2768	2872	3317	3658	4052	4090	4146	4322	4677	4913	4666
看護助手	79272	80966	82289	81708	81483	76678	70264	67125	65472	64495	59456
看護学生	2100	2277	2493	2930	2880	2393	2971	2627	2680	2837	3114
ヘルスケアアシスタント	24719	27794	30057	31777	33183	33518	34533	38821	42331	43212	44787
補助員	26340	26302	25311	24270	25464	24027	23439	23835	25662	26171	26069
事務員	60346	64656	70053	74205	78090	77309	76656	81977	87862	90211	86942
現業作業員	130	154	88	57	68	73	106	83	85	93	74
不明	156	0	0	0	0	0	0	0	0	0	0
職種不明の看護職	0	9	12	0	0	0	0	0	0	0	0

出典：NHS Information Centre, NHS Workforce: Summary of staff in the NHS: Results from September 2011 Census, NHS HCHS: Nursing, Midwifery & Health Visiting staff and support staff by type 2001-2011 (full time equivalents)

表7 「変化のための議題(Agenda for Change)」にもとづく職位と給与の体系

NHS 職員としての職位	職務レベル	看護職の場合	年収(£)
Clinical Director of Service	地域組織の管理運営責任者	—	77850 - 98453
Consultant Practitioner	臨床責任者・教育従事者	現代看護師長・コンサルタント	39239 - 81618
Advanced Critical Care Practitioner	独立した活動が可能な者	専門保健師・上級助産師・チームマネジャー	30764 - 40558
Senior Practitioner	臨床実践の経験者	保健師・助産師・訪問看護師	25683 - 34530
Registered Practitioner	専門職資格取得者	看護師	21478 - 27901
Assistant Critical Care Practitioner	補助職等資格取得者	看護助手・保育士	18838 - 22016
Senior Health Care Assistant	一定の職業訓練を受けた者	臨床補助者	16271 - 19268
Health Care Assistant	義務教育修了レベル	臨床補助者	14294 - 17425
Health Care Assistant	義務教育修了レベル	—	14294 - 15013

出典:NHS Employers, 2014, Pay Circular (A for C) 1/2014 をもとに作成。

て,同一価値労働同一賃金の原則にもとづく新たな給与・人事システムシステムが導入された。この新たな給与システムは,「変化のための議題(Agenda for Change)」と呼ばれており,「知識と技能の枠組み(Knowledge & Skills Framework)と自己開発レビュー,職務評価(Job Evaluation),契約条件(NHS Terms & Conditions)から構成される人事評価システムと連動している。

③ NHS による医療人材配置の特徴

医療人材の確保に関して,プライマリケアで働く診療所の GP や看護師等の医療従事の必要人員の管理は,2000年代はプライマリケアトラストが行っていた。病院職員については,各地の病院グループの管理運営をする NHS トラスト(NHS Trust)や NHS ファンデーショントラストが人員管理をすることとなっていた。したがって,NHS で働く限りにおいては,医師は必ずしも完全に自由にどこでも診療所を開業できるわけではなかった[63]。

図10 2009年－2013年3月までのNHSの組織と予算・サービスの流れ

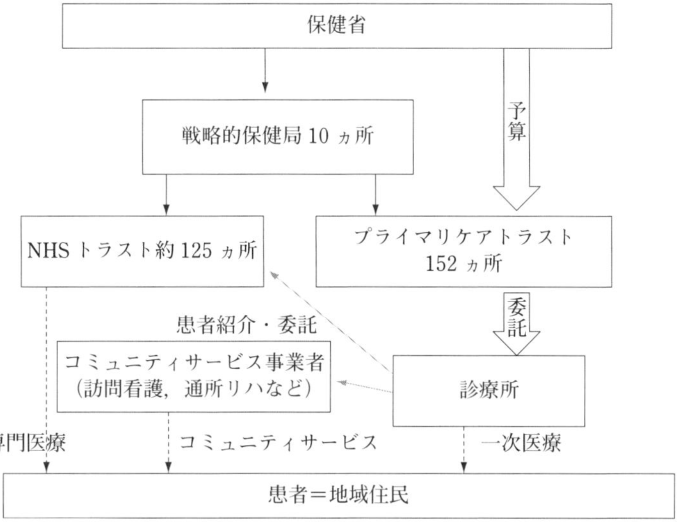

```
                    ┌─────────────┐
                    │   保健省    │
                    └──────┬──────┘
                           │         予算
                    ┌──────▼──────┐    │
                    │戦略的保健局 10ヵ所│   │
                    └──────┬──────┘    │
              ┌────────────┴────┐      │
    ┌─────────▼──────┐  ┌───────▼──────▼──┐
    │NHSトラスト約125ヵ所│  │ プライマリケアトラスト │
    └─────────┬──────┘  │      152ヵ所     │
              │         └────────┬─────────┘
       患者紹介・委託            │ 委託
    ┌─────────▼──────────┐  ┌───▼────┐
    │コミュニティサービス事業者│  │ 診療所 │
    │(訪問看護，通所リハなど) │  └────┬───┘
    └─────────┬──────────┘       │
              │                       │
    専門医療  │ コミュニティサービス │ 一次医療
    ┌─────────▼───────────────────▼─┐
    │      患者＝地域住民             │
    └─────────────────────────────┘
```

出典：伊藤義典『ブレア政権の医療福祉改革——市場機能の活用と社会的排除への取り組み』ミネルヴァ書房，2006年，50頁にその後の改革を反映させて作成。

なお，イギリスには日本における看護師の配置基準のように，必要人員を明示し，それを充足するように誘導する政策はこれまで存在しなかった。しかしながら，近年ミッドスタッフォードシャー病院で起こった低質なケアによる死亡者の多発問題を機に，急性期病院では患者8人に対して看護師1人を配置するというガイドラインが2014年7月に発表されたところである[64]。

(3) 保健医療計画

① 労働党政権期の保健医療計画

ブレア政権期には，地域医療の予算およびサービスを管理統括する組織としてプライマリケアトラストが創設され，2002年以降の一次医療圏での保健医療計画は実質的にプライマリケアトラストを中心に策定，執行されていた。プライマリケアトラストの任務は，(i) 所管地域の計画策定，(ii) サービスの質の向上の促進，(iii) 家庭医や病院サービス等の委託・契約，(iv) 直営プライマリケアサービスの提供であった[65]。

なお，プライマリケアトラストの任務の一つである(iv)直営プライマリケアサービスの提供については，2009年に分離独立することとなり，以後プライマリケアトラストは(i)および(ii)，(iii)に関する任務を遂行する管理部門のみからなる組織となった。分離独立したサービス部門は，営利・非営利の法人に移行するなど多様な形態のコミュニティサービス提供事業者となった。
　2009年頃のNHSにおける予算，サービスの流れは図10のように示される。保健省から各プライマリケアトラストに予算が配分され，地域住民の人数や年齢構成等に応じて，それが地域内の各診療所に配分される。家庭医は診療所の予算の範囲内で患者の医療ニーズに応えるべく，病院や訪問看護等のサービスを紹介する。すなわちプライマリケアトラストは家庭医を通じて多様な医療サービスを購入し，患者に提供するという構図になる。
　プライマリケアトラストが購入するのは，訪問看護等のコミュニティサービス事業者の他，病院での治療に関わるサービスがある。病院等の二次医療サービスを管理・運営するのは，急性期トラスト（Acute Trust），精神保健トラスト（Mental Health Trust），救急車トラスト（Ambulance Trust）などのNHSトラストである。急性期トラストは，主として急性期の患者を対象にサービス提供を行う地域の複数の総合病院からなる組織であった。それに対して，精神保健トラストは病院だけでなく在宅患者向けの訪問系サービスも含めて，精神保健分野の患者向けのサービスを提供している。NHSトラストは，担当する二次医療圏内での病棟の新設や閉鎖，人員配置計画，診療科別重点計画などの策定を行っている。
　これらトラストのなかには，NHSファンデーショントラストという独立した法人格を持つことを認められたものもある。ファンデーショントラストは，病院の運営業績が良いこと，高い指導力を発揮して地域住民に利益をもたらしていること，職員や地域関係者の支持を得ていることが要件とされている。一般のNHSトラストとの違いは，(i) 法にもとづく公益法人であること，(ii) 患者・地域社会に説明責任を負うこと，(iii) 理事会による計画策定を行うこと，(iv) 保健省の関与が少なく自主的な運営ができること，(v) 公的・民間セクターから資金調達できること，(vi) 剰余金を投資できること，(vii) モニターによる監督を受けること，などが挙げられる[66]。

他方，広域的に医療資源の確保や配分のための戦略立案を行う組織としては，2002年より戦略的保健局（Strategic Health Authority（SHA））が置かれていた。戦略的保健局は地域内のトラストの業績管理，広域的な医療連携の確保，人材育成等の機能を担っており，当初は28ヵ所あったが，2006年に10ヵ所に集約された。

② 現在の保健医療計画

　2013年4月に施行されたNHSの組織改革によって上述のプライマリケアトラストと戦略的保健局が廃止され，新たに設けられた組織がその保健医療計画に関する役割を担うことになった。

　現在のプライマリケア，すなわち一次医療圏に関する戦略の策定，サービスの調達，管理などは，GPを主たるメンバーとした地域組織である臨床委託グループによってなされている。

　二次医療圏における病院グループ内での病棟の新設や閉鎖，人員配置計画，診療科別重点計画などの計画は，引き続きNHSトラストで行われている。

　SHAが担っていた業務は，以下の組織に引き継がれている。NHSトラストの業績管理はNHSトラスト開発局（NHS Trust Development Authority）が，高度先進医療の集約化や重点研究分野に関する投資などを含めた広域的な計画策定はNHSイングランドが，人材育成等については医療教育イングランド（Health Education England）がその役割を担っている。

2　供給者間の連携確保

(1) 新たな連携システムの導入・普及

① 中間ケア（intermediate care）の整備

　1990年代後半以降，「病院から在宅までのスムーズな移行を可能にし，慢性期またはターミナル期にある患者を病院治療に依存することなく治療し，長期の入院・入所を予防するもの[67]」として中間ケアが注目されるように

なった。その背景には，民間のケア施設事業者が不動産の上昇や施設基準遵守の強化による費用増加を理由として，市場から撤退しつつあったことが指摘できる。そのため，民間施設に変わる新たな高齢者ケアの場として，中間ケアの導入が提示されることとなった[68]。そして，ブレア政権下で「NHSプラン」のなかに盛り込まれ，中間ケア整備に関する大規模な予算化がなされた。また，後述する「全国サービス枠組み (National Service Framework)」のうち，「高齢者に関する全国サービス枠組み」は2001年3月に発表されたのであるが，そこで掲げられた8つの基準の一つに中間ケアへのアクセスが挙げられていた[69]。これらによって，各地でコミュニティ病院，急性期病院，介護施設等に中間ケア病床の整備が進められることとなった。しかし，長澤(2006)によれば，政府によって推進された中間ケアの概念は，もともと地域で自発的に展開されていたものを後づけで定義したにすぎず，多様な実態との食い違いがあったとされている[70]。

② コミュニティケア（退院遅延）法

2003年にコミュニティケア（退院遅延）法が成立した。これは，社会的ケア・サービスの不備による退院の遅れが生じた場合に，病院が地方自治体に課金をする制度である。スウェーデンやデーマーク等で既に導入されていた仕組みに倣って導入された。当初は急性期病院のみが対象であったが，2006年以降はリハビリテーション病院や中間ケア施設についても同様の措置が適用されることになった。手順としては，患者の入院中に，要介護状態にあると思われる者の退院予定日等の情報が病院から自治体に伝えられると，自治体は退院予定日からすぐに在宅もしくは施設ケアが提供できるように準備を進める。もしそれが自治体側の都合で間に合わない場合には，自治体は病院に対して1日あたり100ポンドを支払わなければならない。

前項の中間ケアの整備は，この制度の導入とほぼ同時期になされた。中央政府は地方自治体に対して，社会的ケアサービス供給体制の整備に関する特別補助金を至急し，地域における中間ケア施設を増設することによって，医療と社会的ケアとの連携促進をめざしていた[71]。

図11　NHS 継続医療の受給決定プロセス

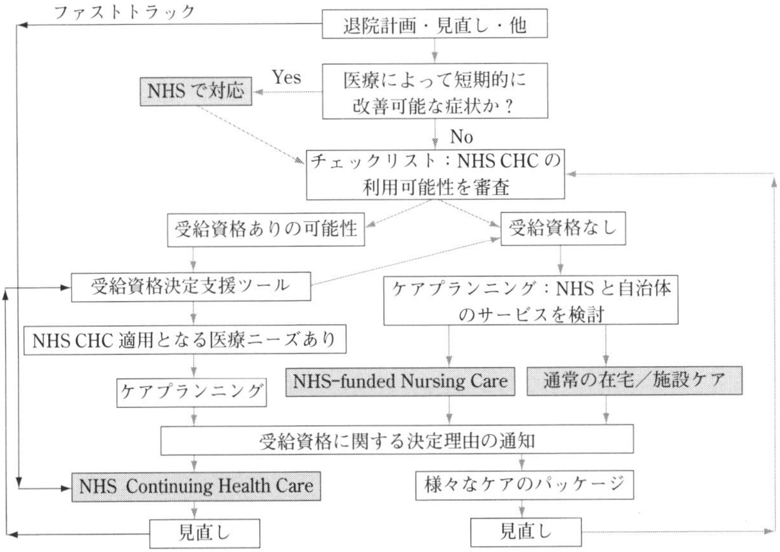

```
ファストトラック
                    ┌──────────────────┐
                    │退院計画・見直し・他│
                    └──────────────────┘
          ┌─────┐ Yes ┌──────────────────┐
          │NHSで対応│←───│医療によって短期的に│
          └─────┘    │改善可能な症状か？│
                    └──────────────────┘
                           │ No
                    ┌──────────────────┐
                    │チェックリスト：NHS CHC の│
                    │利用可能性を審査　　　　│
                    └──────────────────┘
           ┌─────────────┴──────────────┐
     ┌──────────┐              ┌──────────┐
     │受給資格ありの可能性│              │受給資格なし│
     └──────────┘              └──────────┘
           │                          │
     ┌──────────┐              ┌──────────────────┐
     │受給資格決定支援ツール│              │ケアプランニング：NHSと自治体│
     └──────────┘              │のサービスを検討　　　│
           │                  └──────────────────┘
     ┌──────────────────┐           │
     │NHS CHC 適用となる医療ニーズあり│           │
     └──────────────────┘           │
           │               ┌──────────────┬──────────┐
     ┌──────────┐  │NHS-funded Nursing Care│通常の在宅／施設ケア│
     │ケアプランニング│  └──────────────┴──────────┘
     └──────────┘           │
                    ┌──────────────────┐
                    │受給資格に関する決定理由の通知│
                    └──────────────────┘
           │                          │
     ┌──────────────┐        ┌──────────────┐
     │NHS Continuing Health Care│        │様々なケアのパッケージ│
     └──────────────┘        └──────────────┘
           │                          │
        ┌─────┐                  ┌─────┐
        │見直し│                  │見直し│
        └─────┘                  └─────┘
```

出典：Department of Health, 2009, *The National Framework for NHS Continuing Healthcare and NHS Funded Nursing Care*, p.18をもとに作成。

③ NHSによる継続的なケア提供[72]

NHS 継続医療（NHS Continuing Healthcare）は，病院以外の場所にいる継続的な医療ニーズがある要介護者に対して，NHS が医療・介護（社会的ケア）双方のサービス費用を負担する。通常の社会的ケアサービスと違い，NHS 継続医療が適用されると，身体介護や福祉用具等についても利用者は費用負担をしなくてよい。ナーシングホーム，ホスピス，自宅など，様々な場所でのサービスが対象である。自宅で NHS 継続医療を受ける場合は，訪問看護師や作業療法士等によるケア，入浴・衣服の着脱・洗濯などについても NHS が費用負担をする。施設の場合は，住居費，食費を含めたケア施設の代金すべてを NHS が支払う。

この制度の受給資格の判定は，図11のようになっている。NHS 継続医療の適用可能性は，退院予定日が決定し，症状が安定した患者に対して審査される。特定の疾病や症状，身体状態，ケアの提供者や提供場所は問わないも

のの，患者のニーズ全体を通じて，第一に必要なのが医療という点が判定では最も重視される。一度資格を得たら，医療と社会的ケアにかかるすべての費用をNHSが支払うことになる。症状が変化したら，費用負担の方式が変わる場合がある。最初のニーズ見直しは3ヵ月後であり，その後は少なくとも1年に1回見直しが行われる。終末期の看取りなど迅速な判断が求められるケースでは，患者の診断や治療に携わる医師または看護師が判断し，受給資格の決定プロセスで「ファストトラック」が適用となる。受給資格が認められた者は，在宅・施設・ホスピスのいずれで最期を迎える場合でもNHSによる費用負担で医療と社会的ケアを受けることができる。

　しかし，NHS継続医療はきわめて限られた人にしか適用されない。NHS継続医療は適用されないが，ナーシングホームに入居し，看護師によるサービスを受けることが必要だと認定された者については，NHSから施設に対して看護師の人件費が補助される。この仕組みは2001年に導入され，NHS拠出ナーシングケア（NHS‐funded Nursing Care）と呼ばれている。2010年度は，看護が必要な入居者1人につき，NHSが施設に108.70ポンド支払うことになっていた。なお，入居者は，看護を除いた施設でのケア費用については，資力調査にもとづく自己負担をする。また，施設で雇用される看護師は，直接的な看護業務に従事するほか，利用者のニーズに応じた療養計画の作成，管理，モニタリング，ケアスタッフの指導などを行うこととなっている。

④　個別医療予算（Personal Health Budgets）

　イギリスでは障害者福祉の分野を中心に，ケアにかかる費用を現金で給付し，利用者が自らサービスの選択と管理を行う取組みが1990年代後半に始められた[73]。これはダイレクト・ペイメントと呼ばれる制度で，2005年からは各々の利用者が必ずしも現金給付を受けず，概念上の個人別予算を持って自らが受けるサービスを構成・管理する制度（Individual Budgets）も導入された。そして，それを慢性疾患の長期療養や退院患者の継続ケア，リハビリテーション，精神保健などの医療給付に関して拡大したのが個別医療予算である。2009年に試行事業が行われ，2014年10月よりNHS継続医療の適用さ

れる患者はすべて個別医療予算を持つこととなる[74]。個別医療予算は，医療と福祉の連携や統合されたケアを促進するものと考えられており，Dickinson & Glasby（2008）によれば，患者が主体的にサービスを組み合わせて選択することによる新たな連携枠組みが構築されることが期待されている[75]。

(2) 供給者間の役割分担の見直し

① 医療供給者間の役割分担の見直し

　NHSの医療供給体制は，GPによる一次医療と病院での二次医療が明確に機能分化されている点が，日本と異なる最も特徴的な点である。けれども，医療技術の進歩や人口の高齢化，それにともなう政策の変化などを受けて，プライマリケアで供給するサービスの範囲は時代によって変化している。

　2006年に保健省は『私たちの健康，私たちのケア，私たちの発言：新しいコミュニティサービスの方向性』を発表し，以下の4点を提言した[76]。

(ⅰ) 医療の主な提供場所を病院からコミュニティに移行すること。
(ⅱ) 個人のニーズに即した対人サービスの提供すること。
(ⅲ) 提供されるサービスを患者・利用者がもっとコントロールできるようにすること。
(ⅳ) ニーズに対して最も適切な治療・ケアを提供可能な専門職を活用すること。

　この方針に沿って，検査や日帰り手術など一部のサービスは，各地で病院からプライマリケアに移行されることとなった。また，リハビリテーションを行う中間ケア施設や，コミュニティ病院をプライマリケアに設置する取組みも行われた。こうした従来はNHSの二次医療で提供されていたサービスをプライマリケアで提供することは，患者にしてみればサービスへのアクセスが容易になるという利点がある。それに加えて，プライマリケアトラストにとっては急性期病院に紹介するよりも低い医療費でより多くの患者にサービス提供が可能となるという利点があった。

　翌2007年には，ダルジ（Darzi）保健副大臣（Health Minister）によって『我々のNHS，我々の未来』と題された今後の地域医療の展望を示す中間報

表8　NHSロンドンが提案した今後の医療機関の役割分担のあり方

在宅	終末期ケア，在宅リハビリ，長期療養のサポート，化学療法などの専門的ケア，入院前ケア，退院後ケア，自宅出産のサポート
ヘルスセンター	GPサービス，専門外来，応急手当，理学療法・作業療法など，健康情報サービス，簡単な処置，歯科，眼科，慢性疾患の予防・管理，薬局
地域病院	専門外来，応急手当，救急医療，緊急手術，人工呼吸器の挿管，入院患者向けリハビリ，産婦人科・新生児集中治療室（レベル1－2），小児科，人工透析
予約制診療センター	専門外来，緊急を要さない手術，入院前の精密検査，内視鏡などを用いる医療
急性期中核病院	専門外来，重症患者への救急医療，重複疾患のある患者への手術，高度な手術，緊急手術，高度先進医療，救命救急を含む小児医療，産婦人科・新生児集中治療室（レベル2－3），医科学研究センター
専門病院	専門外来，高度な手術，高度先進医療，医科学研究センター，

出典：NHS London, 2007, *Framework for Action*, p.106をもとに作成。

告書が発表された[77]。そこで注目されたのが，プライマリケア整備の方向性として，診療時間の大幅な延長を含む複合型の大規模ヘルスセンターの計画が提示されたことである。将来的には各プライマリケアトラストに少なくとも1ヵ所ずつ「GPが主導するヘルスセンター（GP-led health centre）」を設置するとしていた。そして，同じくダルジによって2007年に示された，ロンドンの地域医療改革に関する提言『ロンドンのヘルスケア：行動のための指針』のなかで，今後の医療機関の役割分担のあり方が**表8**のように示された。この提言にもとづく計画は，2010年の政権交代によって頓挫したが，示された将来の医療機関の機能分化の方向性は，部分的にではあるが各地で現実のものになりつつある。

② 医療と社会的ケアとの共同および統合

退院患者を受け入れる中間ケアの普及は一定の成果を上げたが，地域によってばらつきが大きく，現場での実質的な連携には限界もあったと言われている[78]。2005年以降は，医療と社会的ケアとの共同アウトカム評価や地域における運営の組織の統合も始まった。

医療と社会的ケアとの共同アウトカム指標の策定に関しては，情緒的ウェ

ルビーイングの改善，QOLの改善，積極的な貢献，選択とコントロール，差別の解消，経済的ウェルビーイング，個人の尊厳を達成するため，目標値を定める新たな業績評価の枠組みが示された。それを受けて，自治体とプライマリケアトラストは共同で地域住民のニーズアセスメントを行い，地域住民との協議を経て，共同アウトカム指標と目標値を決定することとなった。こうして策定される体系は，地域協定（Local Area Agreement）と呼ばれている[79]。

　また，イングランド南部のトーベイ（Torbay）などいくつかの地域では，高齢者や精神保健に関してプライマリケアトラストと社会的ケア・サービスとを予算面でも人的側面でも統合した「ケアトラスト」を形成する取組みがなされた[80]。けれども，プライマリケアトラストは2013年3月で廃止されたことから，現在は医療と社会的ケアとの予算の統合も解消されている。現在のトーベイ・ケアトラスト（Torbay Care Trust）という組織は，2012年4月にTorbay and Southern Devon Health and Care NHS Trustとしてサービス供給部門がケアトラストから分離独立し，臨床委託グループと地方自治体それぞれから委託を受けて，地域における医療と社会的ケア・サービスの供給をしている[81]。

3　質の確保

(1) 医療機関の登録システム

　イギリスで医業および社会的ケア事業を行うには，ケアの質委員会（Care Quality Commission（CQC））に登録することが求められる。公的な医療・社会的ケア提供に従事する事業者だけでなく，私費診療を専門に行う医療機関も含め，イングランドのすべての事業者が登録対象となっている。

　ケアの質委員会は，2008年医療および社会的ケア法（Health & Social Care Act 2008）にもとづいて設立された組織であり，2009年4月に設置された。保健省からは独立した公的な組織として，医療機関や社会的ケア事業者の最低基準を監督している。保健省から支給される補助金と事業者の登録

料を主な財源として運営されており，登録対象に課される登録料は施設の規模に応じて定められている。

なお，それ以前には，2003年医療および社会的ケア法（Health and Social Care Act 2003）による「保健医療委員会（Healthcare Commission）」，「社会的ケア監督委員会（Commission for Social Care Inspection（CSCI））」が医療機関・事業者の規制を行っていた。精神保健については，1983年精神保健法（Mental Health Act 1983）にもとづく「精神保健委員会（Mental Health Commission）」があった。これら三組織を統合し，すべての医療機関・事業者に対して一元的に規制を行う組織として，ケアの質委員会が創設された。

2008年医療および社会的ケア法によれば，ケアの質委員会の目的は第一に，医療や社会的ケアサービスの利用者の健康・安全・福祉の保護と促進である。第二に，医療や社会的ケアサービスの向上，利用者のニーズと経験に焦点を当てたサービス提供，資源の効率的かつ効果的な利用の推進である。そして，(i) 医療機関や社会的ケア事業者の登録（registration），(ii) 医療機関や社会的ケア事業者の監査（inspection），(iii) 精神保健法の運用状況のモニタリングを行っている[82]。

登録機関は，**表9**にあるように，ケアに関する(i) 関与と情報，(ii) 個別ケア・治療・支援，(iii) 保護と安全，(iv) 職員配置の適切さ，(v) 質とマネジメント，(vi) マネジメントの適切さの6分野にわたる28項目を遵守することが求められる。そのうち，評価の際に必ず確認されるのが，ケアの質と安全に最も直接的に係わる「質とリスクの概要（Quality & Risk Profile）」に指定された16項目である（**表9**）。

評価結果は，**図12**のようにケアの質委員会のホームページで公開される。違反があった場合は，業務改善の指導をするだけでなく，悪質な場合には法的な措置の適用も規定されている。

さらに，NHSでサービス提供を行うには，ケアの質委員会への登録に加えて，モニターが発行する免許が必要となる[83]。モニターはもともと，NHSファンデーショントラストと呼ばれる，拡張された裁量権を持つ病院グループの財務状況を監査する機関であったが，2013年4月以降，免許発行機関へ

表9 質と安全の必須基準

分野	成果番号	求められる成果の内容	QRPの16項目	2008年医療社会的ケア法（規制対象活動）2010年規則の該当箇所	2009年CQC(登録)規則の該当箇所
関与と情報	1	利用者の尊厳と関与	○	17	
	2	ケアや治療への同意	○	18	
	3	料金			19
個別ケア・治療・支援	4	利用者のケアと福祉	○	9	
	5	栄養的ニーズの充足		14	
	6	他の事業者との協働		24	
保護と安全	7	利用者を虐待から保護	○	11	
	8	清潔さと感染症のコントロール	○	12	
	9	投薬管理	○	13	
	10	建物の安全性・適切さ	○	15	
	11	器具の安全性・利用可能性・適切さ	○	16	
職員配置の適切さ	12	労働者に関連する要件	○	21	
	13	職員配置	○	22	
	14	労働者への支援	○	23	
質とマネジメント	15	目的の陳述		12	
	16	供給するサービスの質の評価とモニタリング	○	10	
	17	苦情	○	19	
	18	利用者の死亡に関する届出			16
	19	1983年精神保健法による拘留者の死亡および無許可で不在である場合の届出			17
	20	その他のインシデントの届出			18
	21	記録	○	20	
マネジメントの適切さ	22	事業者が個人またはパートナーシップである場合の要件		4	
	23	事業者がパートナーシップ以外である場合の要件		5	
	24	登録マネジャーに関する要件625登録者の研修		7	
	26	財務状況			13
	27	登録マネジャーの不在に関する届出			14
	28	登録マネジャーの変更に関する届出			15

出典：CQC, 2010, *Essential Standards of Quality and Safety* および長澤紀美子「高齢者ケアのアウトカム評価：イギリスにおける政策動向と社会的ケアのアウトカム指標（ASCOT）の事例」『高知女子大学紀要』（社会福祉学部編）60（2011年）175頁を参考に作成。

図12　CQC による監査結果の公表

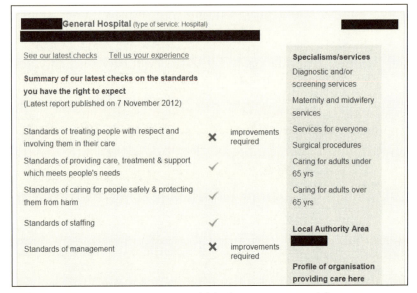

出典：Care Quality Commission ホームページより（http://www.cqc.org.uk/）。

と機能が拡張された。2014年より NHS のすべての医療機関に免許を発行することになる。

(2) 医療機関の質の評価

① 第三者評価

2001年に創設された医療改善委員会（Commission for Health Improvement）は、病院の臨床上のターゲットの達成度に応じた業績評価にもとづいて、星の数（1-3）による格付けを行っていた。格付けのための指標は40項目以上あり、主要項目と業績項目に分かれている。主要項目は、患者の待機、財務管理、清潔さ、労働環境などであった。業績項目は、「NHS プラン」に示された数値目標から、職員の労働時間、医療事故件数、死亡率、再入院率などが選定されていた。この格付け評価は、2004年以降は後継組織であるヘルスケア委員会（Health Care Commission）でも2005年まで続けられ

た[84]。

　しかし，格付けに関しては批判も多く，ヘルスケア委員会はその後，サービスのプロセスを重視した業績評価手法に変更し，病院に対して「劣る（Weak）」「適正（Fair）」「良い（Good）」「優秀（Excellent）」の4段階評価をすることとなった[85]。

　だがそれも，2009年にヘルスケア委員会がケアの質委員会（Care Quality Commission）に転換されると，質の高さを評価する手法は廃止され，最低基準の要件を満たしているかの監査のみなされるようになった。その後，2014年秋に「卓越（Outstanding）」「良好（Good）」「要改善（Requires improvement）」「不適切（Inadequate）」の4段階評価を導入することが発表されている。

　② 自己評価

　NHSでサービス提供を行う病院や訪問看護事業者等の医療機関は，「質に関する報告」（Quality Accounts）を毎年報告することとされている。2008年に保健省が発表した「すべての人への質の高いケア」（High Quality Care for All）によって，医療の質の向上に重要となる「安全性」「治療の有効性」「患者の体験」に関する比較可能な情報を公開し，全国的なフレームワークを構築していくことが示され，2009年から試行事業が開始された。2009年医療法（The Health Act 2009）にもとづく法定の報告書として，2010年6月に最初の「質に関する報告」が公表された[86]。以後，毎年6月に「質に関する報告」がNHSチョイスのインターネットサイトで公表され，地域の医療機関がコミュニティや利害関係者に対して質の報告をし，サービスの改善を示す重要な方策となっている[87]。

　(3) サービスの質の標準化

　「全国サービス枠組み（National Service Framework）」の策定は1999年に始められた。これは，特定の医療分野や疾病グループについて，達成すべき基準や整備すべきサービスを示している。現在までに以下の9つの全国サービス枠組み・戦略が定められている[88]。

(i) がん，(ii) 冠動脈硬化性心疾患，(iii) 子ども，(iv) 慢性閉塞性肺疾患，(v) 糖尿病，(vi) 腎臓病，(vii) 神経疾患，(viii) 精神保健，(ix) 高齢者

上記の全国サービス枠組みはいずれも，効果的な治療法やサービスに関する科学的な根拠にもとづいて随時改訂されている。各地で地域医療計画を策定する際には，全国サービス枠組みを考慮することとなっている。

(4) 医療従事者の質の確保

① 医療従事者の資格登録と管理

医師・看護師をはじめとした医療専門職の業務内容を具体的に規制する法律はイギリスにはない。医師への規制は伝統的に自己規制のみに委ねられていた。そして他の医療専門職は，看護助産審議会などのように，総合医療審議会と同様の資格管理団体を形成し，専門職自身による自己規制を推進してきた。1990年代以降の総合医療審議会は，行政や患者などを含めた多面的な規制のあり方へと変質したと言われている[89]。けれども，それでも依然として専門職の業務範囲を法律で規定する方法はとっていない。各専門職団体が，専門職としての指針（Guidance）や行動規範（code of conduct）を示すことを通じて，患者の安全を第一に考え，自己規制を行うように促す仕組みとなっている[90]。

こうした職種別に形成された専門職規制・資格管理団体間の調整を図るため，医療規制審議会（Council for Healthcare Regulatory Excellence）が2003年に設置された。医療規制審議会は，現在は専門職基準局（Professional Standards Authority for Health & Social Care）に名称変更され，医師，歯科医師，薬剤師，看護師をはじめ9つの専門職規制・資格管理団体を取りまとめている。

また，医師，歯科医師，薬剤師などの臨床上の技能などに疑義がある場合にアセスメントを行う機関として，全国臨床評価サービス（National Clinical Assessment Service）が2001年に設置された。さらに，医療事故に関する情報を全国的に集約するため，全国患者安全局（National Patients Safety Agency）も設置された[91]。その後，2013年になされたNHSの組織改革にともない，患者の安全管理に関する機能は，NHSイングランドに移管されて

いる。

② 医師・看護師資格の更新制度

イギリスで医師として活動するには，総合医療審議会に医師登録したうえで，医業を行う免許を受ける必要がある。2009年以降，総合医療審議会への登録は，医師としての登録（registration）と，診療を行う免許（license to practice）という2つの要素から構成されている。後者の診療を行う免許については，2012年12月から，業務の再検証にもとづく更新制（revalidation）が導入された。更新の際には，(i) 知識・技能・パフォーマンス，(ii) 安全と質，(iii) コミュニケーション・連携・チームワーク，(iv) 信頼の維持の4つの分野に関する評価を5年ごとに受けることになる[92]。なお，登録と免許取得を同時に行う場合，2015年2月現在で185ポンドの登録料が課されている。また，登録継続には年会費390ポンドがかかる。

他方，看護師については，看護助産審議会への登録が必要である[93]。看護師資格には以前から更新制度（renewal）があり，看護師免許を維持するためには毎年100ポンドの登録料がかかる。多くの場合，雇い主である医療機関が登録料を負担しているようである。免許は3年ごとに更新があり，要件として過去3年間に少なくとも35時間の継続教育と450時間の臨床経験が求められる。この要件は臨床現場の看護師だけでなく，マネジメントや研究・教育に従事する看護師にも適用される。目下のところ，医師と同様に業務状況の再検証にもとづく免許の更新制を導入するという議論が進められている[94]。

③ 医療従事者の業務範囲の規定

医師も含めて，NHSで雇用される職員については，誰がどのような業務に従事可能であるのかを雇い主である医療機関等が規定してきた。各人の技能に見合った業務の配分，複雑な仕事の管理，技能の向上への適切なサポート等を確保することは，雇い主の義務であるとされ，特定の業務に対して，その専門職が十分な対処能力を持つかどうかを保証するのは，雇い主の重要な役割であると医療規制審議会も指摘していた。雇い主は具体的には，「職

務記述書」(job description),「個人別明細書 (person specifications)」,「求められる能力の概要 (competency profiles)」を示し,特定の業務を行ううえで必要な知識,技能,特質などを個人ごとに規定する。採用された専門職はこれらの範囲内で業務に従事することとなる。それに加えて,NHS には先述の全国サービス枠組みや診療ガイドライン,業績評価を用いたクリニカル・ガバナンスの仕組みがあり,さらに個々の医療機関でなされる人事管理システムを通じて,医療の質は保たれると考えられている[95]。

他方,医薬品の取扱いについては,薬事法や関連する法令によって制限が設けられている。とりわけ規制医薬品は,薬物乱用法 (Misuse of Drugs Act) や薬物乱用規制 (Misuse of Drugs Regulations) にもとづいて,国で定められた職種のみ扱うことができる。そうしたことから,看護師や薬剤師,その他の医療従事者が処方に関する業務を行う場合については,全国的な統一基準に基づく資格を取得し,資格管理団体が処方免許を発行・管理することになっている。

第5節 考 察

1 NHS

(1) 医療費の増額

ドイツ・フランスとイギリスにおける医療制度改革と比較した場合,イギリスに見られる大きな特徴は,医療費の増加による供給量の増大である。

それは,ドイツ,フランスの改革目的が増大する医療費の抑制に重点が置かれたのに対し,イギリスの場合,診療を受けるまでの時間の短縮と,医療の質の地域間格差解消等が一連の改革の主たる目的であるという,目的の相違に由来する。

制度施行以来，NHS が定額予算制のもと，医療需要を充たすのに十分な予算配分が医療機関になされなかったため，患者・住民に対する医療サービスの供給量が不足し，これによって生じた深刻な待機問題が生じた。また，定額予算制は，ときに医療機関から改善と向上の意欲を失わせ，医療サービスの質の機関間格差・地域間格差を招いた。

これらを解決するには，何より予算増を図り，医療サービスの供給量を増大することが急務であると，労働党政権，現連立政権いずれもが認め，その結果，とりわけ1990年代の改革の主たる手段は予算増額であった。

予算増額は1990年代のイギリスの好景気によって支えられていた。しかし，リーマンショック以後，イギリスは再び厳しい財政状況に直面するようになる。そのため，2010年のキャメロン連立政権以降は，NHS 予算自体は微増を維持しているが，医療サービス以外の経費，つまり管理・事務経費については予算縮小が課せられている。その結果，事務の効率化，人員削減などが進められ，これが結果として，医療サービスの供給量と質に良くない影響を与えるとの報道もなされている[96]。

(2) 質の評価と診療報酬

第二の改革の特徴は，プライマリケア，およびセカンダリィケア，いずれの領域においても医療サービスの質を評価する仕組みを開発，導入し，それを報酬に反映させる仕組みを活用していることである。これを契機に財源調達方式が GP，病院いずれにおいても，制度施行時の定額予算配分型から成果報酬導入型へと転換した。

なお，NHS 当局が定める一定の水準を満たした場合に，あるいはプラスアルファの医療サービスを提供した場合に，成果報酬を与える改革手法は，ドイツ，フランスが改革の主たる柱として採用していない手法である。これはドイツ，フランスでは，成果報酬のようなモチベーションがなくとも，診療報酬算定に出来高払い方式が取り入れられていること（開業医），件数に対応した報酬方式（入院）になっているからであろう。

ところで，NHS が設定した達成すべき水準をみると，診療録の保管，1年間に一度は患者と直接会うなど実践することが容易で，その達成のハード

ルは決して高くない。このことから，基準達成を評価する制度は，顕著な業績を上げた医療機関に特別な褒賞を与えるものではなく，医療機関であれば最低限，遵守すべき基準，ミニマムスタンダードを医療機関に遵守させるために機能しているといえる。そのため，同制度は医療の質の地域間格差，機関格差の解消に貢献する一方，達成が容易であるがゆえに，ほとんどの医療機関の収入は増えた。つまり，質の向上促進政策は NHS の財政負担増をともなうこともまた明らかにした。

　このような NHS の成果報酬型診療報酬が日本に示唆を与える点は，一つは医療サービスのナショナルスタンダードの確立，もう一つはその時々にニーズの高い医療サービスの提供促進である。

　どこでも，誰でもが良質なサービスを提供することが NHS の理念である。これが長い間果たされず，これに向けた取組みが改革の主眼であった。ブレア政権が着手した成果報酬制度は，ナショナルスタンダード，もしくはミニマムスタンダードの確立，普及として機能すると期待されてきた。前述のとおり，基準達成は困難ではなく，必ずしも卓越した医療サービスには結びつかない。しかしそれでも，成果報酬を期して，基準を遵守したサービスを全国の医療機関が提供するならば，長年の課題が解決され，良いサービスを平等に国民に保障するという改革の目的は達成されたと言ってよい。

　日本においても医療サービス，より正確には医療技術や医療に関する知見の地域間，機関間格差は小さくない。あるいは小さくないと思われている。このような状況や不安が患者の重複受診，大病院への患者集中などの諸問題を引き起こしている。したがって，わが国においても医療の標準化が喫緊の課題である。ナショナルスタンダードの普及という NHS の改革はわが国の課題解決に有用な示唆を与える。

　ただ，上記のとおり，基準達成を積極的に評価し，報酬の対象とすることは長期的には医療費の負担増を招くことは，現にイギリスが経験済みである。質の向上，あるいは全国的なレベルでの質の均一化を実現するには，ある程度のコストを覚悟しなければならないということもまた，NHS 改革は示唆しているといえるだろう。

　ところで，医療ニーズは時代にともない大きく変化する。それに素早く対

応し，より有効な対策を講じることは，長期的に見れば医療費負担，あるいは社会的なコストを軽減することに役立つ。NHS の報酬制度は，医療機関が時代のニーズに敏感に対応することを促進し，これはわが国にとっても参考となる。例えば現在，イギリスでは認知症や精神疾患に対する医療政策が強化され，それにもとづく医療サービスを実践した医療機関には，報酬が付与される。

　留意すべきことは，日本の場合，成果報酬，日本流に言い換えれば診療報酬への加算はそれ自体が目的化し，必要以上の診療報酬請求へと帰結しかねないことである。そうならないために，イギリスが採用している方針，例えば成果報酬の全体に占める割合に上限を設けることなども参考になる[97]。

(3) 情報公開と選択の拡大

　医療費支出を抑制しながら，患者へ提供する医療サービスの質を落とさない方策として，NHS の改革のなかには有益な手法がある。しかし，日本の医療保障制度は，社会保険方式，フリーアクセス，医療サービス供給者の多くが民間病院であるなど，NHS とは決定的に異なる側面を持つ。そのため，NHS の一連の改革手法はストレートにわが国が参考にできないものが多い。しかしそのなかで，わが国が適用可能な NHS 改革の一つが医療機関の情報公開システムである。

　待機期間の短縮を至上命題として始められた改革は，医療サービスの供給量を増やすために，より多く医療サービスを提供した病院や GP にそれに見合う報酬を与えることを改革の中心手段としてきた。病院等はより多くの報酬を得るために，医療サービス購入者である臨床委託グループや患者に選ばれなければならない。そのためには，広く彼らに向けて，自らの存在をアピールする情報公開制度，換言すれば，宣伝ツールが不可欠である。このツールが，NHS イングランドが開発，運営している先述の検索サイト，NHS チョイスである（図4，図5）。

　NHS チョイス上では，GP，病院など，多種多様な医療機関に関するあらゆる情報が掲載されている。それは診療科目や診療時間といった客観的な情報だけではなく，医療機関に対する患者，および職員らの評価も掲載され，

住民や患者が医療機関を選択する際の最も有用なツールとなっている[98]。逆を言うと，ここに掲載されない，掲載されてもサービスメニューが乏しい，あるいは評価が芳しくない場合には，住民や患者から選ばれないということを意味する。

NHS チョイスのような公的機関による医療機関の情報提供は，日本が今後，検討すべき行政サービスであり，その点で NHS の検索サイトは貴重な示唆を与えると考える。わが国においても患者，住民が医療機関の情報を強く求めていることは，市販の雑誌による病院情報記事やインターネット上の病院検索サイトが多数，存在することからも明らかである[99]。統一した項目で，客観的な指標を用いて，全国すべての医療機関を網羅し，検索できるシステムは患者の選択に資するだけではなく，医療機関によりよい医療サービスを提供させる強い動機づけになると思われる。わが国の医療供給体制に適合した形を念頭に，限られた財源のなかで医療サービスの質を落とさない改革手法として，情報公開は検討の余地があると思われる。

(4) 国立医療最適研究所 NICE の意義

国立医療最適研究所は医薬品や治療方法など，医療資源の費用対効果を検証，公表する機関として世界的に注目されている。ブレア政権は NHS の予算を増額する一方で，その使途については，公平であることと効率的であることを同時に追求した。後者のニーズを充たす改革の一つが国立医療最適研究所の創設である。

国立医療最適研究所は，費用対効果の小さい医薬品や治療技術を NHS の給付範囲から排除し，医療費負担を抑制する役割を担う一方，彼らが推奨すると評価した薬剤や治療技術は 3 ヵ月以内に NHS での費用償還対象に含めなければならない。これは有用な薬剤等はすべての住民，患者がアクセスできるようにするという公平の要請に応えるものである。

このような国立医療最適研究所から，増大する医療費に直面する日本は多くのことを学ぶことができる。とりわけ，医薬品や治療技術が高額化する一方で，各保険者の財政状況が悪化している今日，国立医療最適研究所の実効性のある手法，つまり，「推奨する・しない」を公的財源で賄う医療給付の

範囲画定の判断基準に用いることは検討に値する[100]。

さらに，国立医療最適研究所の設置メリットは，公的医療保障制度でカバーしないという判断が公正さと科学的根拠を担保した機関に委ねることにより，国民的合意を得やすいというところにある。

一方で，国立医療最適研究所の判断に様々な批判がなされていることも事実である。第一に，国立医療最適研究所が推奨した薬剤等は，その使用量が増加し，かえって医療費が増えることから，薬剤等の費用対効果測定方法の導入が，直ちに医療費縮減に有効ではないということである。第二の批判は，推奨しないと判断した後の，国立医療最適研究所の対応である。すなわち，推奨されないと評価された薬剤等が特定の疾病を有する患者に有効な場合，現在，国立医療最適研究所やNHS当局は少なからず例外を設け，救済措置を講じている。これでは費用対効果の存在意義が消失するという批判である。

日本においても，費用対効果にもとづいて公的医療保障の範囲を決めるかどうかという議論はすでに始まっている。これに関して，国立医療最適研究所の機能がもたらすメリット・デメリットは，日本の制度設計に際しては貴重な示唆となる。

(5) イギリスにおけるジェネリック薬品促進

イギリスではジェネリック薬品の調剤率が高く，イギリスの薬剤市場でジェネリック薬品は75％を占める[101]。これはNHS改革のなかに特に位置づけられるものではない。しかし，わが国の医療制度改革の目的，医療費の抑制には有益な事実である。

ジェネリック薬品の調剤率が高い背景は，①医師が書く多くの処方箋には，商品名ではなく，一般名で書かれていること，②その場合にはジェネリック薬品の価格しか薬局に償還されないこと，そして，③医師らが大学で薬剤を一般名で講義を受けることなどがある[102]。

これに対し，日本のジェネリック薬品調剤率は数量ベースで約30％，イギリスの半分にも満たない[103]。併せて，この10年間，日本の医療費における薬剤費の伸び率は他の項目に比べて高い水準を示している[104]。このことから，

日本においても薬剤費の圧縮は喫緊の課題であり，解決手段としてイギリスの例は参考となる。

2 医療供給体制

(1) 医療サービスの量的・質的な改善

　本稿が主たる対象としたブレア，ブラウン政権期以降の医療供給体制改革の特徴は，国の医療予算増額によるサービスの量的確保とともに質の確保・向上を図る仕組みが整備されたことである。長年の財政抑制によって低下したサービスを改善する必要に迫られていたイギリスでは，ある程度のサービス量が確保されたうえで質の確保が進められた。先述のとおり，まず2000-2004年には「供給量の拡大と投資」がなされ，続いて2004-2007年にかけて「選択・競争・より良い財政システム」がめざされた。そして2008年以降に，「質の高いケアと価格に見合う価値」が追求された。すなわち，医療への十分な予算を確保し，投資を拡大したうえで効率化を図り，質の維持向上をめざしたところに特徴がある。こうしたイギリスの経験は，過度な予算抑制の弊害とサービス向上を進める際になされるべき手順を改めて示してくれている。

　また，医療サービスの質の向上には，医療機関や診療所などの組織全体としての質の向上だけではなく，各々の医療従事者の水準を維持する，ないし資質を高めていくことも必要である。資質の維持という面については，後述する医療サービスの標準化とも関連し，診断や治療に関するガイドラインが策定され，それらに従って医療従事者は治療を行っている。さらに，日本における潜在看護師のような離職による潜在化を防ぐ意味で，医療専門職の免許を定期的に更新する制度は，人員の確保と資質の向上を同時に実現する機能を持つ施策として，検討に値するであろう。

(2) プライマリケアの重点化

　イギリスの医療供給体制は，家庭医による一次医療，病院での二次・三次

医療という明確な機能分化を特徴とする。近年の医療システムにおいて最も根幹にあるのは，プライマリケアの中心的存在であるGPの診療所を通じて，地域ごとの医療予算を管理し，患者に必要な医療サービスの委託・購入を行う準市場（内部市場，疑似市場）の仕組みである。この仕組みの原初は1990年代メージャー政権期に導入されたのであるが，本稿で見てきた数々の改革の方策は，すべて準市場を前提として，そこに業績評価等の質向上のインセンティブをいかに与えるかという観点からなされていた。

他方，2000年代には医療供給者間の役割分担の見直しにおいて，従来は病院で行われていた専門医療の一部が，プライマリケアに移管される動きがあった。患者が急性期病院から退院後に利用する中間ケア施設の整備も進められていた。病院から在宅への切れ目のないケアを提供するならば，病院中心に医療を考えるのではなく，患者の生活の場であるプライマリケアを中心にシステムの構成を考えることがより望ましい。NHSは制度創設以来，長らく病院を中心に制度整備が進められてきたが，現代的な慢性疾患を中心とした疾病構造のもとで地域医療連携を進めるには，プライマリケアに重点を置くことは理に適っている。

以上のように，財政，医療供給体制の両面において，プライマリケアは近年のNHSにとって重要な役割を果たしており，今後もその方向性は続くものと思われる。

(3) チーム医療の推進とサービスの標準化

現代の医療は，もはや医師が単独で診断・治療をするようなものではなくなっている。イギリスでは，診療所もグループ診療が多数を占め，多様な医療従事者によるチームで地域の患者を診る体制が築かれている。患者の医療へのアクセスに関しても，診療所以外にも多様な窓口が見受けられた。ウォークインセンターや電話相談での看護師による応対をはじめ，診療所の診察でも，患者と医療との最初の接点は必ずしも医師ではなかった。看護師や助産師，理学療法士など多様な医療従事者が活用され，チームで地域住民を診ているところに特徴があるといえた。

そして，チームでサービス提供することを前提とすれば，誰が担当しても

同じように医療が提供されること，すなわち，サービスの標準化は当然めざすべき方向性となるだろう。全国サービス枠組みや診療ガイドライン，監査や業績評価など，NHSにはサービスの標準化を進め，質の確保を重層的に行う仕組みが随所に見られた。日本において，イギリスのように全国的な指針を設けることは容易ではないかもしれないが，個々の病院レベルにおいてならば，標準化を志向したサービスの質のガイドラインや業績の評価手法，マネジメントなどを採り入れることも将来的には可能であろう。イギリスでの取組みを具体的かつ詳細に学ぶことは，サービス供給の効率性を追求しつつ，医療の質を確保する方策についての選択肢を広げるものと考えられる。

注)

1) 本稿でイギリスとは特に断りのない限りイングランドを指す。また，NHSの人的適用範囲については，国京則幸「イギリス国民保健サービス利用の法的構造」『静岡大学法制研究』14巻3・4合併号（2010年），233－286頁を参照。
2) ただし，処方箋，メガネ，歯科医療等のように費用負担が求められるものもある。なお，これらの費用負担は16歳未満（歯科医療は18歳未満），16歳以上18歳以下のフルタイム学生，60歳以上の者，所得補助受給者等は免除される。
3) 制度紹介について，国京則幸「第6章　イギリス」加藤智章・西田和弘編『世界の医療保障』法律文化社，2013年，109－129頁参照。
4) NHS法の立法，および制度設計過程について，片桐由喜「イギリス国民保健制度の形成過程──国民保健サービス法（1946年）を中心として──」『北海道大学大学院環境科学研究科邦文紀要』6号（1993年），75－128頁。
5) より詳細な制度の現況については，イギリス医療保障に関する研究会編『イギリス医療保障制度に関する調査研究報告書』【2013年度版】医療経済研究機構（2014年3月）を参照。
6) Department of Health, Liberating the NHS: commissioning for patients, 2010.
7) NHS Commissioning Board, Towards establishment: Creating responsive and accountable clinical commissioning groups, 2012.
8) Health & Social Care Information Centre, NHS Workforce: Summary of staff in the NHS: Results from September 2013 Census (2014).
9) NHS Confederation, Key statistics on the NHS (2014).

10) NHS Hospital and Community Health Service (HCHS), 'Workforce Statistics in England, Medical and Dental staff – 2003-2013, As at 30 September', 2014年3月。
11) 2012年2月から，イングランド東部ケンブリッジシャー州にあるヒンチンブルック病院が，民間医療サービス提供会社（本社ロンドン），サークル（Circle）によって運営されることになった。ヒンチンブルックヘルスケアNHSのホームページより（http://www.hinchingbrooke.nhs.uk/）。
12) 小島愛「先進的病院経営による社会的企業への志向――イギリス・プライマリーケア市場の拡大――」『立命館経営学』47巻3号（2008年），85-99頁。
13) Health & Social Care Information Centre, op.cit (8)．
14) 1位　アメリカ国防省（320万人），2位　中国人民軍（230万人），3位　スーパーマーケットのウォルマート（210万人），4位　マクドナルド（190万人），そして，5位がNHS（170万人）である（BBC News Magagine 2012年3月20日 http://www.bbc.com/news/magazine-17429786）。
15) ただし，ウォークインセンターは現在，減少傾向にあり，2010年以来，50ヵ所近くが閉所と報告されている（The Independent, Closure of NHS walk-in centre condemned, 11 November, 2013）。
16) Social and General Statistics and Social Policy Section, 'Clinical Commissioning group (CCG) funding', 13 January 2014, House of Commons Library.
17) 国京・前掲注3) 110頁。
18) サッチャー政権期からの改革については，渡辺満「イギリス国民保健事業における行財政改革」『社会政策学会年報』31号（1987年）135-150頁，一円光弥「イギリスにおけるNHS改革の意義と成果」国立社会保障・人口問題研究所『海外社会保障情報』120号（1997年）48-58頁，日医総研「イギリスの医療制度（NHS）改革：サッチャー政権からブレア政権および現在」『日医総研ワーキングペーパー』140号（2007年），等を参照。
19) Sarah Gregory, Anna Dixon and Chris Ham (eds.), Health policy under the coalition government- a mid-term assessment-, The kings Fund, 2012, p1.
20) Jo Mayblin and Ruth Thorlby (ed.), A high-performing NHS? –A review of progress 1977-2010-, The Kings Fund, 2010, p.9.
21) Natasha Curry, NHS reforms: the last 14years, Nuffield Trust, 2012（本資料は，本研究助成によりイギリス視察の際に，Natashaが私たちのために作成してくださったものである）。
22) 研究代表者　松本勝明（国立社会保障・人口問題研究所）・厚生労働科学研究費補助金（政策科学総合研究事業（政策科学推進研究事業））「諸外国における医療制度改革と日本への適用可能性に関する研究」総合研究報告書平成

24-25年度（2014年）。
23) 本研究の調査のため訪英した際に，患者の同意を得てGP診療所の診察室に入り，診察の様子を見学する機会を得た。その際，GPが当該患者に病院を紹介するときに，患者が医師に自分は民間医療保険に加入しているので，プライベイト診療を受けたい旨伝えた。これを受けてGPは，プライベイト診療病院をオンライン上で検索し，受診可能な病院を複数示して，患者はもっとも早くに予約日を設定できる病院を自ら選択した。このような光景を見ると，医療現場では，患者にとってもGPにとっても，民間医療保険を活用することは特別なことでも，また複雑で面倒な作業でもなく，日常のことがらであるようにみえた。
24) イギリス民間医療保険については，小林篤「英国の公的医療保障制度と民間保険事業・市場——全住民対象の公的医療保障制度下の民間健康保険の役割と革新——」『損保ジャパン総研レポート』vol.62（2013年）68-85頁，河口洋行「公的医療保障制度と民間医療保険に関する国際比較——公私財源の役割分担とその機能——」『成城・経済研究』196号（2012年）59-92頁，久保敏史，田中健司，川端勇樹「イギリス民間医療保険市場の動向」『損保ジャパン総研クォータリー』vol.56（2010年）27-44頁，等。
25) Private Healthcare UKのサイト，www.privatehealthcare.co.uk より。
26) 同上・注（10）。
27) The INDEPENDENT, Tuesday 6 November, 2012.
28) http://www.privatehealth.co.uk.
29) 具体的な数値目標は，Department of Health, 'The handbook to the NHS Constitution' 2013で定められている。
30) NHS, The NHS Constitution- The NHS belongs to us all-, for England, 2013, p8.
31) サッチャーによるNHS改革については，渡辺満『イギリス 医療と社会サービス制度の研究』（渓水社，2005年）1-74頁，炭谷茂「第8章 保険医療制度」社会保障研究所編『イギリスの社会保障』（東京大学出版会，1987年）215-248頁，ジョン・バトラー著，中西範幸訳『イギリスの医療改革』（勁草書房，1994年）等，参照。
32) http://www.tpp-uk.com/.
33) GPC, NHS England and NHS Employer, 'General Medical Services Contract 2014/2015 Guidance and Audit Requirements NHS England reference:01347'.
34) NHS Employer, Home ＜Your workforce＞ Primary Care Contracts ＜General Medical Services＞ Quality and outcomes framework

35) BMA, NHS England and NHS Employer, '2014/15 GENERAL MEDICAL SERVICES（GMS）CONTRACT QUALITY AND OUTCOMES FRAMWORK（QOF）: GUIDANCE FOR GMS CONTRACT 2014/15'.
36) PbR導入についてRon Pate, What is Payment by Results?, The NHS and HTAs, 2009参照。
37) HRGsについては，松田晋哉『基礎から読み解くDPC　第3判』医学書院，2011年，123-127参照。
38) NHS Commissioning Board, 'Commissioning for quality and innovation (CQUIN):2013/14 guidanze' (2013).
39) NHS England, 'Commissioning for quality and innovation (CQUIN):2014/2015 guidance (2014), 同 'NHS Standard Contract', (2014).
40) 白岩健，福田敬，渡辺茂，津谷喜一郎「イギリスNICEにおける医療技術評価の現状と医療技術ガイダンスのレビュー」医療経済研究機構『医療経済研究』vol.21（2009年），155-170頁参照。
41) 国立医療最適研究所より http://nice.org.uk
42) このガイドラインは，①臨床ガイドライン，②公衆衛生ガイドライン，③社会福祉ガイドライン，④医療従事者外とラインなどにより構成される。
43) 国立医療最適研究所より http://www.nice.org.uk/about/what-we-do
44) ガイダンスの数は2014年5月現在，①187，②52，③422，④311，⑤17，⑥12，である。
45) NHS Commissioning Board, 'Commissioning Policy: Implementation and funding of NICE Guidance', 2013.
46) NHS Direction, 2003.
47) 2012年からロンドンなど都市部を中心に居住地域以外の，例えば勤務先の近くの診療所に登録を認めるパイロット事業が行われた。同事業の成果を受けて2014年10月より，イングランド全土について，各自が最も便利な診療所に登録することが認められる予定である。http://www.nhs.uk/NHSEngland/AboutNHSservices/doctors/Pages/patient-choice-GP-practices.aspx（2014年8月15日閲覧）
48) Department of Health, 2011, Archive - Total Time Spent in Accident and Emergency. http://webarchive.nationalarchives.gov.uk/20130107105354/http://www.dh.gov.uk/en/Publicationsandstatistics/Statistics/Performancedataandstatistics/AccidentandEmergency/DH_087978（2014年8月15日閲覧）
49) 詳細については，澤憲明「これからの日本の医療制度と家庭医療：第3章英国の医療制度と家庭医療」社会保障研究所『社会保険旬報』No.2494（2012年），30-31頁を参考。なお，イギリスの診療所はプラクティス・マネジャー

(Practice Manager) をはじめ，事務スタッフの人数も充実しており，医療専門職が専門性を活かした業務に集中できる環境が整えられている。

50) 健康保険組合連合会『NHS 改革と医療供給体制に関する調査研究報告書』（2012年）31頁。
51) 白瀬由美香「イギリスにおける医師・看護師の養成と役割分担」国立社会保障・人口問題研究所『海外社会保障研究』No.174（2011年），60頁。
52) NHS Direct ホームページ，http://www.nhsdirect.nhs.uk/ （2014年 8 月15日閲覧）
53) NHS Choices ホームページ，NHS walk-in centres, http://www.nhs.uk/NHSEngland/AboutNHSservices/Emergencyandurgentcareservices/Pages/WalkincentresSummary.aspx（2014年 8 月15日閲覧）
54) 健康保険組合連合会，前掲注50) 39頁。
55) Department of Health, 2000, *The NHS Plan: a plan for investment, a plan for reform*.
56) 近藤克則『「医療費抑制の時代」を超えて』医学書院，2004年，62‐63頁。
57) General Medical Council, List of Registered Medical Practitioners –statistics,http://www.gmc-uk.org/doctors/register/search_stats.asp（2014年 8 月15日閲覧）
58) British Medical Association, Personal Medical Services（PMS）Agreements, http://bma.org.uk/practical-support-at-work/contracts/independent-contractors/personal-medical-services（2014年 8 月15日閲覧）
59) 伊藤善典『ブレア政権の医療福祉改革：市場機能の活用と社会的排除への取り組み』ミネルヴァ書房，2006年，99‐100頁。
60) NHS Executive, 1999, "GP Retainer Scheme: Guidance on the Educational Aspects of the Scheme", *Health Service Circular*, HSC 1999/004.
61) 医療従事者教育を統括する Health Education England の地方支部によっては，リテイナーの継続期間の延長も認められている。Health Education Yorkshire and the Humber, 2014, GP Retainer Scheme Information Booklet.
62) イギリス医療保障に関する研究会編・前掲注5) 63頁。
63) ただし，イギリスには NHS に属さないプライベイト診療だけを行う医療機関もあるため，そうした医療機関も含めれば医師は自由な開業を保証されていると見ることができる。また，診療所の勤務医は募集に応じる形で，各々が希望する地域で働くことが可能である。
64) National Institute for Health and Care Excellence, 2014, *Safe staffing for nursing in adult inpatient wards in acute hospitals, Safe staffing guideline 1*.
65) 伊藤・前掲注59) 51頁。

66) 健康保険連合会・前掲注50) 27頁。
67) 長澤紀美子「イギリス高齢者ケアにおける医療と福祉の連携・協働政策の展開」『高知女子大学紀要』55 (2006年), 17頁。
68) 井上恒男「病院ケアから地域ケアへ：英国の高齢者退院促進政策に学ぶ」『同志社政策科学研究』10 (2) (2008年), 120頁。
69) 同上・Department of Health, 2001, *National Service Framework for Older People*, pp.41 – 50.
70) 長澤・前掲注67) 21頁。
71) 井上・前掲注68) 122頁, 長澤「ブレア労働党政権以降のコミュニティケア改革：高齢者ケアに関わる連携・協働と疑似市場における消費者選択」国立社会保障・人口問題研究所『海外社会保障研究』169 (2009年) 57 – 58頁。
72) Department of Health, 2009, *The National Framework for NHS Continuing Healthcare and NHS Funded Nursing Care*.
73) 白瀬由美香「イギリスのパーソナライゼーション施策：選択を重視したケア推進の意義と課題」障害学会『障害学研究』8 (2012年) 94頁。
74) Department of Health, 2014, *Guidance on the "Right to Have" a Personal Health Budget in Adult Continuing Health Care and Children and Young People's Continuing Care*.
75) Dickinson, H & J Glasby, 2008, "Not throwing out the partnership agenda with the personalization bathwater", *Journal of Integrated Care*, 16 (4), pp.3-8.
76) Department of Health, 2006, *Our Health, Our Care, Our Say：a new direction for community service*.
77) Departmet of Health, 2007b, *Our NHS, Our Future*.
78) 長澤・前掲注67) 65頁。
79) 同上・58頁。
80) Ham, C & Oldham, J, 2009, "Integrating health and social care in England: lessons from early adopters and implications for policy", *Journal of Integrated Care*, 17 (6).
81) Torbay and Southern Devon Health and Care NHS Trust, 2013, "History of the Trust", http://www.torbaycaretrust.nhs.uk/aboutus/Pages/Default.aspx (2014年8月15日閲覧)
82) CQCの監査システムの詳細については, 白瀬由美香「イギリスの社会的ケア事業者の登録・監査・評価制度：「ケアの質委員会」による質の保証の意義と課題」国立社会保障・人口問題研究所『季刊社会保障研究』48 (2) (2012年) を参照。

83) Monitor, 2013, *An Introduction to Monitor's Role*, pp.1-2.
84) 伊藤・前掲注59) 93頁。
85) Healthcare Commission 2006年度評価ホームページ http://ratings2006.healthcarecommission.org.uk/Indicators_2006Nat/home.asp（2014年3月25日閲覧）
86) イギリス医療保障制度に関する研究会編・前掲注5) 69頁。
87) NHS Choices, "Quality Accounts", http://www.nhs.uk/aboutNHSChoices/professionals/healthandcareprofessionals/quality-accounts/Pages/about-quality-accounts.aspx（2014年8月15日閲覧）
88) NHS Choicesホームページ, National service frameworks and strategies, http://webarchive.nationalarchives.gov.uk/+/www.nhs.uk/nhsengland/NSF/pages/Nationalserviceframeworks.aspx（2014年8月15日閲覧), イギリス医療保障制度に関する研究会編・前掲注5) 68頁, 健康保険組合連合会・前掲注50) 37頁。
89) 石垣千秋「英国ブレア政権下における医療専門職規制の「近代化」：規制主体の変化を中心に」医療科学研究所『医療と社会』20（3）（2010年)。
90) DH, 2007b, a, *Trust, Assurance & Safety: the Regulation of Health Professionals in the 21st Century*.
91) 松田亮三「ブレア政権下のNHS改革：構造と規制の変化」国立社会保障・人口問題研究所『海外社会保障研究』169（2009年), 48頁。
92) General Medical Council, 2012, The Good medical practice framework for appraisal and revalidation.
93) Nursing & Midwifery Councilホームページ, "Registration", http://www.nmc-uk.org/Registration/（2014年8月15日閲覧）
94) Nursing & Midwifery Councilホームページ, 2012, "Revalidation", http://www.nmc-uk.org/Registration/Revalidation/（2014年8月15日閲覧）
95) CHRE, 2009, *Advanced Practice: Report to the four UK Health Departments*, pp.6-7.
96) 直近のデータによると（NHS England, 'Consultant-led Referral To Treatment (RTT) waiting times'), 改革が功を奏し, 2011年以来, 待機期間短縮目標, すなわち「入院患者の90％は18週以内に病院で診察・治療を受けるべきである」という目標を達成し続けてきた。しかし, 2014年2月, NHSイングランドはこの目標を達成できず, 同月時点での上記目標達成率は89・8％である。上記データによると, 同時期の待機者は約300万人, このうち550人は1年以上待機している。
97) CQUINの基準達成により得られる報酬は, 病院の収入の2.5％である（NHS

England, 'Commissioning for quality and innovation (CQUIN) :2014/2015 guidance (2014), 同 'NHS Standard Contract', (2014)。
98) NHSチョイスは，月間2700万人からのアクセスがあり，2013年のこのアクセス数は2011年と比較して76％増加している（NHS choice ,http://www.nhs.uk/Pages/HomePage.aspx ＞ annual report）。
99) これについて，片桐由喜「医療サービスの情報提供と評価——日本とイギリスの比較を中心に——」法研『週刊社会保障』2748号（2013年），50 - 55頁。
100) わが国でも2012年，中央社会保険医療協議会のなかに中央社会保険医療協議会費用対効果評価専門部会が設置され，国立医療最適研究所を参考に，費用対効果についての検討が行われている。
101) OECD, Health at a Glance 2013.
102) 2008年現在，薬剤の82％が国際一般名（International non-proprietary name, INN）で処方されている（Generic and Biosimilars Initiative：http://gabionline.net/.）。
103) 厚生労働省「平成24年度診療報酬改定結果検証に係る調査（平成24年度調査）後発医薬品の使用状況調査結果概要（速報）」。
104) 2000年から2012年までの伸び率をみると，病院入院に要した医療費のそれは30％，病院外来が0.4％，診療所外来15.1％であるのに対し，薬剤費は138％である（全国保険医団体連合会，2013年）。

【参考文献】
（英語文献）
Appleby, John, Tony Harrison, Loraine Hawkins and Anna Dixon, 2012, Payment by Results- How can payment systems help to deliver better care?, *The King's Fund.*
BMA, NHS England, NHS Employer, *2014/15 General Medical Services (GMS) Contract Quality and Outcomes Framework (QOF) :Guidance for GMS Contract 2014/15, NHS England gateway reference:01264.*
BMA, NHS England, NHS Employer, Technical Requirements for 2014/15 GMS Contract Changes, *NHS England gateway reference:01587.*
Care Quality Commission, 2010, *Essential Standards of Quality and Safety.*
Council for Healthcare Regulatory Excellence (CHRE), 2009, *Advanced Practice: Report to the four UK Health Departments.*
Department of Health, 2000, *The NHS Plan: a plan for investment, a plan for re-*

form.

Department of Health, 2001, *National Service Framework for Older People*.

Department of Health, 2006, *Our Health, Our Care, Our Say : a new direction for community service*.

Department of Health, 2007a, *Our NHS, Our Future*.

Department of Health, 2007b, *Trust, Assurance & Safety: the Regulation of Health Professionals in the 21st Century*, Cm7013.

Department of Health, 2009, *The National Framework for NHS Continuing Healthcare and NHS Funded Nursing Care*.

Department of Health, General Medical Services Statement of Financial Entitlements Direction 2013/

Department of Health, 2013, *Payment by Results guidance for 2013/14*.

Department of Health, 2013, *Payment by Results Step-by-Step Guide: Calculating the 2013-14 National Tariffs*.

Dickinson, H & J Glasby, 2008, "Not throwing out the partnership agenda with the personalization bathwater", *Journal of Integrated Care*, 16 (4), pp.3-8.

General Medical Council (GMC), 2012, *The Good medical practice framework for appraisal and revalidation*.

Gregory, Sarah, Anna Dixon and Chirs Ham,2012, Health Policy under the coalition government-A mid-term assessment, *The King's Fund*.

Ham, C, 2009, *Health Policy in Britain*, 6th edition, Palgrave.

Ham, C & Oldham, J, 2009, "Integrating health and social care in England: lessons from early adopters and implications for policy", *Journal of Integrated Care*, 17 (6) : 3-9.

Harker, Rachael, 2012, NHS funding and expenditure, *House of Commons Library*.

Health & Social Care Information Centre, 2013, NHS Staff - 2002-2012, General Practice: Bulletin Tables

Lagarde, Mylene, Nichael Wright, Julie Nossiter and Nicholas Mays, 2013, *Challenge of payment-for-performance in health care and other public services-design, implementation and evaluation*, Policy Innnovation research unit Publication.

Maybin, Jo and Ruth Thoriby, 2010, A high-performing NHS?-A review of progress 1997-2010, *The King's Fund*.

Monitor, 2013, *An Introduction to Monitor's Role*.

NHS England, *Commissioning for quality and innovation (CQUIN) : 2014/15 guidance*.

NHS England, *Implementing the 2014/15 GP contract NHS England changes to*

Personal Medical Services and Alternative Provider Medical Services contracts.
NHS England, *2014/15 NHS Standard Contract, comprises three parts: The Particulars, Service condition and General condition.*
NHS England and Monitor, 2013, *Outcome of the review of incentives, rewards and sanctions by NHS England.*
NHS England and Monitor, 2013, *How can the NHS payment system do more for patients?-A discussion paper-.*
NHS England and Monitor, 2013, *National Tariff 2014/15: A Consultation Notice.*
NHS England and Monitor, 2013, *National Tariff 2014/15: An Engagement Domument.*
NHS London, 2007, *Healthcare for London: Framework for Action.*
Royal College of Nursing, 2012, *Paying for Quality-Commissioning for Quality and Innovation（CQUIN）in England.*

（日本語文献）
荒井耕「NHS原価計算の新たな展開――患者別原価計算の登場と普及――」『会計検査研究45号』（2012年），149‐159頁。
イギリス医療保障制度に関する研究会編『イギリス医療保障制度に関する調査研究報告書』2013年版，医療経済研究機構。
石垣千秋「英国ブレア政権下における医療専門職規制の「近代化」：規制主体の変化を中心に」医療科学研究所『医療と社会』20（3）（2010年），251‐262頁。
一圓光彌・田畑雄紀「イギリスの家庭医」健康保険組合連合会『健保連海外医療保障』93巻（2012年），23‐30頁。
伊藤暁子「イギリス及びスウェーデンの医療制度と医療技術評価」日本図書館協会『レファレンス』2013年10月号，111‐118頁。
井上恒男「病院ケアから地域ケアへ：英国の高齢者退院促進政策に学ぶ」『同志社政策科学研究』10（2）（2008年），113‐125頁。
伊藤善典『ブレア政権の医療福祉改革：市場機能の活用と社会的排除への取り組み』ミネルヴァ書房，2006年。
葛西美恵「英国における医療経済評価の政策利用と日本への示唆」『日本医療・病院管理学会誌』48（4）（2011年）。
柏木恵「ブレア労働党政権におけるNHS民間医療の利用拡大の取り組み」会計検査院『会計検査研究』46号（2012年），113‐133頁。
健康保険組合連合会『NHS改革と医療供給体制に関する調査研究報告書』（2012年）。

同上『後発医薬品による医療費適正化に関する調査研究報告書』(2013年).
近藤克則『「医療費抑制の時代」を超えて：イギリスの医療・福祉改革』医学書院，2004年.
同上『「医療クライシス」を超えて：イギリスと日本の医療・介護のゆくえ』医学書院，2012年.
長澤紀美子「イギリス高齢者ケアにおける医療と福祉の連携・協働政策の展開」『高知女子大学紀要』55（2006年），13-29頁.
同上「ブレア労働党政権以降のコミュニティケア改革：高齢者ケアに関わる連携・協働と疑似市場における消費者選択」国立社会保障・人口問題研究所『海外社会保障研究』169（2009年），54-70頁.
同上「高齢者ケアのアウトカム評価：イギリスにおける政策動向と社会的ケアのアウトカム指標（ASCOT）の事例」『高知女子大学紀要』（社会福祉学部編）60（2011年），169-183頁.
澤憲明「これからの日本の医療制度と家庭医療：第3章 英国の医療制度と家庭医療」社会保険研究所『社会保険旬報』No.2494（2012年），26-33頁.
白瀬由美香「イギリスにおける医師・看護師の養成と役割分担」国立社会保障・人口問題研究所『海外社会保障研究』174（2011年），52-63頁.
同上「イギリスの社会的ケア事業者の登録・監査・評価制度：「ケアの質委員会」による質の保証の意義と課題」国立社会保障・人口問題研究所『季刊社会保障研究』48（2），(2012年)，175-185頁.
同上「イギリスのパーソナライゼーション施策：選択を重視したケア推進の意義と課題」障害学会『障害学研究』8（2012年），86-106頁.
田極春美・家子直幸「イギリスNHS改革のこれまでと最新の動向」『健保連海外医療保障』99巻（2013年），30-41頁.
中村健ほか『諸外国の薬剤給付制度と動向』(薬事日報社，2010年).
府川哲夫「イギリスの医療費適正化対策」健康保険組合連合会『健保連海外医療保障』99巻（2013年），16-29頁.
堀真奈美「NHSにおける市場志向の改革の展望」健康保険組合連合会『NHS改革と医療供給体制に関する調査研究報告書』(健康保険組合連合会，2012年)73-106頁.
松田晋哉『基礎から読み解くDPC 第3版』医学書院，2011年.
松田亮三「ブレア政権下のNHS改革——構造と規制の変化——」国立社会保障・人口問題研究所『海外社会保障研究』169巻（2009年），39-53頁.
伊藤善典『ブレア政権の医療福祉改革：市場機能の活用と社会的排除への取組み』ミネルヴァ書房，2006年.

第 4 章

3ヵ国の比較と日本への示唆

第 1 節　公私関係

　医療保障制度における公私関係を論ずるに際し，本節では公私を 2 つの視点からとらえ，ドイツ，フランス，およびイギリス 3 ヵ国の比較の対象軸とする。

　第一の視点は，医療費の負担における公私である。ここで「公」とは，保険料や租税など公的な財源を原資にして医療サービスを患者や住民に提供する医療保険制度や，NHS を意味する（以下，公的医療保障）。また，「私」は民間保険による医療費負担（もしくは補てん）を意味する。

　第二の視点は，医療供給体制における公私である。この場合，「公」は国公立病院などの公的医療機関であり[1]，「私」は株式会社などの民間が設置主体である医療機関をいう。

　各国の医療保障制度において，公私がどのような関係にあり，公使関係をめぐって実施された改革の日本への適用可能性を検討する。

　なお，本節における各国の制度概況，統計数値等は本書第 1 章から第 3 章に依拠している。特に断りのない限り，これらを参照されたい。

1　医療費負担における公私関係

　日本では，公的医療保障に必要な財源を社会保険方式によって調達する。そして，日本に居住する者は，社会保険方式によって運営される各種医療保険への加入が強制されている（公的医療保険）。この公的医療保険は治療の必要性が認められるあらゆる傷病を保険給付対象とする一方，費用の一部自己負担を被保険者に求める。

　他方，日本における民間医療保険は，がんや先進治療など特定の疾患を対象に，主として手術や入院をした場合に契約内容に応じて定額現金給付を支給するものが大半である。つまり，わが国における民間医療保険の機能は，

表1　民間医療保険の機能

		公的医療保険への加入	
		有	無
民間医療保険の機能	医学的必要性があり，公的医療保険が適用される治療を保障	二重機能（イギリス）	代替機能（ドイツ） 主要機能（アメリカ）
	公的医療保険利用時に生じる自己負担分を保障	補足機能（フランス）	
	公的保険によって通常は保障されないサービスを保障	補完機能（ドイツ，フランス，イギリス，日本）	

※本表では，公的医療保険は NHS を含む。
出典：OECD, 'PROPOSAL FOR A TAXONOMY OF HEALTH INSURANCE', P17, 2004を参考に，筆者が翻訳，一部加筆したものである。

一部特定疾患の治療時に負担しなければならない自己負担分を補完するものである。

　これに対し，本書で取り上げた3ヵ国では民間医療保険の持つ機能は多様である[2]。その多様性を図式化したものが表1である。

(1)　公的医療保障との重畳的機能

　公的医療保障と民間医療保険がカバーする範囲が同一である場合，民間医療保険は公的医療保険との関係では重畳的であり，二重機能を有すると言われる。この機能を持つ民間保険が利用されている国は3ヵ国のうちイギリスである。

　イギリスではNHSでの診察・治療を得るために待機を余儀なくされることから，待ち時間がなく，NHSと同じ診療を受けることのできるプライベイト診療がしばしば利用される。プライベイト診療に要する費用は全額自己負担であり，この負担軽減のために民間医療保険が活用されている。2011年現在，イギリスにおける民間保険加入率は約10％である。

　ただし，現在，待機時間短縮のための改革の一環として，プライベイト診療病院がNHS体制のなかで医療サービスを提供することが可能になっている（「提供者不問制度 Any Qualified Provider（AQP）」）。この制度に参加するプライベイト診療病院が増加し，待機時間の大幅な短縮が実現すれば，二重機能として民間医療保険の役割は縮小することが考えられる。

(2) 公的医療保障の代替

　民間医療保険が公的医療保障の代替機能を持つ国は3ヵ国のうち，ドイツのみである。ドイツでは，2009年の医療制度改革により国内に居住するすべての者は公的医療保険，あるいは民間医療保険のいずれかに加入することを義務付けられた。他国では公的医療保険への加入のみが義務づけられているところ，ドイツでは両保険は二者択一関係にあることから代替的であると称される。2012年現在，民間医療保険を選択する被保険者は全体の1割程度である。

　当然のことながら，民間医療保険はその設計の自由度が高く，また，高額所得者を加入者として想定していることから，高拠出高給付構造である。これに連動し，民間医療保険の被保険者を診療する場合，医療機関側はより高い診療報酬を得ることができる。その結果，民間医療保険に加入する患者が診察予約等において優先されるなど，医療アクセスに格差が生じていると指摘されている。

(3) 公的医療保障の補足

　民間医療保険が公的医療保障の補足機能，すなわち保険診療時の自己負担部分を保障する機能を果たす国は3ヵ国のうちフランスである。これは補足給付と呼ばれ，共済組合，労使共済制度，および保険会社が保険商品として販売している。補足給付は，公的医療保険利用時に生じる患者の自己負担を軽減することを目的とする。国民の約9割が補足給付組織と契約締結をし，医療費の家計負担は10％程度とされる。

　自己負担部分を補填する補足給付によって，患者は受診時の費用負担を免れ，経済的な事情で医療へアクセスが困難であるという事態を解消する。医療サービス提供における平等性，公平性を保障する一方で，負担がないことに乗じ，患者による不要不急の受診，医療機関側の過剰診療といったモラルハザードを引き起こしてきたことも否定できない。

　この事態は医療費増に帰結するため，フランスでは2004年，全国被用者医療保険金庫と補足医療保険組織全国連合を創設し，医療費抑制を目的とする

改革を実施した。前者には改革の実効性確保に必要な権限を付与し，後者に法定給付と補足給付を連携させる役割を担わせた。

(4) 公的医療保障の補完

公的医療保障制度の給付対象外の医療行為や，快適サービス（差額ベッド代など）に要する費用をまかなう民間医療保険の機能は補完的機能に分類される。日本での民間医療保険はこれに分類される。

各国で公的医療制度が保障する内容，範囲が異なるため，それに応じて補完的民間医療保険が提供する保障内容も異なる。

2　医療供給体制における公私関係

3ヵ国の医療提供体制においては外来診療を担う診療所と入院治療を担う病院の分離が明確に確立している点が，わが国と大きく異なる。

このうち，外来診療を担う診療所は3ヵ国ともに自由開業医制にもとづき，個人開業医がその設立主体となっている。このため，医療保障制度の公私関係の視点から論ずることが困難なため検討の対象外とし，本節では入院を含むセカンダリィケアを提供する病院の公私関係について検討することとする。

3ヵ国には入院を担う医療機関として公立病院，営利私立病院，および非営利私立病院が併存し，病院治療サービスの提供に際し，公私の協力ないしは競合の関係が見られる。

なお，フランスでは2009年に「公的サービスの任務」と呼ばれる，病院が提供すべきサービスのプログラムを定め，上記任務を担う病院の範囲を拡大する改革を行った。私立病院がこれを担う場合，公益私立病院となる。また，イギリスでは，待機時間短縮のための改革施策の実施にともない，私立病院，とりわけ株式会社が開設者となる病院が増加している。

ところで，ドイツ，フランスの病院数，その設置主体ごとの病院数が統計上，明らかになっているのに対し（表2），イギリスの場合，これらを集計

表2 ドイツ・フランスの開設者別病院数 (OECD Health Data 2013)

	病院総数	公立病院	非営利私立病院	営利私立病院
ドイツ	2698	944	715	1039
フランス	3278	854	1066	1358
日本	8565	1526	7039	

出典:ドイツ,フランスについてはOECD Health Data 2013,日本については厚生労働省「平成24年医療施設(動態)調査・病院報告の概況」。

した公式統計がない[3]。イギリスにおいて明らかにされているのは人口当たりの病床数や医師,看護師などにとどまる。

 イギリスの上記のような状況の背景として,予算制であるため病院数が必ずしも医療費支出に影響を与えず,病院数を把握する必要性が乏しいこと,また,病院を運営するトラストが複数の病院を有し,トラスト内部で病院の開設,閉鎖ないしは統合がしばしばなされていることなどから集約が難しいことなどが考えられる[4]。

3 日本への示唆

(1) 医療費負担における公私関係

 3ヵ国の民間医療保険の果たす機能はそれぞれ差異があり,公的医療保障制度と民間保険との公私関係は,それを反映し多様である。ただし,日本と比較した場合,3ヵ国の民間医療保険は公的医療保障制度との連関性が強く,一方の制度改革が他方に大きな影響を及ぼす構造になっている。その意味では,日本の民間医療保険がやや特異な性質を有しているともいえる。

 まず,イギリスの二重機能型民間医療保険とドイツの代替機能型民間医療保険の改革は日本の医療保障制度に対し,現時点では示唆的ではない。なぜなら,第一に前者はNHSでの医療サービスを受けるまでの待機時間の短縮のために積極的に利用され,他方,日本では待機期間問題はそれほど深刻ではないからである。また,後者について,日本では強制加入対象であるのは公的医療保険のみであり,民間医療保険が公的医療保険の代替機能を果たす

余地がないからである。

　これに対し，フランスの補足給付制度とその改革は，日本の医療制度改革において参照すべき点があると思われる。

　第一に，わが国の医療費自己負担は現役世代の場合，3割であり，これはドイツと比べても高率，高額である。そのため，受診抑制が指摘されてもいる。補足給付のように自己負担部分を補填する制度は，このような事態を防ぎ，医療アクセスを保障することに資するからである。

　他方で，フランスの補足給付が過剰診療を招くことが問題となったように，日本の民間医療保険の利用に際しても，自己負担が大きく軽減されることから，入院需要の喚起や高額医療の利用に結びつきやすい。このような状況を防ぐために，フランスの補足給付改革もまたわが国にも有用な示唆を与えるからである。

(2) 医療供給体制における公私関係

　表2のとおり，日本は私立病院の割合が圧倒的に大きく，独立自営の開業医と併せて医療サービス供給体制は民間依存型である。そして，民間医療機関は採算のとれる都市で開業する傾向が強く，多数の民間医療機関が都市部に集中することで医療機関，医師の地域的偏在を招いている。既存の政策では十分な解決が見られないなか，ドイツやフランスのこの問題に対する改革は日本に有益な示唆を与えると思われる。

　それは，ドイツで2011年に制定された公的医療保険供給構造法がもたらした改革や，フランスにおける2010年の地域圏保健庁の設置などの一連の改革である。これらの改革は，医療サービスの地域的な供給バランスを図るために，様々な手段を用意している。

　病院の開設について，原則，自由開業制が保障されている日本においては，ドイツやフランスの改革手段を直ちに導入できるものは少ない。しかしながら，制度の運用と，日本の医療供給制度に適合した形に修正することで，わが国が実践し得るものもある。近年，わが国の医学部定員が増加するなか，その増員分は「地域枠」など医療偏在解消をめざすために設けられている。しかし，それが将来的に本当に問題解決につながるかは，現時点では

未知数である。したがって，均衡のとれた医師，あるいは医療機関の配置を確保する明確な政策を定め，実施しなければ，医療機関の地域間格差は一層深刻になるであろう。民間依存型の医療供給体制を維持するとしても，ドイツやフランスの改革から学び，医療の地域的偏在を解消する改革に着手することが必要である。

第 2 節　診療報酬

1　3ヵ国の比較

(1)　診療報酬

この3ヵ国のいずれにおいても，外来診療（イギリスの場合は家庭医（GP）による診療）と入院診療（イギリスの場合は病院による診療）とでは異なる診療報酬制度が適用されている。

①　外来診療報酬

外来診療報酬制度に関しては，イギリスと他の2ヵ国との間で大きな違いがみられる（表3）。ドイツおよびフランスでは，開業医（保険医）により行われた給付（医療行為）の種類と量に応じて報酬を支払う出来高払い方式が採用されている。具体的には，診療報酬額は提供された給付に応じた診療点数に一点単価を乗じることにより算定される。ただし，ドイツにおいては，従来，疾病金庫から各保険医協会に支払われる診療報酬の総額があらかじめ定められ，保険医協会傘下の保険医がより多くの給付を行い，報酬点数の総点数が増えるほど一点単価が減少する仕組みとなっていた。これに対して，フランスでは，給付量が一点単価に影響を及ぼさない仕組みとなっている。

表3　外来診療報酬制度の改革

	ドイツ	フランス	イギリス
従来の制度	・診療行為の種類と量に応じた報酬点数×一点単価* *総額が設定されるため総点数に応じて一点単価が変動	・診療行為の種類と量に応じた報酬点数×一点単価*	・登録住民数に応じた人頭払い
改革の目的	①公平性・透明性の確保 ②医師不足地域への対応	①医療情報の共有化，医療政策の透明化 ②医師不足地域への対応	・GPの努力の成果を診療報酬に反映させることによる待機期間の短縮，均質・良質な医療の保障
改革の内容	①固定された一点単価による算定，給付量のコントロール手段の導入 ②過少供給地域での一点単価の加算	①開業医と病院の診療行為共通分類の導入，診療行為共通分類にもとづく報酬支払 ②医師不足地域での診療報酬の加算	・高度サービス報酬および成果報酬の導入
効果	①透明性・公平性の向上 ②過少供給地域での開業促進	①診療内容の明確化 ②医師不足地域での開業促進	・GPの診療を受けるまでの時間の短縮 ・良いサービスを提供する意欲の向上
問題点	①給付の量的拡大への懸念	①医療費抑制につながらない	・予算の増加

出典：筆者作成。

　このことは，ドイツにおける改革の重要な特徴にもつながっている。ドイツでは，給付量に応じて一点単価が変動する仕組みが持つ様々な問題点を解決し，制度の公平性，透明性を確保するため，診療報酬が固定された一点単価により算定される仕組みへの転換が図られた。また，この新たな仕組みが保険医による給付の量的拡大をもたらすことにより外来診療のための医療保険支出を拡大させることを避けるため，「地域の医療ニーズの変化に応じた診療報酬総額の設定」など給付量をコントロールするための手段が併せて導入された。
　フランスでは，診療行為の大まかな分類（例：診察，往診，深夜の往診）にもとづく報酬点数の設定が行われており，ドイツでも，給付の量的拡大を

抑制する観点から，この改革の前提として診療点数の徹底した包括化が行われた。

　フランスでは，全国医療保険支出目標の設定による医療費の総額コントロールを強化するために，医療情報の共有化や医療政策の透明化を図る観点から開業医と病院で提供される様々な医療行為を共通のコードに分類した診療行為共通分類が導入され，すでに，開業医に対する診療報酬の支払いに用いられている。これに対して，ドイツでは外来および入院をまたがる医療費総額のコントロールは行われておらず，このような診療行為分類の共通化の動きは見られない。

　この両国においては，診療報酬制度を開業医の地域偏在是正のための手段の一つとして活用することについても共通点がみられる。すなわち，ドイツでは，過少供給地域の保険医に対する診療報酬の算定に用いられる一点単価に加算を行うことが可能とされた。また，フランスでは，過少供給地域で開業する開業医または活動する医師に対して診療報酬の加算を行う仕組みが導入された。

　一方，イギリスでは，GPへの診療報酬は基本的に登録住民数に応じて支払われる人頭払い方式が採用されている。しかし，この方式では，GPの提供する医療サービスの量や質に関係なく報酬が支払われるために，待機時間の問題が解消しないことや，医療サービスの質の地域間格差がみられることが指摘された。このため，ブレア政権による国民保健サービス（NHS）の改革により，GPの努力と成果を反映させる診療報酬制度が導入された。具体的には，従来の人頭払い方式に加えて，提供された医療サービスの量と質を反映した報酬である高度サービス報酬と成果報酬が導入された。

　このように，それぞれの国の診療報酬制度やその問題点の違いを背景として，イギリスと他の2ヵ国の改革の目的および内容は大きく異なっている。改革による効果についてもイギリスと他の2ヵ国とでは違いが見られる。ドイツおよびフランスの場合には，改革の効果として，診療報酬の透明性や公平性の向上，医師不足地域での医師の開業の促進が期待されている。これに対してイギリスでは，改革の効果として，GPの診療を受けるまでの時間の短縮やより良いサービスを提供しようという意欲を持ったGPの増加が指摘

表4 入院診療報酬制度の改革

	ドイツ	フランス	イギリス
従来の制度	・実際の費用をベースに設定される「患者一人一日当たり定額」の診療報酬	・総枠予算制（公的医療サービス参加病院）および日額料金制（民間営利病院）	・提供する医療サービスの質と量を反映しない定額予算制
改革の目的	・在院日数の短縮化 ・経済性・効率性の向上	・資源配分の不平等の解消 ・病院医療費の合理化	・予算不足により診療が滞る診療待機問題の解消
改革の内容	・診断群（DRG）に応じて療養1件当たり定額の報酬を支払う制度の導入	・GHSにもとづく1入院当たり包括評価方式の導入	・HRGに依拠し、診療実績にもとづく予算額の算定 ・成果報酬の導入
効果	・在院日数の短縮化	・医療費の適正化 ・在院日数の短縮化	・待期時間、待機患者数の顕著な減少
問題点	・入院件数の増加	・治療件数の増加 ・アップコーディング	・積極的な診療による医療費増大の懸念

出典：筆者作成。

されている。ただし、このことには、診療報酬制度の改革に加え、複数のGPによる診療所運営が促進されたこと、住民によるGPの自由な選択が拡大されたこと、GPの提供する医療サービスの情報が公表されたことも影響していると考えられる。

② 入院診療報酬

入院診療報酬制度の改革に関しては、この3ヵ国に共通する方向性がみられる（表4）。従来、この3ヵ国では、各病院に対して、実際に必要な費用に応じた報酬の支払いや医療サービスの質と量を反映しない予算配分が行われてきた。これに対して、実際に行われた給付に応じて報酬を支払う、または予算を配分する方式への転換が行われた。しかも、個別の診療行為に応じて診療報酬を支払う仕組みや診断群分類にもとづき1日当たりの包括的な報酬を支払う方式ではなく、診断群分類（ドイツではDRG，フランスではGHS，イギリスではHRG）にもとづき、いずれも入院1件当たりの包括的な報酬を支払う、または予算を配分する方式へと転換する改革が行われた。また、その対象は、室料、看護料だけでなく医師の技術料を含めた入院医療

に必要な経常経費全体に及んでいる。これに加えて，イギリスでは，一定の評価指標を定め，その達成基準に該当する場合には付加的な報酬を支払う成果報酬的な制度が導入された点に特徴がある。

各国における改革の目的には，従来の診療報酬制度やその問題点の違いを背景とする相違がみられる。ドイツでは，在院日数を長くする誘因を取り除き，病院に対して経済性・効率性を向上させる誘因を与えることにより，入院医療費の増加を抑制することが目的となっている。また，フランスでは，公的病院と民間営利病院に対する報酬支払方法を統一化し，資源配分の公平化を行うとともに，病院医療費の合理化を図ることが目的となっている。これに対してイギリスでは，病院に対して，提供する医療サービスの量を増やし，医療の質を向上させる誘因を与え，待機問題を解決することが主な目的となっている。

この3ヵ国において，入院1件当たりの包括的な報酬の導入は，病院の効率的な運営を促すことに効果を発揮しており，在院日数の短縮化（ドイツ・フランス），待機時間の短縮，待機患者数の減少（イギリス）をもたらしている。一方で，入院1件当たりの包括的な報酬は，積極的な診療を促し，入院件数の増加や医療費の増加などの問題をもたらしている。

(2) 薬剤費用償還

ドイツおよびフランスにおいては，新たに開発された有効成分の特許期間の終了後に別の製薬企業によって同じ有効成分を有する薬剤（ジェネリック）が販売される場合に，先発品およびジェネリックに係る価格を引き下げることおよびより価格の低い薬剤の使用を促進することを目的とする改革が行われた（表5）。この改革により導入された制度では，当該先発品およびジェネリックについては，ジェネリック薬剤の価格をベースとして定められた額までしか医療保険による費用償還が行われず，実際の価格がこの額を上回る場合には，その部分の費用は患者自身の負担となる。このため，この制度により，患者および医師には，定められた額以下の価格の薬剤を選択する誘因が働き，製薬企業には，販売量を維持するために薬剤の価格を定められた額以下にする誘因が働くと期待されている。実際に，この制度の対象とさ

表5　薬剤費用償還制度の改革

	ドイツ	フランス	イギリス
従来の制度	・薬局での販売価格に応じた償還	・薬局での販売価格に応じた償還	・薬剤の販売価格に応じた償還
改革の目的	・薬剤価格の引下げによる医療保険支出の抑制	・薬剤価格の引下げによる医療保険支出の抑制	・ジェネリックの調剤促進によるNHS支出の抑制
改革の内容	・定額（参照価格）制の導入 ・疾病金庫と製薬企業との値引き契約の導入	・責任定額料金表（参照価格）の導入	・薬局が先発品を調剤した場合にもジェネリックの費用しか償還されず、その差額が薬局の負担となる制度の導入
効果	・ジェネリックに係る価格の低下・支出の抑制	・ジェネリックに係る価格の低下・支出の抑制	・ジェネリックの調剤を促進
問題点	・定額が設定されていない薬剤の価格上昇		

出典：筆者作成。

れた薬剤の価格は低下しており、医療保険に支出抑制効果をもたらしている。これに加えて、ドイツにおいては、ジェネリックに係る競争を一層促進するため、疾病金庫と製薬企業との間の値引き契約が導入され、医療保険支出に大きな抑制効果をもたらしている。

　イギリスにおいても、処方箋に一般名が記載され、先発品およびジェネリックを自由に選択して調剤することが可能であるにもかかわらず、薬局が先発品を調剤した場合、薬剤の費用はジェネリックの価格までしか償還されず、その差額が薬局の負担になる制度が導入された。これは、薬局によるジェネリックの調剤を促進することを狙いとするものである。

　ジェネリックの使用普及に関しては、この3ヵ国のいずれにおいても、一定の場合には処方された先発医薬品に代えてジェネリックを調剤する権限が薬局に認められている。このほか、フランスではジェネリック購入時には患者による費用の一時立替を必要としない第三者支払い方式が適用されている。また、イギリスでは、ジェネリックを処方したGPに対して診療報酬上のメリットが付与されている。

2　日本への示唆

(1)　診療報酬

①　外来診療報酬

　ドイツやフランスで採用されているように診療報酬が給付の種類および量に応じた報酬点数に一点単価を乗じて算定される方式は、開業医に対して報酬を増やすためにより多くの給付を行う誘因を与えることから、給付量の必要以上の拡大をもたらすことが懸念される。給付の量的拡大に対する懸念は、同様の出来高払いを採用している日本の場合にもあてはまるはずである。日本では、現在のところ、個別の診療報酬請求にもとづき診療内容の適否が審査されている。これに対して、ドイツでは給付量をコントロールするための新たな手段として、「地域の医療ニーズの変化に応じた診療報酬総額の設定」や「保険医単位の標準給付量の設定」が導入された。

　このように、給付量について地域単位、開業医単位での標準量を設定することは、日本においても給付量をコントロールするための手段として導入することが考えられる。ただし、その場合には、いかにして「必要な医療を行うことを可能とする水準」に標準量を設定するのか、また、実際の給付量が標準量を超えた場合にどのように対応するのか（例えば、超えた部分に対する報酬を減額して支払う）についての検討が必要になる。また、ドイツやフランスで行われているように、診療行為の大まかな分類にもとづく診療点数の設定や診療点数の包括化の推進も、給付量の不必要な拡大を防ぐことに役立つものと考えられる。

　ドイツやフランスで導入されたように、医療供給が不足している地域において診療報酬の増額を行うことは、日本においても医師不足地域での開業を促進するなど、医師の偏在を是正するための対策として活用できると考えられる。たしかに、地方における医師不足の背景には、経済的な問題だけでなく、生活の利便性、子どもの教育、配偶者の就労など様々な要因が関わっていると考えられることから、診療報酬面での配慮だけでこの問題が解決する

わけではない。しかし，地方での医師不足に対して総合的な対策の一つとしてこのような配慮を行うことは有効であると考えられる。

　人頭払いを基本とするイギリスで実施された改革のなかでも，医療サービスの質の向上と標準化を目的として導入された成果報酬の仕組みは，日本においても活用することが考えられる。医師や地域によるばらつきが大きい診療について，成果報酬を導入し，一定の指標にもとづく基準に該当する医療行為に対して診療報酬の加算を行うことにより，医療の質の向上と標準化を促進する効果が期待される。この場合に，開業医が良質なサービスを提供することにより成果報酬を得ようとする意欲を高めるためには，患者による開業医の適切な選択を可能にする情報の公開が重要な意味を持つ。

② 入院診療報酬

　日本では，現在の入院診療報酬制度においても，一定の在院日数を超える場合には報酬額を減額する仕組みが設けられるとともに，診断群分類にもとづき1日当たりの包括的な報酬を支払う方式（DPC制度）においても，在院日数に応じて1日当たり報酬額が引き下げられるなど，在院日数短縮化のための取組みが行われている。しかしながら，日本の在院日数は，国際的に見て非常に長いとされるドイツの場合よりも長くなっている。そこで，日本においても，現在の入院診療報酬制度に代えて，この3ヵ国と同様に入院1件当たりの包括的な報酬を支払う制度を導入し，在院日数を長くする誘因を取り除くことが考えられる。

　この3ヵ国の実施状況を見る限りにおいて，このような診療報酬制度の導入は，平均在院日数の短縮化を進めるほか，入院医療に係る費用の透明性を高め，入退院の合理化など，各病院に運営の経済性・効率性を改善する努力を促す効果を持つと期待される。その一方で懸念されることは，在院日数の短縮を件数の増加により補うことにより，収入を確保しようとする傾向である。特に，在院日数の短縮により不必要になった病床を介護施設に転換することなどがうまく進まない場合には，病床利用率を確保するために入院件数が増加する恐れがある。このような問題を防ぐためには，病床数を地域の医療ニーズに応じて適切にコントロールする仕組みが必要であるほか，公費補

助などにより在院日数の短縮のために不要になった病床の介護施設等への円滑な転換を促進することが必要になると考えられる。

もう一つの懸念は，入院1件当たりの包括的な報酬のもとで診療コストをできるだけ少なくしようとする誘因が働くことにより，必要な診療が行われない過少診療が生じることである。このような問題に対処するためには，入院医療が適正に行われているかどうかを評価する仕組みが必要になると考えられる。この仕組みを考えるにあたっては，病院診療報酬の算定にあたり，患者や病院職員の評価を取り入れ，不適切な医療サービスを排除する仕組みを設けているイギリスの事例が参考となる。

(2) 薬剤費用償還

ドイツやフランスと同様に，日本でもジェネリックが存在する薬剤の費用については，ジェネリック薬剤の価格をベースとして定められる額までしか医療保険による償還を行わないこととし，上限を超える費用は被保険者の負担とすることが考えられる。これにより，患者および医師にはそのような負担が生じない薬剤を選択する誘因が働くことになる。この結果，製薬企業にはそのような薬剤の価格を引下げようとする誘因が働くことにより，対象となる薬剤の価格の低下，それによる薬剤支出の抑制効果がもたらされるものと期待される。これとあわせて，医師に対してもジェネリックの処方を促進する誘因を強化する方策を検討する必要があると考えられる。

また，ドイツで導入された値引き契約の仕組みは，ジェネリックの価格をさらに引き下げるために有効な手段になりうるものと考えられる。しかし，薬剤償還価格（値引き額）の決定を当事者間の交渉・合意に委ねることは，これまで保険者や医療供給者のような当事者の間での交渉・合意にもとづく決定の仕組みを採用していない日本においては，国と当事者の役割分担に根本的な変更をもたらすものである。したがって，これを日本に適用するにあたっては，こうした役割分担のあり方そのものについての検討が必要になると考えられる。

さらに，フランスで行われているように薬剤の効能評価に応じて償還率に差を設けることについても検討に値するものと考えられる。

なお，新たな有効成分を含む薬剤の償還価格の設定に関しては，「新たな薬剤の有用性評価」を対象とする第5節で論じているので，ここでは省略する。

第3節　競争，保険者の役割

1　3ヵ国の比較

医療保険の現物給付として医療が行われる場合には，被保険者，保険者および医療供給者の三者相互の関係が生じる。すなわち，被保険者は病気になったときには保険者に対して給付を請求することができる。これに対して，医療供給者から当該被保険者に必要な医療サービスや薬剤などが提供される。また，保険者は契約等を通じて適切な質の医療の十分な提供を確保する。

競争はそれぞれの当事者の間で行われる可能性がある（図1）。一つは，被保険者と医療供給者との関係（図1の⒜）である。両者の間では，被保険者が医療を受ける医療供給者を自由に選択できることにより，患者である被保険者の獲得をめぐる医療供給者間の競争が行われる。このような競争はドイツおよびフランスだけでなく，国により包括的な保健医療サービスを提供する制度（国民保健サービス（NHS））を採用しているイギリスにおいても存在する。

イギリスにおいては，サッチャー政権以降の改革において，住民によるGPの選択やGPによる病院の選択を拡大する政策がとられている。その目的は，医療供給者間に競争をもたらし，長い待機期間と適切さを欠いた医療サービスを是正することにある。そのために，患者による選択権が拡大されるだけでなく，患者やGPによる選択を容易にするために個別のGPや病院に関する情報を検索することができるNHSサイトの整備も進められている。

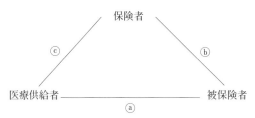

図1　競争が行われる分野

出典：筆者作成。

　もう一つは，保険者と被保険者との関係である（図1のⓑ）。多数の保険者が併存するドイツにおいては，被保険者が加入する保険者（疾病金庫）を選択する権利が大幅に拡大された。その結果，各疾病金庫は被保険者の獲得をめぐって相互に競争する関係に立っている。この場合の競争の対象となっているのは，保険料の水準や疾病金庫の被保険者に対するサービスなどである。各疾病金庫が行う給付の範囲は基本的に法律で一律に定められているため，提供する給付の範囲が疾病金庫間の競争の対象となる可能性は選択タリフや追加給付の場合に限定されている。

　これに対して，フランスでは，医療保険制度のうち全国民の9割近くが加入する一般制度は，単一の保険者により運営されている。その他の者が加入する制度の場合には複数の保険者が存在するが，この場合にも被保険者が加入する保険者を選択することは認められていない。イギリスでは全居住者を対象とした制度としてNHSが設けられており，住民がNHSに代わって選択することが可能な公的保健医療サービス提供制度は存在しない。

　三つ目は，医療供給者と保険者との関係である（図1のⓒ）。ドイツおよびフランスでは，医療の内容や診療報酬基準に関しては，保険者の団体と医療供給者の団体との間での交渉・合意が重要な役割を担っている。もしこれに代わって，個別の保険者と医療供給者が医療供給に関する契約を自由に交渉・合意できるようになれば，保険者と医療供給者はこの分野においてもそれぞれが相互に競争的な関係に立つことになると考えられる。

　このためドイツでは，「統合供給」や「家庭医を中心とした医療供給」の

ような新たに導入された医療供給システムにおいては，個別の契約の締結が認められるようになってきている。これにより，疾病金庫は，医療供給に関する契約を通じて，被保険者に対するより低い価格，より良い質の医療の提供を確保することにより，他の疾病金庫との競争において有利な立場に立つことが可能となる。そうなれば，被保険者の獲得をめぐる疾病金庫間の競争は，被保険者が受けることができる給付の内容や質にまで及ぶことになる。これに対してフランスでは，個別の保険者と医療供給者が医療供給に関する契約を自由に交渉・合意することは認められていない。

　ドイツにおいては，このような改革が進められ，医療の質と経済性の向上のために疾病金庫が果たすべき役割は一層重要性を増している。これに対応して，疾病金庫の機能強化につながる改革が行われた。その一つは，疾病金庫の合併を容易にすることにより疾病金庫の規模の拡大を図ることである。もう一つは，医療政策上の重要事項について医療供給者の全国組織との間での交渉・合意などを行う疾病金庫連邦中央連合会が疾病金庫の種類を超えた全国組織として設立されたことである。これは，保険者の機能強化のために全国医療保険金庫連合の設立などが行われているフランスでの改革とも共通する点である。

2　日本への示唆

(1)　保険者間の競争

　前述のように，医療保険の現物給付として行われる医療に関する競争の可能性は3つの分野において存在すると考えられる。日本においても，被保険者（患者）には医療を受ける医療機関を自由に選択することが認められている。このため，被保険者（患者）と医療供給者の間ではこの3ヵ国と同様に患者の獲得をめぐる医療供給者間の競争が行われている。したがって，日本における新たな適用可能性を検討する対象としては，ドイツで行われているような保険者と被保険者との関係における競争および医療供給者と保険者との関係における競争ということになる。

まず，保険者と被保険者との関係においては，ドイツと同様に被保険者に対して加入する保険者を選択する権利を認めることにより，被保険者の獲得をめぐる保険者間の競争を促進することが考えられる。その場合に期待される効果としては，競争を通じて，保険料率を引き下げることや被保険者のニーズに適合したより質の高い給付を行うことを目的とした保険者の経営努力が促進されることである。

　しかしながら，日本においても，各保険者の保険料水準には各保険者のリスク構造（加入する被保険者の年齢構成，所得水準など）の違いに起因する格差が存在している。したがって，今のままの状態でこのような競争を導入したとしても，年齢が若く，所得が高い被保険者が多く加入する保険者が有利になるだけである。このため，競争の導入は，年齢が若く，所得が高い被保険者を獲得するためのリスク選別を引き起こす恐れがある一方で，各保険者の経営努力を促す効果を持たないことが懸念される。

　これに対して，ドイツのリスク構造調整のようにリスク構造の違いが各保険者にもたらす財政的な影響を調整する仕組みを導入することは考えられる。しかし，日本では，各保険者が独自の経営努力を行うことができる余地も限定されている。なぜならば，各保険者が行う給付の種類や範囲，医療供給者が行う医療の内容や報酬については，法律等により一律に定められているからである。この問題を解決するためには，保険者がその給付の種類や範囲について自ら決定できる余地や各保険者が医療供給者の行う医療の内容やその報酬について医療供給者側と交渉し，合意することができる余地を認める必要があると考えられる。

　このように，保険者間の競争は，導入されることにより直ちに期待される効果を発揮するわけではない。重要なことは，それと併せて，リスク構造の格差が各保険者に及ぼす影響を調整する仕組みが必要になるとともに，各保険者が自ら経営努力を行うことができる範囲の拡大が必要となる。これらのことが併せて実現されることにより初めて，競争が医療供給の質と経済性を高めることにつながるものと考えられる。

　ドイツにおいては，以前から，限定的ではあるが被保険者による保険者の選択権が認められてきた。また，医療保険による医療に関する指針や診療報

酬基準の決定には，保険者，保険医および病院などの当事者の団体が重要な役割を担ってきた。一方，日本では，被保険者による保険者の選択が基本的に認められておらず，また，医療保険による医療に関する指針や診療報酬基準も国が直接決定する仕組みとなっている。

このため，ドイツで行われているような競争を日本において効果的に導入するためには，被保険者と保険者の関係および医療供給者と保険者との関係に根本的な変更を加える必要がある。したがって，これを日本に適用するとしても，中長期的な課題として取り組んでいく必要があると考えられる。

ドイツにおいても，医療の需要と供給との間を調整するために用いられる手段は競争に限定さるわけではない。競争以外の手段の一つは，公的主体による介入である。例えば，各州は病院計画を策定し，計画にもとづく病院整備に公費助成を行うことにより，地域の入院医療に対する需要に適合した病院の整備を進めている。もう一つは，当事者団体間の交渉にもとづく合意である。例えば，医療保険による外来診療を担当する開業医（保険医）に支払われるべき診療報酬の総額は，外来診療に対する地域の需要を勘案し，保険医の団体である保険医協会と保険者である疾病金庫の連合会との間の交渉にもとづき合意される。このように，ドイツにおいては，医療の需要と供給との間を調整するために競争を含む3つの手段が用いられる混合的な調整システムが採用されている。近年の医療制度改革においては，この3つの手段のなかで競争の役割を重視した政策がとられているわけである。一方，フランスでは，現状の公的な医療保険を見る限りにおいては，この3つの手段のうち，公的な介入の役割を重視した政策がとられている[5]。

このいずれの方向が医療制度をコントロールするために適切であるのかについては，今のところ，いずれかに軍配をあげられる状況にはない。しかし，いずれの方向に進むのかについての決断を避けることはできないと考えられる。

(2) 自己決定と選択の拡大

日本が今後とも公的な介入の役割を重視する方向性を採用するとしても，医療の質と効率性を高める手段として，選択や競争を完全に排除して考える

必要はない。被保険者による保険者の選択権が認められない限り，被保険者は，現在加入している保険者の保険料が高い，あるいは保険者によるサービスや給付が気に入らないとしても，別の保険者に移ることはできない。このため，保険料の水準や提供する給付の範囲および質が被保険者に満足のいくものでなければ，被保険者を失い，最終的には自らの存続が危うくなる恐れがあるという圧力が保険者にかかるわけではない。しかしながら，保険者の運営に責任を持つ立場の側には，被保険者からの批判を受ける保険料の上昇を抑制し，あるいは，できるだけ被保険者の満足が得られるサービス・給付を提供するために経営努力を行うことへの一定の誘因が働くはずである。また，各保険者による経営努力の程度が他の保険者と比較可能な形で示されれば，このような誘因がより強く働くものと考えられる。

このような誘因が実際の改善につながるためには，そのために保険者自身が自らの判断にもとづき取り組むことができる余地を拡大する必要があると考えられる。このような観点から，注目されるのは，ドイツにおける新たな医療供給システムの導入とその実施を促進する選択タリフの仕組みである。これらを活用することにより，各保険者は，医療供給者と協力して望ましい医療供給を実現するためのプログラムを構築し，実施することが可能となる。このようなものとしては，例えば，慢性病患者等の病状の変化に対応して必要となる予防措置，外来診療，入院療養，リハビリテーションなどを医療供給の各分野をまたいで継続的に提供するプログラムや，医療におけるゲートキーパーの役割を果たすことが期待される家庭医を中心とした医療供給を行うプログラムが挙げられる。また，このプログラムへの被保険者（患者）の参加を促進するために，一部負担や保険料の軽減のような経済的な誘因を設けることも考えられる。これらは被保険者に対して，そのニーズに適合し，相互に連携のとれた，質の高い医療を提供するとともに，慢性病治療のための費用の軽減にもつながることが期待される。

ただし，選択や競争を拡大することが常に望ましい効果をもたらすとは限らないことにも十分に注意する必要がある。例えば，選択タリフのなかには，保険料を軽減する代わりに一定額までは保険者の給付義務を免除する「免責」や，一定期間内に給付を受けなかった被保険者に対する「保険料還

付」を組み入れた選択タリフが含まれる。これによってメリットを受けるのは，健康な被保険者に限られる。このような選択タリフの拡大は，医療保険の基礎にある病気がちな者と健康な者，高齢者と若者との間の連帯を弱めるとともに，被保険者間に格差と分断を生じさせる恐れがあると考えられる。

第 4 節　医療保険財政の安定と負担の公平

　国民の生命・健康を維持するため，必要なときに十分な医療サービスを提供するため，方法の違いはあれ，国家は医療保障体制を整える。この医療保障体制の整備には，事業運営のための財源が必要であるとともに，医療サービスを提供するための様々な資源が求められる。ここに財源としてのファイナンスとサービスとしてのデリバリーとの関係が生じ，医療保障体制を実現する方法として，ファイナンスとデリバリーを一体化するシステムがNHS方式であり，ファイナンスとデリバリーを切り離し，社会保険によりファイナンスをまかなうのが社会保険方式である。

1　検討対象の確定

　医療保障において，サービスを受ける側に負担を求めることはいくつかの視点から正当化される。その一つがサービスの提供を受けることから認められる受益者負担の考え方である。この受益者負担原則は，抽象的なシステム設定のためのレベルと，具体的にサービスを受けた場合の二つのレベルでの議論が可能である。
　一つは，医療保障体制を構築し，その体制から利益を受けるであろうことから，そのための費用負担が求められる。事業運営のための費用徴収と言い換えることもできる。医療サービスを提供する施設の建設，医療機材の設置や整備，あるいはサービス提供者の育成などの財源として，保険料や租税の負担が求められる。

いま一つは，具体的に医療サービスを受けたときに，サービス提供者のサービスに対する対価・報酬の支払いという形で発生する。この場合，提供されたサービスに応じて報酬が発生するが，それをどのように支払うかに関するサブシステムが設定される。最終的にサービス提供者にその対価としての報酬が支払われることでは共通するが，NHS方式やドイツの保険診療の場合，患者はサービスを受けることによって新たな負担を強いられることはない。このことは，サービス提供者に報酬が支払われないことを意味するものではない。NHSないし保険医協会から，報酬が別途支払われるのである。これに対して，日本やフランスの場合には，一部負担金の支払を求められる。この場合，サービスの対価としての報酬の一部を，患者が負担することとされている。これは負担なしにサービスを受けられる場合に予想される受診の濫用，すなわち濫診を抑制する機能をもつ。しかし，ここでも日本の場合は，一部負担金相当額を医療機関に支払えば済むのに対して，フランスでは報酬全額を支払ったうえで，その一定割合を保険者が患者である被保険者に払い戻すという償還払い方式を採用している。

2　負担の公平

　公的年金における負担の公平を考えてみると，賦課される保険料額，および支給される年金額の妥当性のほかに，支給要件にもとづく平等取扱いが求められる。保険料の負担額や拠出期間には個人差が発生するため，このような個人差に応じた年金額の格差について，法的意味では批判の対象とはならない。
　これに対して，医療保障の場合には，以下のような公平性が求められる。
　まず，医療保険の保険料はNHS方式の場合の租税も含めて，被保険者の年齢，性別あるいは健康状態に応じた料率の設定はなされていない。また，被保険者の家族状況も保険料率算定の要素とはされていない。この意味で，民間保険において妥当する給付・反対給付金等の原則は，公的医療保険の場面では妥当しない。厳密なリスク計算にもとづく保険料率あるいは税率の設定をしないところに，社会保険システムの妙味がある。保険集団全体で，傷

病に関する高リスク集団，あるいは傷病に陥った人に対して，当該集団と低リスク集団とが，あるいは高所得集団と低所得集団とが連帯して，医療保障のファイナンスを支えるという図式が成立している。

　次に，受診機会の保障ないし医療アクセスの保障も，負担の公平を担保するためには重要な要素といえる。保険料の設定が合理的であったとしても，医療機関の数が少ないとか一定の地域に偏在しているなど，受診機会が保障されていないとか，粗悪なサービスしか受けられないのでは，負担することの意味が失われるからである。この意味では，医療機関や医療費に関する地域格差や，医療の質の確保が医療保障をめぐる重要な政策課題となる。

　さらに，負担の公平を検討する際に重要と思われるのは，財政運営に関する説明責任としての公平性の実現である。個別的な保険料の設定が合理的で，公平な賦課徴収が実現されていたとしても，制度全体の財政運営に関する情報が保険料負担ないしサービス受給者に開示されないのでは，財政運営の透明性を著しく損ねることになる。このように，保険料負担の問題と財政運営の問題とは表裏一体の関係に立つものであると同時に，両者は"逆また真ならず"という関係でもある。財政運営に関する十分な説明責任が果たされていない場合や，財政運営に関する情報提供が不十分な場合には，個人レベルでの負担の公平がたとえ確保されたとしても，制度全体を通貫する財政運営の安定性を損ねることになり，その場合には保険財政の公平性が実現されていないことになるからである。

　ここでは，以上のような問題意識を前提に，フランスにおける全国医療保険支出目標（ONDAM）の果たした意義を中心に，医療保険財政の安定と負担の公平という問題を検討していきたい。

3　個別的な保険料レベルでの負担の公平

　NHS方式は租税を財源とするため，個別納税者のレベルで負担の公平を論じる余地はない。租税体系全体の評価とそれにもとづく見直しという議論となるからである。したがって，この問題については，ドイツとフランスの

比較が有益な示唆を提供する。

　ドイツ医療保険の保険料について，被保険者は経済的な負担能力に応じて保険料を負担する報酬比例制を採用している。厳密に言うと，保険料は「保険料納付義務のある収入」に保険料率を乗じた額として算定される。ここには，以下の３点につき負担の公平が実現していないといわれる。

　一つは，「保険料納付義務のある収入」に算定上限額が設定されていることによる。この上限額を上回る収入には保険料が賦課されないため，算定上限額を上回る収入を得ている者は，相対的に保険料の負担が軽減されることになるからである。

　第二に，これはドイツにおける大きな特徴であるが，賃金が年間労働報酬限度を超える被用者は医療保険への加入義務が免除されることである。このような被用者は医療保険に代わり民間医療保険に加入することができるため，収入の多い被用者が医療保険における所得再分配の枠組みから外れることになる。公的医療保険に対する負担を回避するシステムと言い換えることができよう。

　第三は，「保険料納付義務のある収入」の賦課対象範囲が，賃金，年金，失業手当等に限定されており，家賃，地代などの資産収入が保険料算定の対象となっていないことである。同額の収入がある家計であっても，構成する収入の内容によって負担しなければならない保険料が異なるという意味での不公平が指摘されている。

　これに対して，長らく社会保険方式のもと医療保障体制を構築してきたフランスは，どのような対応をしてきたであろうか。

　フランスにおいても，かつては保険料の算定上限額が存在したし，年金保険料についてはいまも存在する。しかし，医療保険財源の拡大のために比較的早い時期に，医療保険における算定上限額は撤廃された。

　高所得の被用者について，公的医療保険の加入義務を免除するというシステムはフランスには存在しない。保険料の設定は報酬比例制を採用している点ではドイツと共通するが，フランスの特徴は，公的医療保険の保険給付を補うため，具体的に一部負担金の負担を軽減するために，補足給付を支給するサブシステムとしての補足制度が発達したことである。この点は，一部負

担金の負担を求めない厳密な意味での現物給付を重視するドイツとは，制度設計の方向が正反対である。

　むしろフランスが指向したのは，保険料負担能力の低い者が十分な医療の提供を受けることができないことを解消するという政策であり，このための財源として目的税としての一般社会拠出金（CSG）の導入であった。一般社会拠出金は，賃金に代表される所得や年金などの代替所得だけではなく，資産や投資利益をも課税対象とした。これは課税範囲を拡大することによって，医療保障のための財源を捻出し，保険料を負担することができないために十分な医療を受けられない者を根絶するという皆保障の発想に立った普遍的医療給付（CMU）を実現するための財源とされた。

　普遍的医療給付を創設するための一般社会拠出金の賦課率の引上げによって，民間労働者に対する医療保険の保険料は賃金の0.75％という低率となった。これは日本でいえば，傷病手当金に相当する給付の財源にあてられているといわれる。これに対して，使用者の保険料率は現在でも12.8％と高い数字を維持している。

4　医療費の総額コントロール

　イギリスにおけるNHSは，国家予算として予算が作成されるため，会計年度の初めに医療費総額が決定される。この意味では，イギリスのNHSは制度発足当初から医療費総枠予算制を採用していたということもできる。この制度は，医療費のコントロールには有効であると評価される反面，待機問題などの欠点も指摘されてきた。しかし，イギリスはある意味ではNHS方式を変更することなく，予算の増額と組織の改編によって，財政的な公平の確保に取り組んできた。具体的には，"より多くの，あるいはより質の高いサービス"を提供した診療所や病院に対して，それに見合う報酬を支払うという方向性を採用している。ここでは，GP診療所の登録者の年齢，性別，罹患率，死亡率，施設入所者数などを考慮した予算配分が行われている。

　ドイツでは，1993年以降，外来診療，薬剤支給および入院診療ごとに，あらかじめ支出総額の上限を定め，実施の支出をその限度内にとどめることを

目的とする予算制が実施された。この予算制の内容は，給付分野ごとに大きな違いがみられた。特に薬剤支給に関しては，保険医の処方にもとづく薬剤支給が上限額を突破した場合，外来診療にかかる診療報酬総額が減額されるという厳しい制裁措置が課された。しかし，保険医個人としては自分の行う処方が薬剤費用全体にどのような影響を及ぼすことになるのか把握できないことが問題となった。このため，制度実施直後には処方を極端に抑制する反応が見られた反面，その後においては抑制効果が薄れたため，診療報酬の減額が困難な程度にまで支出の超過額が拡大した。また，予算制を暫定的な支出抑制策と考えるのか，それとも保険者間の競争を補完する恒常的な対策とするのか，政権ごとに予算制の位置づけが変化したこともあり，予算制は廃止された。予算制に代わり，外来診療と入院診療の分野では新たな診療報酬制度の導入が，薬剤支給に関しては当事者間の合意枠組みが設けられることとなった。

　フランスにおける医療費の総額コントロールは，社会保障財政法律（LFSS）にもとづき毎年制定される全国医療保険支出目標に象徴される。フランスは，1997年に社会保障財政法律が導入されて以来，全国医療保険支出目標を設定して，いわば医療費総額の"見える化"を実現した。そしてコントロール機能を強化するため，第一に，2004年法により警告委員会を設けた。第二に，2005年組織法の改正により，全国医療保険支出目標の設定項目が細分化された。こうして，全国医療保険支出目標における目標額実現のための措置が講じられてきた。

　ここで注目したいのは，全国医療保険支出目標の設定が，開業医部門と医療施設部門，公立病院と民間病院との間の診療報酬方式の統一化を促したことである。このことは項を改めて，制度全体の財政運営における公平性として論じたい。

5　財政運営に関する説明責任

　全国医療保険支出目標が設定されるまでは，フランスにおける診療報酬に関する財政方式は3種類存在した。開業医については医療行為一覧表

(Ngap) をベースとした全国協約方式，入院診療を担当する病院施設については，公的病院サービス参加病院 (PSPH) に参加する施設とそれ以外の施設に大別される。そして，公的病院サービス参加病院に参加する施設については総枠予算制，公的病院サービス参加病院以外の病院・医療施設には日額料金制が採用されていたのである。また，医療行為の分類については，開業医と民間営利病院については医療行為一覧表 (NGAP)，公的病院サービス参加病院対象施設には医療行為カタログ (CdAM) が用いられていた。

診療報酬の支払方式や医療行為の内容に関する状況把握のためのツールが複数存在することは，それまでの歴史的沿革に由来するとはいえ，全国医療保険支出目標を設定して，医療情報の共有化や医療政策の透明化を促進しようとする政策の要請にはそぐわないものであった。裏を返すと，全国医療保険支出目標の設定は，総枠予算制か日額料金制かという診療報酬の支払方式の違いや，大きく言えば開業医と公立病院で医療行為の分類方法が異なること自体を浮き彫りにさせ，それらを放置したままでは，医療情報の共有化や医療政策の透明化が阻害されることを明らかにしたのである。このことは，医療費の総額コントロールの手法として導入された全国医療保険支出目標が，副次的にもたらした大きな意義と評価されるものである。

かくして，開業医であれ病院施設であれ，医療行為の表記を統一するとともに，診療報酬の支払に関するコードを組み込んだ診療報酬基準の統一化が図られることとなった。一つは診療行為共通分類 (CCAM) であり，いま一つは1入院当たり包括評価方式 (T2A) の実施である。

診療行為共通分類は，開業医や病院で提供される様々な診療行為を共通のコードに分類し，それにもとづいて診療行為の内容を明らかにするとともに，報酬の支払いにも用いるために作成された。2004年8月13日法により，医療保険の対象となる行為は診療行為・給付リストに収載されなければならないと定めた (Css.L.162-1-7) ことを受けて，全国医療保険金庫連合 (UNCAM) は，2005年3月11日に診療行為共通分類の導入を決定し，2005年3月31日から施行された。診療行為共通分類は，最終的には開業医ばかりでなく，公立病院および私立病院にも適用されることが予定されているが，営利病院や歯科医あるいは看護師などの行為については，なおNGAPが適

用されている。

　1入院当たり包括評価方式は，フランス版DRGにもとづく入院診療に関する算定方式であり，最終的には公的病院と民間病院双方における診療算定方式の統一を意図している。これも全国医療保険支出目標を設定し，その目標値と実績値との比較検討という過程のなかで，予算の当てはめ方が違うために単純な比較では意味をなさないことが明らかになった結果，統一化の機運が生じたものである。そもそもフランスでは，その歴史的沿革から，公立病院と私的営利病院とに対する報酬の支払い方法が異なっていた。公立病院に対しては，いわば1年間の予算を配分するというシステム（総枠予算制）であった。一方，私的営利病院については，提供される診療行為に対する報酬を支払うシステム（日額予算制）を採用していた。

　この2つの異なる支払い方法の予算調整を行う病院管理指標として，DRGが利用されていた。つまり，性格の異なった病院に対する資源配分を合理化する指標が作成されていた。そこで，この病院管理指標の活用により，資源配分の不平等が解消され，病院医療費も抑制することができたとの評価を得たこと，他方，診療行為共通分類も定着しつつあったことをふまえて，2003年社会保障財政法律が段階的な1入院当たり包括評価方式の導入を決定した。公的病院施設については，2004年から導入を開始し，総枠予算制を徐々に縮減し，2012年にはすべての施設で実施される予定であった。しかし現在のところ，2018年における完全施行が目指されている。また，民間営利病院については2005年から導入された。なお，2009年法は，政府は毎年議会に対して，9月15日までに1入院当たり包括評価方式に関する報告書を提出することを義務づけた（Css.L.162-22-19）。

6　日本への示唆

　高齢者のための医療保険制度を別立てで備える日本の医療保障体制にあって，しかも前期高齢者納付金や後期高齢者支援金が存在する状況は，まさに保険料の租税化（江口隆裕『変貌する世界と日本の年金』（法律文化社，2008年））が進行・浸透しつつある。このことをどのように評価するかは，

論者によってその判断は分かれる。しかし，保険料と保険給付とのけん連性が希薄になることは事実であり，その限りで保険料としての性格が弱まっていることは否定できないと思われる。この意味では，ドイツもフランスも社会保険としての制度枠組み，すなわち保険料財源にもとづく財政的自律を追求している。ドイツは財政的自律を標榜するからこそ，現在でもなおリスク構造調整という財政調整を行い，負担の公平を維持しようとしている。フランスも1980年代までは財政調整手法を採用していたが，医療保障における皆保険を実現するために，一般社会拠出金を導入し，租税代替化の方向に舵を切った。しかし，使用者の保険料負担に見られるように，保険料財源の調達を断念したわけではなく，社会保険方式を維持していると評価できよう。

他人の芝生はきれいに見えるものであることを差し引いても，前期高齢者納付金や後期高齢者支援金に関するカネの流れについて，受け手の側からの説明責任も果たされていないし，担い手からの説明責任に対する追及も十分ではないように思われる。単なる情報の開示にとどまらず，カネの流れ方，余剰の有無，余剰が生じた場合の処理の仕方など，果たされるべき説明事項は多いように思われる。これらのことが特別会計の枠組みであるゆえに議論されていないのであるとすれば，負担の公平以前に，フランスにおける社会保障財政法律のように，保険料および租税の負担者であり，同時に医療サービスばかりでなく社会保障サービスの受給者である国民の前で，国民の代表である国会議員による議論の場を設定することが望まれる。

第 5 節　新たな薬剤および診断・治療方法の導入

1　新たな薬剤の導入

(1)　3ヵ国の比較

① 　新たな薬剤の評価

　この3ヵ国のいずれにおいても，新たな薬剤に関しては2段階の評価が行われている。第一段階は薬剤の販売許可時の評価であり，第二段階は薬剤の販売許可後の評価である。

　第一段階では，薬剤の質，有効性および安全性が評価される。この評価の結果にもとづき，当該薬剤の販売を許可するかどうかが決定される。この評価を担当するのは，それぞれの国の許可当局または欧州医薬品庁（EMA）である。

　第二段階では，薬剤の有用性が評価される[6]。この評価の結果は，次のような決定の基礎となっている。一つは，当該薬剤については，医療保険や国民保健サービス（NHS）による償還が可能か，つまり医療保険やNHSの給付対象に含めるかどうかである。もう一つは，いずれの価格で，あるいはいずれの価格まで償還可能かということである。この評価を実施する機関はいずれの国においても，医薬品の許可当局とは異なる評価機関である。イギリス[7]では「国立医療最適研究所（NICE）」が，フランスでは「高等保健機構（HAS）の透明化委員会（CT）」，ドイツでは「保健医療における質と経済性に関する研究所（IQWiG）」がこれに該当する。

② 有用性評価の仕組み

(a) 価格の取扱い

　有用性評価における薬剤価格の取扱いに関しては，イギリスとドイツ・フランスとの間で基本的な違いが存在している。イギリスにおいては，新たな薬剤の価格は製薬企業により予め自由に設定される。第二段階の評価では，設定された価格を前提に，その価格での償還が可能かどうかを決定するための評価が行われる。この場合に償還が可能かどうかは，その薬剤が費用との関係において効率的かどうかに依存している。このため，評価された有用性が当該薬剤を投与する場合の費用に対する比率で示され，その比率が他の代替的な治療の場合の比率と比較される。新たな薬剤は，基本的に有用性（質調整生存年（QALY））一単位当たりの費用の額が基準額を下回る場合にのみ償還可能とされる。

　一方，フランスおよびドイツでは，第二段階の評価において薬剤の価格は考慮されない。薬剤の償還価格または償還価格の上限は第二段階の評価結果にもとづき定められる。ただし，第二段階の評価の結果にもとづき，一定の薬剤が医療保険の給付対象外とされる場合があるかどうかという点で，両国の間には重要な相違点が存在する。フランスでは，価格設定の基礎となる追加的な有用性を評価する前に，当該薬剤が医療保険による費用償還の対象とするのに十分な有用性を有するかどうかが評価される。この結果，有用性が不十分とされた薬剤は医療保険による費用償還の対象から外される。追加的な有用性の評価は，それ以外の薬剤を対象として行われる。これに対して，ドイツの場合には，「同等の治療よりも有用性が小さい」と評価された薬剤であっても，それをもって医療保険の給付対象外とされるわけではない。

(b) 評価期間

　新たな薬剤に対して早期に有用性評価を実施することは，技術革新への速やかなアクセスを可能にすること，または急を要する医療政策上の決定のための情報を適時に提供することを目的として，この3ヵ国をはじめ多くの国で行われている。しかし，早期の有用性評価に関する共通した国際的定義や方法論が存在しないため，そのやり方や質にはばらつきがみられる。

(c) 評価データ

　薬剤の有用性評価をどのようなデータをもとに行うのか，また，当該データをどこから入手するのかに関しては，次の2つの方法が考えられる。一つは，評価機関が，製薬企業により整えられた資料をもとに審査を行う方法である。もう一つは，評価機関自身が，確認された研究およびデータに関する体系的な調査と評価を行うとともに，製薬企業に特定の補完的な資料を求める方法である。

　この3ヵ国では，有用性評価手続きが販売許可の時点で，あるいは早急な決定のために用いられる場合には，前者の方法が定着しつつある。後者の方法は，販売許可から明確な時間をおいて実施される詳細な評価に用いられている。

(d) 評価結果の活用

　前述のとおり，評価結果の活用方法については，給付対象とすることの是非および償還価格の水準に関する決定の基礎として用いることが考えられる。評価結果がいずれの決定に活用されるのか，また，その決定にあたって評価実施機関の評価結果がどのように活用されるかに関しては，この3ヵ国の間で重要な相違点が存在する。

　イギリスでは，評価の結果にもとづき国立医療最適研究所からガイドラインが示される。このガイドラインでは，評価された薬剤が4つのカテゴリーに分類される。国立医療最適研究所により「推奨する」とされた薬剤はNHSの償還対象となるが，「推奨しない」とされた薬剤は医師による処方が受けにくくなる。つまり，評価実施機関である国立医療最適研究所による評価結果は，当該薬剤を実質的にはNHSの給付対象とするかどうかを決定する効果を持っている。

　フランスにおいては，まず，透明化委員会による有用性評価が行われ，有用性の程度が4段階に区分される。この区分と対象疾病の重篤度に応じて，医療保険全国金庫連合（UNCAM）が医療保険からの費用償還率を決定する。ただし，十分な有用性を有しないと評価された薬剤は医療保険の償還対象から外される。その他の薬剤は，追加的有用性の評価の対象となり，その

結果，追加的有用性の程度に応じて5つのカテゴリーに分類される。いずれのカテゴリーに分類されるかは，追加的有用性の評価に引き続いて行われる製薬企業と医薬品経済委員会（CEPS）との価格交渉において重要な基準となる。高いカテゴリーに分類されるほど，より高い価格を手に入れることが可能となる。なお，追加的な有用性が認められない薬剤に対しては，対照薬よりも低い価格でのみ償還可能とされている。

このように，評価機関である透明化委員会による評価結果は，当該薬剤を医療保険の給付対象とするかどうかだけでなく，その償還価格をいくらにするかの決定にあたっても重要な基礎となるものである。しかし，それぞれの決定権が透明化委員会自体に認められているわけではない。

ドイツでは，「保健医療における質と経済性に関する研究所」により追加的な有用性の評価が実施され，追加的な有用性の程度が6段階に区分される。ただし，追加的な有用性の評価の決定は，同研究所の評価結果にもとづき，製薬企業の意見も聞いたうえで，共同連邦委員会が行うことになっている。この決定をもとに，疾病金庫連邦中央連合会と製薬企業との交渉が行われ，追加的な有用性の程度に応じて償還価格が合意される。

フランスと違う点は，追加的な有用性が認められない薬剤であっても，対照薬よりも低い償還価格が設定されるわけではなく，有効成分あるいは効果が同じ薬剤のグループに設定される定額（Festbetrag）が適用されることになる。このため，この定額が当該薬剤の償還価格上限となるが，価格の設定自体は製薬企業の自由に委ねられる。当該薬剤の価格は，必ずしも同じグループに属する他の薬剤よりも低い価格である必要はない。

(e) 評価実施機関

イギリスの国立医療最適研究所は，1999年にNHSの下部組織として設立された。フランスで1999年以降において薬剤の有用性評価を担当している「高等保健機構の透明化委員会」は，独立した公的機関である。ドイツの「保健医療における質と経済性に関する研究所」は，2004年に共同連邦委員会により設立された専門的に独立した学術的な研究所である。

(2) 日本への示唆

　新たな薬剤の有用性評価に関する3ヵ国の比較検討からは，日本への適用に関して次のような示唆を導き出すことができる。

　新たな薬剤が開発され，実際の治療に用いられることは，これまで治療が不可能であった疾病の治療を可能にし，あるいは，対症療法しかなかった疾病の根本的な治療を可能にすることが期待される。一方で，高額な薬剤の使用が増えることは医療保険や国の財政に大きな影響を及ぼす可能性がある。特に，新しい薬剤ではあるが，既存の標準的な治療に比べて，有用性の面でさほどの進歩が認められないものに多くの費用が使われることには大きな問題がある。

　このような問題に対処する方法の一つは，この3ヵ国に共通してみられるように，新たな薬剤に関する有用性の評価を行い，それにもとづき当該薬剤を医療保険の給付の対象にするかどうか，また，その償還価格をどの水準に設定するかを決定することにあると考えられる。このような制度は，イギリスやフランスではすでに1990年代の終わりから実施され，定着している。また，その他の多くの先進国においても同様の制度が実施されている。同様の問題に直面している日本においても，有用性評価は医療保険の薬剤支出の効率性を高めるための有力な手段の一つになりうるものと考えられる。

　ただし，有用性評価の対象，実施方法，結果の活用方法などについては，この3ヵ国の間でも大きな違いがみられるところであり，日本に適用するにあたっては，それらの点について日本の医療制度の特性を考慮した検討が必要になると考えられる。

　このような点の一つは，有用性を価格との関係で評価し，これにもとづき，医療保険の給付対象とするかどうかの決定を行うのかということである。イギリスと同様に，このような方法を採用することになれば，治療としての有用性あるいは既存の治療と比較した追加的な有用性が存在する場合であっても，費用が高くつく場合には医療保険による給付の対象外となる。しかし，例えば，ある薬剤による治療が一定額を超えることを理由として医療保険では給付されないとすることは，日本では容易に受け入れられないこと

が予想される。したがって，有用性評価の結果はフランス・ドイツの場合のように薬剤償還価格の設定に活用する方が現実的であると考えられる。

　手続きについては，販売許可後において早期の評価を可能にするための仕組みが必要であると考えられる。また，早期の評価はこの3ヵ国でもそうであるように，基本的には製薬企業が提出したデータをもとに行うことになると考えられる。評価の結果にもとづく償還価格の決定は，日本の制度を前提にすれば，中央社会保険医療協議会での審議を経て，厚生労働大臣が行うことになると考えられるが，評価結果として追加的な有用性の程度をどのように価格に反映させるかについては検討が必要である。

　このような評価を実施するためには，この3ヵ国と同様に専門的な評価機関が必要になると考えられる。ただし，評価機関をどの程度の独立性を持った組織とするのか，評価機関による評価の結果を価格設定にどの程度直接的に反映させるのかについては，この3ヵ国においても様々であり，評価機関の専門性・中立性確保の観点から検討する必要があると考えられる。

2　新たな診断・治療方法の導入

(1)　3ヵ国の比較

　この3ヵ国のいずれにおいても，新たな薬剤の場合と同様に，新たな診断・治療技術についても，医療機器・製品としての販売許可を前提に有用性の評価が行われ，その結果にもとづき医療保険やNHSの給付としての取扱いにかかわる決定が行われている。しかし，評価結果の具体的な活用方法に関しては，特にフランスとドイツの間で大きな違いがみられる。フランスでは，新たな診断・治療技術は高等保健機構等による評価にもとづき，医療保険の対象となる診療行為のリストに収載されない限り，医療保険の負担ないしは償還の対象にならない。これに対して，ドイツの入院療養の場合には，申請にもとづく評価の結果，有用性の証明が十分でないとして排除されない限り医療保険の給付対象とされ，技術革新が新たな診断・治療機器などとして許可され，販売される時点から一貫して医療保険による費用負担が行われ

る仕組みとなっている。また，既存の診断・治療方法の必要な代替となりうる潜在的可能性が認められる新たな診断・治療方法を対象に「試行」を行う仕組みも導入された。このような違いが生じる背景には，有効でない診断・治療方法が適用される危険性や技術革新を奨励する必要性に関する考え方の相違が存在するものと考えられる。

(2) 日本への示唆

日本においても，新たな薬剤の場合と同様，新たな診断・治療技術について有用性の評価にもとづき医療保険の給付としての取扱いを決定することは，治療可能性の拡大と費用の効率的な使用を両立するための有力な手段の一つとなりうるものである。ただし，この3ヵ国における相違にもみられるように，評価結果を医療保険の給付に関する決定にどのように反映させるかについては，有用性の確保，技術革新の促進などの観点からの検討が必要になると考えられる。

第6節　保健医療計画

1　3ヵ国における保健医療計画の概要

今日では，多くの国々において，国民の平等な医療アクセスを確保するために保健医療計画による医療供給体制の整備が行われている。しかしながら，保健医療計画の対象とする供給者の範囲，計画の策定・実施主体，掲げられた目標を達成する方法等は国ごとに違いがある。

ドイツにおいて，「計画」を通じて医療供給能力をコントロールする仕組みは，病院医療と外来診療では大きく異なっている。前者の病院医療に関しては，州によって策定される病院計画を通じて，地域の医療需要に見合った供給の実現がめざされている。後者の外来診療においては，保険医の需要計

画が重要な役割を担っている。ドイツにおいて外来診療は保険医によって行われているが，医師が保険医になるためには保険医としての認可が必要となる。この認可は，保険医協会（全国に23協会）ごとに設置される認可委員会（医師と疾病金庫の代表からなる）によって行われるが，地域の状況に応じて策定された保険医需要計画によって制限を受ける。つまり，保険医の過剰供給地域においては保険医の認可が制限される一方で，過少供給地域では保険医の開業を促進する措置が講じられる。このように，保険医需要計画によって外来診療の供給能力がコントロールされている。

これに対してフランスでは，1970年代以降，医療供給のコントロールにおける中心的な手段は「病院」を対象とした保健医療計画であった。外来診療の領域においては，歴史的に医師の開業の自由が保障されてきたことを反映して，ドイツのような計画的な手法が用いられることはなかった。そうではあるものの，医療費の増大，医療過疎化や慢性疾患の増加といった今日的な医療政策上の課題に対応するために，保健医療計画の対象となる供給者の範囲が拡大され，現在のフランスの地域圏保健医療計画は，病院部門に加えて外来診療部門や社会医療の領域をも対象とした包括的なものとなっている。保健医療計画が供給者に対して及ぼす影響は，病院部門と外来診療部門では異なっている。前者の病院部門においては，拘束力を持つ供給目標が示され，病院の活動に直接的な影響を与えるのに対して，後者の外来診療を対象とした計画は，プライマリケアへのアクセスを改善するために奨励的な方策等を実施するものとなっている。

イギリスでは，プライマリケアと病院医療に関する計画を担当する組織は異なっている。ブレア政権期に創設されたプライマリケアトラスト（2009年当時152ヵ所）は，地域医療の予算とサービスを管理統括する組織であり，一次医療圏における保健医療計画を策定し，実施していた。保健省からプライマリケアトラストに予算が配分され，それが住民数・年齢構成に応じて地域内の診療所に配分される仕組みであった。プライマリケアトラストは2013年のNHSの組織改革によって廃止され，現在，診療委託グループ（Clinical Commissioning Groups）がプライマリケアの管理等を行っている。これに対して，病院医療を管理・運営するのはNHSトラストであり，二次医療圏域

内の病棟の新設・閉鎖，人員配置計画，診療科別重点計画等の策定を行っている。

以上のように，保健医療計画の目的や医療政策上の位置づけは国ごとに異なる。このためここでは，計画的な手法が共通して用いられている病院医療を中心に検討を行いたい。また，日本への適用可能性を検討するという目的に照らして，日本と同様に医療保険制度によって財源の大部分が賄われ，公私の医療供給者によって病院医療が提供されているドイツとフランスに焦点を当てて比較考察を行うこととしたい。

2 ドイツとフランスの比較

(1) 保健医療計画の策定・実施主体と内容

ドイツでは，需要に応じた医療供給体制を確保するために病院医療の供給能力をコントロールすることは州の責務と位置づけられており，この責務を果たすための手段が，州によって策定される病院計画である。病院計画は，入院療養に対する具体的な需要を確定し，同時にいずれの病院が需要に応じた医療を確保するために必要であるかを決定する役割を担うものであり[8]，定期的に更新される[9]。病院計画には，住民の需要に応えるための個別の病院の立地場所，設置・運営者，病床数，診療科および供給レベル[10] が示される。なお，各病院における医療提供をどこまで細分化して計画に規定するかは州によって異なる[11]。病院計画は，基本的には既存の供給体制をベースにして作成される。このため，疾病金庫側からは，病院計画は医療上の必要性や住民の健康状態よりも，現在の病床に対する既得権に配慮したものになっているとの批判がある[12]。以上のように，ドイツの病院計画は，州の権限のもとで地方分権的に策定・実施される仕組みであり，全国レベルにおける計画化に向けた目標設定のプロセスとはなっていない[13]。

一方，フランスにおいて，地域圏保健計画を策定するのは地域圏保健庁である。当該計画は，地域圏保健庁が推進する活動の概ね5年間にわたる目標と達成する方法を定めるものである。計画の策定および実施の実質的な責任

が地方の公的な機関（ドイツの場合は州）に付与されている点は両国に共通しているが，フランスの地域圏保健計画は，ドイツと異なり，国家の保健医療政策を推進するための施策の一環であると位置づけられている。地域圏保健計画は階層的な構成となっており，具体的な計画の一つが地域圏医療組織計画（SROS）である。この計画は病院部門と外来診療部門から構成され，前者において病院医療の供給能力のコントロールが行われる。

フランスにおいても，1970年代に保健医療地図が導入されて以来，既存の医療供給状況を前提として，病床数等の指標を用いた供給能力のコントロールが行われていた。しかしながら，地域住民の医療需要の変化にダイナミックに対応することのできる医療供給体制のあり方が模索されるなかで，病床数の指標を用いた目標設定は廃止され，今日では，住民の医療需要に応えるために必要な医療活動の実施場所数が医療圏ごとに示されている。

(2) 計画が医療供給に与える効果

ドイツにおける州の病院計画は，各病院に対して次のような二つの効果を与えるものである。一つ目は，病院計画に盛り込まれた病院は，投資費用に対する公費助成を受けることができるという効果である。二つ目は，同病院は，疾病金庫州連合会等との契約を締結したものとみなされ，医療保険による入院療養を担当し，疾病金庫からそれに対する診療報酬を受け取ることができるという効果である。以上の二つの効果は病院の活動にとっては決定的であるため，各病院は，病院計画において定められた内容に強く拘束されることとなる。

一方，フランスでは，①医療施設の設立，②医療活動の開始・転換・再編，③高額医療設備の設置に関しては地域圏保健庁の許可（更新制）が必要である。この許可は地域圏医療組織計画と結びついており，当該計画によって地域住民の医療需要に対応するために必要であるとされた医療施設，医療活動等に対してのみ許可が交付（あるいは更新）される。このことは，フランスにおいて病院が医療活動を展開するうえでは，地域圏医療組織計画によって必要性が認められることが不可欠であることを意味する。さらに個々の病院は，地域圏保健庁と目標と手段に関する複数年契約（CPOM）を締

結することが義務づけられており，この契約には，許可を得た医療活動等の量的な目標とそれを実施するための条件が盛り込まれることとなっている。以上のような制度的枠組みのもとで，個々の病院にとって計画は拘束力を有するものとなっている。

(3) 医療保険との関係

先に述べたように，ドイツの病院計画の策定は州の権限であり，その策定や実施における疾病金庫の関与は限定的である。病院財政安定法の規定にもとづき，各州には病院計画委員会が設置されており，この委員会に疾病金庫の連合会の代表者が参加する形となっている。しかしながら，実際には疾病金庫は，入院療養の供給能力をコントロールするための有効な手段を有していないと評価されている[14]。つまり，供給能力を決定する病院計画の策定・実施の責任主体と，その計画のもとで発生する医療費負担の責任主体が異なるという矛盾が生じており，このことは財政的な制約のもとでの効率的な医療供給を実現することを困難にしていると考えられる。近年，ドイツでは疾病金庫が医療供給者と契約を締結し，供給者間の連携のもとで望ましい医療供給を実現する「疾病管理プログラム」や「統合供給」等が積極的に推進されているが，その背景として，医療供給のコントロールをめぐる権限の州と疾病金庫の間の齟齬が影響を与えていると考えられる。

フランスでは，地域圏保健庁が医療供給の全般的なコントロール権限を一体的に担っている。地域圏保健庁は，医療保険支出全国目標（ONDAM））の遵守に寄与し，住民の医療需要への対応を行いながら，効率的な医療システムの運営を実現するという役割を担っているため，供給能力と医療保険支出のコントロールは一体的に行われる。また，医療保険組織は地域圏保健庁の審議機関の主要なメンバーでもあり，ドイツの州と疾病金庫の場合のような齟齬は生じにくい組織体制となっている。

3 日本への示唆

一般的に，医療保険制度のもとでは医療サービスの価格が公定されてお

り，開業医や病院の自由な活動を通じて実現される医療供給体制が住民の医療需要を満たすものになるとは限らない。そのため，すべての人に医療へのアクセスを保障するためには，何らかの公的な関与が必要となる。この場合，公的な主体が地域の医療需要を測定し，その推移を予測しつつ，それに応えることのできる医療供給体制を構築することが必要になるが，保健医療計画はそのための手段として有効であると考えられる。

実際にドイツとフランスでは，このような考え方にもとづき医療供給をコントロールするための計画の策定・実施がなされてきた。様々な問題点も指摘されているが，今後も計画的な手法を改良しつつ，供給能力のコントロールを実施する方向性は揺るぎないものとなっている。

日本でも医療計画が策定されてきたが，病院医療を対象とした供給能力のコントロールは過剰病床の抑制が中心である。また，開業医の配置に関しては特段の措置は講じられていない。このような状況をふまえつつ，国民の医療へのアクセスを改善するためには，少なくとも病院医療に関しては，フランスにおける取組みのように，地域ごとの医療需要を具体的に把握し，それに応えるための医療供給体制を構築していく必要がある。その場合，可能な限り病院等の立地場所や医療活動の内容まで具体化した保健医療計画を策定し，その実効性が担保されるような手段と結びつける必要がある。2014年から実施されている病院機能報告制度と，それをふまえた都道府県による地域医療構想の策定は，基本的には，このような方向に沿った改革方策であるといえるが，医療供給体制の改善のための実効的な仕組みとするためには，継続的な政策的努力が求められる。

とりわけ計画の実効性を担保するための手段をどのように考えるかが問題となるが，既存の医療供給体制の変更を求めなければならない場合には，保健医療計画に盛り込んだ内容が供給者の医療活動を拘束するような効力を有することが条件となる。ドイツ，フランス以上に民間部門の医療供給者が重要な役割を担っている日本の医療供給システムにおいて，強制力をともなう方策を導入することは，短期的には実現可能性は低い。強制力をともなう保健医療計画の導入はフランスにおいても容易に受け入れられたわけではなく，長い期間をかけて社会的な合意が形成されていった経緯が存在する。日

本においても，今後の社会経済の変化と医療供給体制のあり方，供給能力のコントロール方法について，幅広い関係当事者の参画を得ながら議論し，時間をかけて合意を形成していく必要があると考えられる。

さらに，ドイツとフランスに関する検討を通じて，供給能力のコントロールを効果的に実施するうえで，医療保険の役割を検討することが一つの鍵となることが示唆された。このことは，日本において医療供給体制を整備する都道府県と，策定された医療計画のもとで提供される医療の費用負担に責任をもつ各保険者とが，住民の医療需要に対応し，効率的な医療供給を実現するという共通の目標に向かって，それぞれがどのような役割を担いうるかということについて検討することを意味する。これは，保険者機能のあり方を考える議論にもつながるものであることから，より広い視点から多角的に検討されることが望ましいといえる。

第 7 節　医療人材

1　医療アクセスにおける人材の量的・質的確保の重要性

社会保障制度の一環として現物給付を行う場合には，サービスへの経済的・地理的・時間的なアクセスを確保することが求められる。公的な医療保険制度や医療サービス制度の存在によって，過度な金銭的負担をせずに医療を受けられるということは，医療への経済的なアクセスが確保されている状態だといえる。しかしながら，いくら経済的な負担が軽減されたとしても，最も近い医療機関まで自動車で数時間もかかるようでは，必要なときに適切に医療が受けられる環境だとは言いがたい。医療保障において平等な医療アクセスを実現するうえで，量的，質的に十分な医療人材が確保されていることは保健医療計画の前提であり，地理的・時間的なアクセスを保証するための重要課題の一つである。以下では，医師の量的な確保と資質の確保，医療

従事者間の役割分担について，ドイツ，フランス，イギリスの3ヵ国における医療制度改革の動向を比較検討する。

2　3ヵ国の取組みの比較

(1) 医師数の量的な確保

医師数がどれだけ確保されていれば充足していると言えるのかは，その国の医療システムのあり方ともかかわっており一概に比較することは難しいが，3ヵ国のいずれにおいても全国的あるいは特定の地域における医師の不足が指摘されていた。

ドイツの2010年頃の状況として，病院勤務医約5000人，保険医約1700人が不足しているとされていた。とりわけ旧東独の農村部を中心として，今後も家庭医が不足する懸念があった。そこで医師を確保するために，就労していない女性医師の活用，医学教育を実践的な内容に改革，労働条件の改善が行われた。例えば保険医の開業地域の認可方法，副業の制限の仕方を改革し，不足地域での医師の居住地域の制約を緩やかにした。

フランスの医師数は，現状では22万人弱で増加傾向にあるものの，今後は不足する恐れのあることが指摘されている。とりわけ問題なのは，地域間，専門領域間における医師の偏りであり，さらに開業医の世代交代が円滑に進むかが懸念されている。医師の量的確保のため，医師養成課程の進学者数の制限を緩和すると同時に，地域別・専門領域別に医師養成課程の進学者数や研修医を規制・優遇する取組みを行い，さらにグループ診療の推進など医師の負担軽減を意図した労働条件の改善が行われた。

イギリスでは，1990年代を通じてNHSから流出する医師が増加していたため，労働党政権は学士入学者向けに医学教育を複線化（4－6年制），卒後研修を基礎研修と後期研修として研修期間を明確化，医師とNHSとの契約方式の変更によりGPは月給制で時間外診療を免除されることも可能とするなどの改革，外国人医師の受入れを行った。2001年に約9万3000人だった医師数は，2011年には4万人増加し，13万3000人ほどになった。

表6　医師数の量的な確保策に関する3ヵ国比較

	ドイツ	フランス	イギリス
医師数の充足状況	・2010年時点で不足 ・特に不足しているのは家庭医	・現状では充足 ・専門領域間の偏り	・1990年代は不足
医師の確保策	・就労していない女性医師の活用 ・医学部教育の改革 ・労働条件の改善	・医師養成課程の進学者制限の緩和 ・地方別，専門領域別の進学者制限，インターンの受け入れ ・労働条件の改善	・医学部教育，卒後研修の改革 ・GPの処遇改善 ・外国人医師の受け入れ ・GPの非常勤勤務制度の整備
効果	・まだ不明	・医師は増加傾向	・医師数はほぼ充足
問題点	・地方での医師確保に際し，労働条件との兼ね合いを考慮する必要性	・進学者数制限による人員調整の限界	・処遇改善の費用増大

出典：筆者作成。

以上のように3ヵ国はそれぞれ医師養成システムの改革，柔軟な勤務体系の導入，処遇の改善等の改革を行い，医師数を確保し，さらに地域的な偏在を解消することを試みていた。フランス，イギリスではその結果，医師数が充足しつつあるが，ドイツではまだ十分な時間が経過しておらず，改革を評価する段階には至っていない。また，ここで挙げた改革は，医学部への進学者数の制限は限界に達していること（フランス），地方での医師確保に際して処遇改善にともなう人件費の増大（ドイツ，イギリス）などの問題点にも直面しており，取組みの持続可能性に課題がある。

(2) 医師の資質の確保策

公的な医療保険制度，医療サービス制度のもとで医療を供給する際には，国民がどこに住んでいても一定の水準の医療を受けることができるという面でも平等なアクセスを実現する必要がある。そのための取組みとしては，まず医師養成システムがあり，さらに医師免許取得後の資質の維持・向上をいかに行うかという継続教育等の課題がある。

ドイツでは，1988年に制定された医療保障改革法によって，医療の質の確

保義務が法律上定められて以降，質の管理にまつわる様々な手続きが導入され，保険医は質を管理する内部的なマネジメントを行うことが課されている。また，2002年に行われた医師免許規則の改正によって，医学生がより早い段階から実践的な学習を行うカリキュラムが導入された。医師国家試験は最初の2年間の教育修了後に第一段階が行われ，その後4年間の教育を修了すると第二段階を受験する。医師免許取得後の卒後研修の実施は州の医師会がその役割を担っており，数年間にわたり特定の分野の診療経験を積むことで卒後研修の修了を認められると，当該専門分野を標榜できるようになる。

フランスにおける医療の質的な側面への取組みに関しては，1990年代にはアングロサクソン諸国や北欧諸国に比べて遅れているといわれていた。だが，とりわけ卒後教育については2000年以降，むしろ積極的な取組みが見受けられる。医療従事者の職業的実践の評価，知識の改良，医療の質と安全の改善，公衆衛生上の課題の考慮，医療費の抑制などを目的として，2009年に「継続的な職業発展」と呼ばれる仕組みが導入された。これにより，医師をはじめとした多様な医療従事者について資質を保証するため，「継続的な職業発展」プログラムに年に1つ以上参加することが義務づけられた。また，2004年以降，高等保健機構によって，外科など特定の診療科における病院勤務医の医療安全リスクの情報を収集・分析し，それにもとづく任意の医師認証制度も導入された。

イギリスで医師の資質の確保，向上に対する取組みが重視されるようになった背景には，シップマン事件（マンチェスターのGPによる連続不審死事件）やブリストル王立小児病院での手術後の死亡者の多発など，1990年代に医師の信頼を揺るがす事件が頻発したことがある。医師の信頼回復に向けて，2000年代には医師数を確保することに加えて，一定の資質を保証するための多様取組みがなされた。従来は専門医になるには10年以上の研修が必要とされていたが，2005年に開始された「医師養成の現代化（Modernising Medical Career）」プログラムにより，医師となるには4－6年間の医学教育を修了後，医師免許を管理する総合医療審議会（General Medical Council）に仮登録し，その後2年間の基礎研修を受けることとなった。後期研修はGPが3年間，専門医が5－6年間に明確化された。さらに，医師の資

質を保証する仕組みとして，2012年からすべての医師について免許の更新制度を導入し，5年ごとに業務評価にもとづき更新を行うようになった。

このように，いずれにおいても過去十数年で急速に医師の資質を確保する制度の整備が進んだ。医師の資質確保は，医療そのものの品質を維持することにもつながる。3ヵ国で共通して行われていたのは，医師の卒後研修プログラムの改革であり，実践的な内容の研修を一定期間受けることによって，臨床医の標準レベルを保つことが試みられていた。それに対して医師の資質の継続的な管理については，3ヵ国で違いがあった。イギリスでは医師免許の更新制度が導入されたが，ドイツには類似した制度はなく，フランスでは特定の診療科の病院勤務医のみを対象とした任意の認証制度があるのみだった。医師の資質をどこまで継続的に管理していくかの選択肢を，3ヵ国の事例は示してくれている。

(3) 医療従事者間の役割分担

医療は医師だけによってなされるものではなく，多様な医療従事者の役割分担のなかでサービスが形成されている。ドイツ，フランス，イギリスの3ヵ国では，医師の人員確保だけでは満たしきれない医療ニーズに応えるため，看護師をはじめとした医療従事者の権限を拡大，役割分担のあり方を見直すなどの改革を行ってきた。

ドイツでは，2005年から旧東独地域の家庭医の不足を補い，医師の負担を軽減するため，一定の訓練を受けた看護師や医療助手が家庭医の指示で患者の自宅に派遣される「アグネス事業」が行われた。派遣された看護師や医療助手は，患者の健康状態の把握，症状の記録，健康関連の助言，採血・注射・褥瘡の治療などの医療行為を行い，それらに対して外来診療としての診療報酬の支払いがなされることとなった。

フランスでは，多職種の連携・協働を推進し，医療の質や効率性を高めるため，糖尿病や透析，肝炎，眼科，放射線療法などの分野で医師と他の医療従事者との協働を促す試行事業が実施され，医療行為の委譲や役割分担の再編に関する法制化が行われた。さらに，こうした協働に対応して，看護師への賃金や組織的な経費を含めた新たな診療報酬支払い方式が導入された。ま

た，1980年代以降，看護師の「固有の役割」が法制化されており，看護師が自由に開業することも認められている。現在8万人の開業看護師が活動しており，在宅医療を支えている。

イギリスでは，1980年代よりナース・プラクティショナーと呼ばれる看護師が導入され，1990年代末から看護師による医薬品の処方が始められた。医薬品を取り扱うことのできる職種は法律によって定められており，医師のほか，一定の訓練を受けた看護師や薬剤師も処方を行うことが認められている。しかし，処方以外の診療行為については法律による定めはない。各医療従事者の技能に見合った業務の配分，複雑な仕事の管理，技能の向上への適切なサポート等を確保することは，雇い主の義務であるとされている。特定の業務に対して，その専門職が十分な対処能力を持つかどうかを保証するのは雇い主の重要な役割とされ，現場ごとの判断で役割分担が形成されている。

現代の医療は，多様な医療従事者からなるチームで治療が行われており，医師と看護師をはじめとした医療従事者間の役割分担のあり方も変化している。本節で挙げた取組みはいずれも，それぞれの従事者が備える専門性をより良く発揮できるように役割分担を行い，効率的かつ効果的に医療を行うことをめざすものである。ただし，役割分担のあり方については，法律を制定する国（フランス）もあれば，事業として特例を認める国（ドイツ），雇い主や現場の裁量に任せる国（イギリス）がある。それぞれの国における医療従事者間の関係や規則のあり方をふまえた改革がなされているのだと見ることができる。

3　日本への示唆

1990年代のイギリスは，他国と比べて明らかに医師不足の状態であった。その解決のため，主として医師の労働条件の改善がなされ，外国人医師を受け入れ，さらに医師養成課程への入学ルートを複線化し，卒後教育も期限を明確化することで一定数の確保に努めた。他方，ドイツやフランスでは，自由な開業医制度のもとで医師の地域別・専門領域別の偏在のあることが指摘

されていた。その対策として，医学教育の改革，医師の開業場所や居住地域への規制と優遇策の実施，潜在化した医師の活用などが行われていた。

　国民一人あたりどれだけの医師数がいれば充足と呼べるかは，その国の医療システムの形態や医療従事者の業務内容，役割分担のあり方によって異なるが，現在の日本の状況をふまえた適用可能な医師の量的確保の方策としては，まずはドイツで行われているような保険医の開業地域にインセンティブを与える認可方法の導入であろう。そして，将来の在宅医療の推進を鑑みるに，かつてのように病院で集中的・効率的に医療を提供することから，地域に分散された形で医療を行うことがますます求められるようになるだろう。そうしたときに，医学部の入学定員が現在の水準のままで，将来の必要なニーズに充足できるかは定かではない。いずれは，フランスでなされたような入学定員の拡大をすると同時に，その地域別・専門領域別の医師の分布のあり方を医学生・研修医の段階から強力にコントロールするような方策が必要となるかもしれない。

　医師の資質の確保・向上については，ドイツ，イギリスでは2000年代に入って卒後研修の期間や内容が明確化されるという改革がなされていた。さらに，フランス，イギリスでは医師の能力や技能に関する評価・認証制度が導入され，4－5年ごとに業務内容の評価が行われ，イギリスの場合はその結果にもとづいて医師免許が更新されることになった。

　卒後研修の整備は日本でも既に行われているが，医師免許の更新や医師の技能を評価する仕組みは，医師によって提供される個別の医療サービスの質を保つうえで，今後検討する余地があると思われる。1990年代のイギリスで医師の信頼を揺るがす事件が頻発し，そうした背景のもとで医師免許の更新制が導入されたことを考えると，日本においては相対的にいまだに医師に対する信頼は維持されているのだといえる。しかし，今後の医師の量的・質的な確保をめざす際に，例えば長年家庭に入っているなど医師としての業務に就いていない潜在医師の活用を推進するならば，継続教育や再教育を行い，臨床での実践的な技能の水準を評価して免許を更新する仕組みを採り入れたほうが，潜在医師本人にとっても患者にとっても安心して医療を受けられる環境を整備できるのではないだろうか。

他方，医療従事者間の役割分担の改革では，3ヵ国いずれにおいても医師と看護師をはじめとした役割分担のあり方を整理し直す動きが見られた。限られた医療人材のなかでチームを通じて効果的に治療を行ううえで，これは必然的な流れだと思われる。各専門職がより専門性に即した業務に専念できるようにすることは，効果的な人材配置につながる。

日本においても，「特定行為に係る看護師の研修制度」の創設を通じて，看護師の業務である「診療の補助」の範囲を拡大し，明確化することが近年なされつつある。おそらく次の段階は，特定行為を行う看護師の業務を診療報酬でいかに評価するかであろう。ドイツの場合は，医師の指示にもとづく看護師や医療助手の派遣には，その指示を出した医師の診療報酬が加算される仕組みである。フランスにおいては，チームとしての協働に対して，看護師の賃金や組織運営の経費が加算されていた。

医療への平等なアクセスを実現するための方策として，医師を量的に確保し，その配置だけを考えれば良いという時代は終わりつつある。患者中心の医療への支持が高まるなか，公的な枠組みのもとで提供される医療が，どのような水準であるべきなのかをふまえた人材確保が重要となる。従事者の働きをいかに評価し，いかに診療報酬と結びつけるか，従事者をいかに処遇するかは，日本も含め本研究で扱った3ヵ国に共通して，引き続き模索が続けられる課題である。

第 8 節　医療供給者間の連携

医療供給者間の連携を推進することは，ドイツ，フランスおよびイギリスに共通する政策課題である。ここでは，近年連携のための多様な取組みが展開されている外来診療の領域に焦点を当てて比較検討を行うこととする。

1　3ヵ国の比較

(1)　医療供給者間の連携

　医療供給者間の連携を構築し，それを推進するための諸施策を大きく2つに分けて検討したい。一つ目は，既存の医療供給者（とりわけ地域の医療を担当する開業医，訪問看護師等）を基盤として，相互の連携を推進するための仕組みの構築である。二つ目は，複数の専門職が連携して患者へのよりよい医療提供を実現するための，新しい形の医療供給者の創設である。以下，順に比較検討を行っていく。

① 多様な医療供給者の連携
　既存の医療供給者を所与のものとして，それらの間の連携を推進するための改革方策は，対象とした3ヵ国のすべてにおいて行われている（表7）。
　ドイツにおいて実施されている「疾病管理プログラム」は，主に慢性疾患の患者を対象として，GPを中心とした連携を構築するものであるのに対して，「統合供給」の対象となる供給者は多様で，対象疾患も限定されていないことから，慢性期疾患の患者のみでなく急性期疾患治療後の患者を地域で支える役割も担っていると考えられる。いずれの仕組みにおいても，連携に参加するいずれかの供給者（例えばGP）が医療供給全体のマネジメントを行う。
　一方，フランスの「保健医療ネットワーク」は，多様な供給主体が連携して糖尿病等の患者を支える仕組みである[15]。ドイツの場合とは異なって，保健医療ネットワークには専任の看護師等が勤務し，供給者間の連携や調整を行う。
　また，イギリスで実施されている「NHS継続医療」は，主に医療と介護の連携を目的としている。継続的な医療ニーズをもつ要介護者（終末期にある患者等）が対象であり，看護師等が調整の役割を担う。自発性を基礎としたドイツ・フランスの連携の仕組みとは異なり，対象となる患者が一定の基

準を満たした場合には，NHS制度として医療と介護の連携が行われる。

3ヵ国の連携のための諸施策を比較した表7にもとづき，いくつかの論点を整理してみたい。

まず，連携体制の構築において誰がイニシアティブを発揮するのかという点が問題となるが，ドイツの場合は疾病金庫が主導権を握っていることが特徴的である。疾病金庫間の競争において有利な位置づけを獲得するためには，供給者間の連携を強化し，被保険者により質の高い給付を行うことが求められることや，保険者に大きな役割と権限が付与されていることが背景にあると考えられる。これに対してフランスにおける保健医療ネットワークを通じた連携体制の構築は，これに賛同する供給者らの自発性に依存している部分が大きい。イギリスの場合は，NHSの制度的な枠組みにおいてNHS継続医療が実施されている。

二つ目は，連携することのメリットをどのように設定するかという点である。自発性にもとづく連携体制である場合，連携が推進されるようなインセンティブを付与することが必要となるが，ドイツでは，連携することによって疾病金庫あるいは供給者に経済的メリットが提供される仕組みであり，さらに連携のもとでの医療提供に参加する患者に対しても経済的なメリットが付与される。フランスでは，ネットワークの枠組みで実施される諸活動（調整や自由業の専門職によるサービス提供等）の財源が提供される。両国においては，連携にともなう追加的な費用（調整，記録の作成，疾病教育等）が何らかの形で支給される仕組みとなっている。また，イギリスでは，患者（利用者）のメリットとして，医療と併せて提供される介護サービスの費用負担が生じない仕組みとなっており，医療と介護で制度が分かれていることの弊害が解消されると同時に，医療的なニーズをもつ要介護者への経済的な支援が行われているといえる。

さらに，質の高い医療を提供するための連携体制をいかに恒常的に確保するかということが問題となる。これについては，ドイツの疾病管理プログラムでは連邦保険庁の認可（期限付き）による定期的な審査等，統合供給では疾病金庫と供給者の契約を通じて，適切な連携体制を維持することが要請されることとなる。フランスの保健医療ネットワークでは，地域圏保健庁

表7 多様な医療供給者の連携の仕組み

	ドイツ		フランス	イギリス
	疾病管理プログラム Disease-Manegement-Programm	統合供給 integrierte Versorgung	保健医療ネットワーク（疾病を対象とするもの） Réseau de Santé	NHS継続医療 NHS Continuing Healthcare
連携の目的	慢性病の効果的な治療のために、連携の取れた適切な治療を継続的に提供すること	医療の供給分野（入院/外来）や専門分野をまたがる包括的な医療供給の実現	医療へのアクセス、連携、継続的かつ複数の専門分野にわたる医療提供の推進	医療（NHS）と介護（地方自治体）との調整
連携する医療供給者等	開業医（家庭医・専門医）、病院、その他医療供給者	開業医、病院、リハビリテーション施設、医療供給センター、介護金庫、介護サービス供給者	自由業の保健医療の専門職、病院、医療協力連合（GCS）、保健センター、福祉・社会医療施設等	一般医、訪問看護師、Community Matron（地域看護師長）、理学療法士、作業療法士、ソーシャルワーカー、ケアサービス事業者等
連携の調整役	家庭医	疾病金庫と供給者の契約により取決め	専任の調整役の看護師等	Community Matron（地域看護師長）等の看護師等
対象となる疾病	限定あり（共同連邦委員会の勧告に基づき、連邦保健省が定める）	限定なし	限定なし	限定なし
	糖尿病（1型・2型）、乳がん、冠状血管性心疾患、気管支喘息、慢性閉塞性肺疾患	複数の医療供給者が関わる疾患（心臓・循環器系疾患、股関節・ひざ関節疾患等）	主に糖尿病、緩和ケア、ガン、心血管疾患等	（対象者）病院以外の場所にいる継続的な医療ニーズがある要介護者（審査あり）
連携体制構築のイニシアティブ（実施主体）	疾病金庫	疾病金庫（病院等の供給者側の場合もある）	ネットワーク創設者等	NHS
インセンティブ付与	（疾病金庫）リスク構造調整における有利な取扱い（供給者）追加的な報酬（患者）診療の一部負担金免除、薬剤の一部負担金減額等	（供給者）統合供給に応じた報酬（患者）保険料の軽減のための報奨金・一部負担金の軽減	（供給者）ネットワークの枠組みで実施される活動への財政的支援	（患者）介護サービス等の費用負担が発生しない
連携のための追加的な報酬の決定	疾病金庫と供給者の契約により取決め	疾病金庫と供給者の契約により取決め	法令にもとづきARSが決定	
恒常的な連携の確保	基準を満たしたプログラムに対する連邦保険庁の認可、疾病金庫と供給者の契約締結	疾病金庫と供給者の契約締結（供給者間の調整、質の確保等）	ネットワーク創設の許可、補助金を受けるための基準（質、連携、運営、評価）、ARSへの活動報告書の提出	
主要な改革法	2002年（施行）公的医療保険におけるリスク構造調整の改革のための法律	2000年医療保障改革法 2007年公的医療保険競争強化法（介護サービス供給者・介護金庫に拡大）	患者の権利と医療システムの質に関する2002年3月4日の法律	2007年NHS継続医療法

出典：筆者作成。

(ARS) による許可・財源供給を通じたコントロールや活動報告書の作成等を通じて，連携の「質」についても継続的な管理が行われているといえる。

なお，十分な比較検討ができていないものの，情報を共有するための記録の管理が連携体制構築のための一つの重要な条件となっている。

② 連携のための新たな医療供給者の創設

ドイツとフランスにおいては，供給者間（あるいは専門職間）の連携を容易にするために，新たな外来診療の提供形態が創設されている（表8）。ドイツの医療供給センターにおいては，様々な診療科の医師が連携し，外来医療と入院療養のよりよい調整が図られている。

一方，フランスでは，近年の改革によって多職種の診療施設が急速に増大しつつある。加えて，当該診療施設の運営に適した外来診療多職種法人制度が創設され，その拡大と定着が図られている。また，当該診療施設における連携体制に適した報酬のあり方が試行事業を通じて模索されている。

これらの新たな医療供給者は，患者に対する医療の質の向上のみではなく，医療供給の効率化，医師等の勤務時間の柔軟化など，多面的な医療政策上の課題に応えるものとなっている。フランスでは医療過疎化への対応策として注目されている。つまり，連携のための新たな仕組みではあるが，複数の副次的な効果をもたらしている点が指摘できる。

2　日本への示唆

対象国では様々な連携体制構築の試みがなされているが，ここでは，日本においてもさらなる増加が見込まれる慢性疾患への外来診療部門における対応に焦点を当てて検討を行いたい。

ドイツとフランスの改革方策においては，糖尿病等の慢性疾患の患者に対して適切に医療を提供し，継続的に支援することによって，病気の悪化や入院を予防することに重点が置かれている。このため，外来診療を担当する医師（家庭医および専門医），多様な専門職（看護師，歯科医師，薬剤師，足治療師，運動指導士等）の連携・調整が推進されている。特定の担当専門職

表8　連携のための新たな医療供給者の創設

	ドイツ	フランス
	医療供給センター Medizinisches Versorgungszentrum	多職種の診療施設 maison de santé
創設の主な目的	外来診療と入院療養の調整	専門職種間での協議・意見交換の容易化，医療過疎化への対応
設立者	開業医，認可病院，透析センター等	（外来診療多職種法人の設立）　個人の医療職（医師・歯科医師・助産師），パラメデイカル，薬剤師
組織形態	人的会社，組合，有限会社	外来診療多職種法人等
連携する専門職	様々な診療科の医師	自由業（開業）の一般医，看護師，運動療法士，歯科医師等
連携によるメリット	（病院）　追加的な収入が得られる。入院前後の医療提供の適切な調整が可能。機器や施設の利用率が向上。 （保険医）　規模の利益が得られる。	勤務時間の柔軟化，負担軽減。試行事業による追加的な報酬あり。
主要な改革法	2003年公的医療保険近代化法 2011年公的医療保険供給構造法により，設立主体の範囲の縮小，株式会社の禁止	2008年社会保障財政法律

出典：筆者作成。

（医師・看護師等）が連携の調整役となって，他の専門職とともに継続的な治療や支援が行われている。また，調整のための業務から疾病教育等の実施に至るまで，連携をめぐる多様な活動が追加的な報酬支払いの対象となっている。そこでは個々の連携行為に対して出来高払いで加算的に支払うよりも，包括的な支払いが中心となっている。

　日本においても，増大する慢性疾患の患者や複数の疾患を持つ患者を地域で支えるために，外来診療の連携体制の強化が求められる。そのためには，連携体制を構築するための制度的枠組みを整備し，その推進のために医療供給者，患者あるいは保険者に対する経済的なインセンティブを付与する仕組みが考えられる。これは，日本においても慢性疾患の患者等に対する適切な医療提供や予防の取組みを全国規模で展開するために有効であると考えられる。ただし，対象とする患者の範囲，連携・調整を行う主体，付与するイン

センティブの内容，医療の質を確保するための仕組みについては，日本における医療供給者間の関係や保険者の機能，診療報酬制度等をふまえて検討する必要がある。

また，ドイツやフランスにおいては外来部門における新たな医療供給者が創設され，多くの期待が寄せられている。この背景には，開業医と病院の役割が厳格に区分されていること，自由業として単独で開業することの難しさや限界，グループ診療のメリットが注目されるようになったこと等，日本とは異なる制度的環境や議論が存在する。このため，これらの施策を直接的に日本に導入することはできないが，2ヵ国の試みは，外来診療の供給者の内部に，これまでの制度では実現することが困難であった専門職間の連携体制を新たに構築することのメリットや実現可能性を示すものである。

第9節 質の確保

1 医療の質への視点

近年のドイツ，フランス，イギリスの医療政策の特徴の一つに「医療の質」への取組みがある。ドイツでは入院診療報酬にDRGが導入されたことにともない，質の低下への懸念から，その対策に注目が集まるようになった。フランスの場合も，医療費抑制が政策課題として重視されるなかで，医療の質の確保が課題とされた。イギリスは，医療への投資の増大と連動する形で，質の向上が指向されていた。それぞれの国で医療の質の確保が行われる背景にはやや違いがあるが，結果として同様の時期に類似した方策が導入されていた。

以下では，3ヵ国を並列に比較可能である項目を中心に質の確保への取組みを検討する。取り上げるのは，質の最低基準に関するガイドラインの策定と情報公開，医療機関の質の高さに関する評価の実施，サービスの標準化と

表9　3ヵ国の取組みの比較

	ドイツ	フランス	イギリス
質の最低基準の策定と情報公開	・共同連邦委員会による基準の策定と指標の開発	・高等保健機構による「医療の質と安全の指標」の情報収集と公表	・ケアの質委員会による「質と安全の必須基準」の遵守状況の公表
医療機関の質の高さに関する評価の実施	・保健医療における質と経済性に関する研究所による評価と公表	・病院の認証制度	・ヘルスケア委員会による星を用いた評価 ・医療機関による「質に関する報告」自己評価の公表
サービスの標準化および望ましい実践の推奨	・疾病管理プログラムにおける根拠にもとづく診断・治療の指針	・高等保健機構による「推奨」の作成	・NHSによる「全国サービス枠組み」の策定

出典：筆者作成。

望ましい実践の推奨である。

2　3ヵ国における取組みの比較

(1)　質の最低基準に関するガイドラインの策定と情報公開

　ドイツの共同連邦委員会は，保険医，保険歯科医，病院を対象として質の管理のための内部的なマネジメントの改善に関する指針を定めている。また，病院については，「認可病院における質の確保措置に関する指針」に従って，「質の指標」にもとづく管理を義務づけ，その結果は患者向けの報告書として毎年公表されている。「質の指標」は現在のところ，心臓ペースメーカーや臓器移植に関わるものを中心に26種類の給付が対象となっている。例えば心臓ペースメーカーの埋め込みの場合は，手術時間，X線照射時間，周術期の合併症，院内死亡率などが指標とされている。さらに，共同連邦委員会は，病院の医師等への継続教育の義務づけ，特定の給付に関する選択と集中を促す最低基準（例えば臓器移植の実施件数）の設定，病院による「質の報告」として報告すべき内容を定めている。

フランスでは，医療の質と安全の指標にもとづいて，病院の情報を収集し，公表することが行われている。この指標は，病院における患者の健康状態，医療提供状況，医療事故の発生等を測定するものであり，2009年以降すべての病院は22項目にわたる指標の公表を通じて質の改善に取り組むことが義務づけられている。指標の達成度に関する評価結果は，インターネットサイトで示され，各病院の質改善の動きを可視化しようとしている。

　イギリスのケアの質委員会は，「質と安全の必須基準」として医療安全や職員配置の適切さ，質とマネジメントなど6分野について28項目からなる基準を設けている。そのうち，定期的な監査の際に必ず評価されるのが，個別ケア・治療・支援，保護と安全，職員配置の適切さを中心とした16項目である。病院，診療所などすべての医療機関がケアの質委員会に登録することを義務づけられており，基準を遵守することが求められ，結果がインターネットサイトで公表される。ケアの質委員会は各項目について，求められるアウトカムとそれに対応する具体的な患者の経験を例示し，アウトカムをふまえたプロセスを評価しようとしている。

　ドイツ，フランスにおいては，病院のみを対象として質の指標を測定し，公表することが行われているのに対して，イギリスではすべての医療機関が対象とされているという違いがある。ドイツでは，医療機関の内部マネジメントの改善に関する指針は保険医もその対象となっているが，指針の遵守状況が公表されているわけではない。その観点からすると，イギリスがすべての医療機関を評価しているのは画期的な取組みである。

(2) 医療機関の質の高さに関する評価の実施

　医療機関の組織としての質を評価する場合には，最低基準を満たしているかどうかに加えて，質がどれだけ高い水準にあるかを評価し，認証を与えることも行われている。

　ドイツにおいて連邦レベルでは，先述の「質の指標」が「保健医療における質と経済性に関する研究所」に転送され，評価が行われる。評価結果は各病院が他病院との比較によって現状を評価し，質の改善策を進めることができるようにフィードバックされる。ただし，保険医については質に関する統

一的なデータ収集や評価が行われていない。保険医協会が，保険医から提供された診療記録をもとに，抽出検査することに限られている。共同委員会は，外来と入院とを通じた質の基準を定め，指標および評価手法の開発に取り組んでいるところである。ドイツはこれらの取組みを質の改善プロセスの一環としてとらえており，評価をもとに医療機関を認証することは行っていない。

フランスの上述の医療の質と安全の指標は，フランスでは，1996年より病院の認証制度が導入されており，全国医療認証評価機構によってすべての病院が4年ごとに認証を受けることが義務づけられた。全国医療認証評価機構は2004年からは高等保健機構に引き継がれ，2012年現在，1162病院が認証を受けている。どちらかといえば，高い水準の認証レベルを受けるのは，公立病院よりも市立病院の割合が高いという。評価対象となるのは，「施設のマネジメント」と「患者の引き受け」の2分野について全体で28項目からなり，各項目には複数の基準が設けられている。すべての項目の基準についてAからDの評価が行われ，最終的に病院全体の認証が決定される。

イギリスで2001年に創設された医療改善委員会（Commission for Health Improvement）は，病院の臨床上のターゲットの達成度に応じた業績評価にもとづいて，星1つから3つによる格付けを行っていた。格付けの指標は40項目以上あり，患者の待機，財務管理，清潔さ，労働環境，職員の労働時間，医療事故件数，死亡率，再入院率などが含まれていた。この格付け評価は，2004年以降は後継組織のヘルスケア委員会（Health Care Commission）で2005年まで続けられたが，ケアの質委員会が創設された2009年以降，評価は廃止され，上述した最低基準を満たしているかの監査のみ実施されている。また，2010年から病院やコミュニティ医療提供事業者は自己評価を行い，「安全性」「治療の有効性」「患者の体験」などの「質に関する報告」を毎年公表することが求められるようになった。

各国における医療機関の質の高さの評価においては，主に病院が対象とされており，診療所の評価はドイツにおける抽出検査を除いて限定的であった。イギリスは現在のところ格付け評価は廃止されたままであり，新たな評価・認証システムを検討中であるが，病院等への自己評価が義務づけられた

点は注目される。診療所に関する評価や認証はいずれの国でも行われていないが，第三者評価や自己評価が今後は診療所まで拡大されるのか，欧州での取り組みを見守りたい。

(3) サービスの標準化および望ましい実践の推奨

医療従事者が一定の質を保ったサービスを行うよう指針を示すことや，望ましい実践を推奨する取組みが3ヵ国でそれぞれ行われている。

ドイツの疾病管理プログラムは，慢性疾患の効果的な治療のために，医療供給者間で相互に連携のとれた適切な治療を継続的に行うことを目的としている。プログラムに参加する医師は，「保健医療における質と経済性に関する研究所」が提供する「根拠に基づく指針」に沿って診断や治療を行うことが求められている。

フランスでは科学的なデータを統合し，学術的な議論をふまえて望ましい実践の「推奨」を作成することが行われている。同様の取組みは1990年代からなされていたが，2004年に高等保健機構に引き継がれ，「推奨」は医療従事者だけでなく，インターネットを通じて一般市民にも情報提供されている。薬剤部門に関しては，フランス医薬品安全庁が「推奨」を作成している。

イギリスで1999年に「全国サービス枠組み」の策定が開始された。これは特定の医療分野や疾病グループについて，達成すべき基準や整備すべきサービスを示しており，がんや糖尿病をはじめ9つの疾患ないし分野について，枠組み・戦略が定められている。全国サービス枠組みは，いずれも効果的な治療法やサービスに関する科学的な根拠にもとづいて随時改訂され，地域医療計画を策定する際にもそれが考慮されている。

以上，指針や推奨が対象とする範囲やどれくらい具体的な内容であるのか，どの程度の強制力を持つのかについては，各国で異なっている。しかし，いずれについても科学的な根拠にもとづいて指針や推奨が定められている点が共通しており，医療サービスの質的側面に一定の標準化をもたらしているといえる。

3 日本への示唆

ドイツ，フランス，イギリスいずれについても，病院を中心として医療の質の基準を策定し，質を評価・認証する仕組みが発展しつつあることが見て取れた。病院での医療を中心に，質の基準や指標を策定する取組み，望ましい実践を推奨する取組みは，3ヵ国すべてで実施されていた。医療の質を向上することは，一義的には患者により良いケアを提供するためになされるのであるが，その実現には多様な要素が関連し合っている。

医療機関の質について，定期的に評価や認証を受けることは，とりわけフランスとイギリスで浸透していることがわかった。公的な医療保障における質の確保の観点から，フランス，イギリスにおける医療機関および医療サービスに対する管理は，2000年代を通じて，それ以前の時代よりも強化されたように見受けられる。それらと比べると，ドイツでは緩やかな管理が行われていると位置づけられる。

医療の質に関する指標の策定と医療機関の評価・認証制度は，相互補完的な関係にある。ドイツの場合，両者は共通した指標にもとづいて行われており，病院ごとのデータをもとに連邦レベルで評価を行っている。イギリスでも2009年以前の仕組みでは，病院の最低基準の監査と格付け評価は連動した形でなされていた。それに対して，フランスでは病院の質の指標に関する情報公開と認証とは必ずしも連動しておらず，整合性を図ることがめざされている。したがって，質の指標策定と認証制度という2つのアプローチで共通した基準で評価を行うことにより，質の確保はより効果的・効率的に実施されると考えられる。

以上をもとに，今後日本において医療機関の質に関する情報公開制度や認証制度を普及させていくためには，評価の基準や指標の整合性を保ち，共通化を図りつつ進めていくことが必要であるだろう。日本においてはアウトカムを評価する仕組みはまだ導入されていないのが現状であり，医療機能情報提供制度ではストラクチャーに関する情報公開，病院機能評価ではプロセスの調査を中心とした評価がなされている。世界的に見てもアウトカムの評価

は難しい課題であるが，イギリスのケアの質委員会の評価は，患者の経験というある種のアウトカムをもとになされており，患者本位の医療を志向する意欲的な取組みと見ることができる。

そのほか，本節では扱わなかったが，イギリスのGPの診療報酬では，質とアウトカムの枠組み（Quality & Outcome Framework）にもとづいた成果報酬が導入されている。質の確保を実現するためには，医療機関に規制や監査を行うだけではなく，診療報酬などの経済的なインセンティブを機能させる方策もある。今後アウトカムを重視した質の評価を導入する際には，医療制度の他の様々な仕組みと連動させて，インセンティブを与え，質の維持・向上を図るよう促すことが有効であろう。

注）
1）日本では，医療法31条において公的医療機関を「都道府県，市町村その他厚生労働大臣の定める者の開設する病院又は診療所」と定め，「その他厚生労働大臣の定める者」とは国保連，日赤，済生会，厚生連，社会福祉法人北海道社会事業協会をいう（厚生省告示167号（昭和26年8月22日））。国立病院は2004年，国立高度専門医療センターおよび国立ハンセン病療養所を除き，独立行政法人に移行し，国が支援する公的病院として位置づけられる。
2）公私医療保険の関係について「特集　諸外国における民間医療保険の位置づけ」健康保険組合連合会『健保連海外医療保障』98号（2013年6月），田近栄治一橋大学国際・公共政策大学院教授責任編集「＜特集＞医療制度における公的保険と民間保険の役割」『フィナンシャル・レビュー』111号（2012年）1-157頁，河口洋行「公的医療保障制度と民間医療保険に関する国際比較──公私財源の役割分担とその機能──」『成城・経済研究』196号（2012年）59-92頁等，参照。
3）健康保険組合連合会『NHS改革と医療供給体制に関する調査研究報告書』（2012年）7頁においては，Care Quality Commission（CQC）のホームページ（http://www.cqc.org.uk/）からの検索結果として2012年3月12日現在，3615の病院があると指摘する。
4）なお，トラスト数は正確に把握されている。一般病院のトラスト160（このうち，ファンデーショントラストは101,），救急トラスト10（同5），精神科トラスト56（同41）である（NHS Confederation ＞ Key Statistics on the NHS ＞ NHS organisations, August 2014）。

5) フランスにおいても，公的な医療保険とそれを補完する補足的医療保険を合わせた医療保障制度を全体としてみると，将来的には，補足的医療保険における競争が拡大するとともに，医療保障制度全体に占める補足的医療保険の比重が高まることにより，競争の役割が大きくなっていく可能性があると考えられる。
6) 有用性の評価は，寿命を延ばすこと，生活の質を高めること，合併症や症状を減らすことなど，患者に関連した評価項目にもとづき行われる。また，追加的な有用性は，当該薬剤の有用性と実際に代替可能な治療の有用性を比較することにより得られる。
7) イギリスのなかでも，イングランド地方およびウェールズ地方とスコットランド地方では，異なる制度が実施されている。以下においては，「イギリス」として，イングランド地方およびウェールズ地方に適用されている制度を取り上げることとする。
8) 松本勝明『ドイツ社会保障論Ⅰ──医療保険──』信山社，2003年，116頁。
9) 例えばノルトライン・ヴェストファーレン州では，2001年に作成された病院計画が2年ごとに更新されている（Fazekas, Mihaly et al.（2010）Framework for assessing, improving and enhancing health service planning, Rand Europe：46）。
10) 供給レベルは，提供する医療の内容や技術の程度に応じて定められ，バイエルン州では4段階の供給レベルが設定されている。松本勝明・前掲注8) 117‐118頁参照。
11) バイエルン州では，診療科別の病床数の配分は各病院に委ねられているのに対して，ノルトライン・ヴェストファーレン州では病院ごとの必要病床数が診療科別に示される（松本勝明・前掲注8) 117頁）。
12) 松本勝明・前掲注8) 121頁。
13) Fazekas et al.（2010），op. cit.：46.
14) 松本勝明・前掲注8) 121頁。
15) 高齢者や障害を対象としたネットワークも数多く存在している。これらは，より社会的・福祉的なサービス等の連携に重点を置いた支援を行っている。本節での検討の対象は，疾病を対象としたネットワークに限定する。

【参考文献】

Fazekas, Mihaly et al.（2010）Framework for assessing, improving and enhancing health service planning, Rand Europe.

白瀬由美香「イギリスにおける退院支援システムと医療・介護の連携」社会政策学会誌『社会政策』第3巻第3号（2012年）。

白瀬由美香「イギリスの退院支援ステムの現状と課題――医療・介護連携の制度枠組みと従事者の関係に注目して――」要介護高齢者の生活機能向上に資する医療・介護連携システムの構築に関する研究，平成22‐24年度総合研究報告書（2013年）。

松本勝明「医療供給の質と経済性の向上――ドイツにおける取組み」厚生労働科学研究費補助金（政策科学推進研究事業「医療等の供給体制の総合化・効率化等に関する研究」分担研究報告書（2006年）。

松本勝明『ドイツ社会保障論Ⅰ――医療保険――』信山社，2003年。

松本勝明「ドイツにおける疾病管理プログラム」国立保健医療科学院『保健医療科学』第57巻第1号（2008年）。

松本勝明「ドイツにおける医療・介護の連携――サービス供給システムと専門職――」社会政策学会誌『社会政策』第3巻第3号（2012年）。

松本由美「フランスにおける保健医療計画の導入と展開――医療への平等なアクセスの実現を目指して――」国立社会保障・人口問題研究所『海外社会保障研究』178号（2012年）。

◉参考資料

千人当たりベッド数・医師数および一人当たり医療費の4ヵ国比較

本書で検討したドイツ，フランス，イギリスに日本を対象に，OECD資料にもとづき，一人当たり医療費とそれぞれ，千人当たり医師数，千人当たりベッド数の散布図を作成した。また，データとしては以上のほか，医療費の対GDP比を示している。

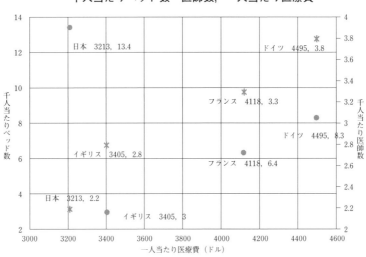

千人当たりベッド数・医師数，一人当たり医療費

	一人当たり医療費	千人当たり医師数	千人当たりベッド数	対GDP比
フランス	4118	3.3	6.4	11.6
ドイツ	4495	3.8	8.3	11.3
日本	3213	2.2	13.4	9.6
イギリス	3405	2.8	3	9.4

出典：http://www.oecd.org/els/health-systems/oecdhealthdata.htm 等にもとづき，筆者（加藤）作成。

訳語一覧

1 ドイツ

医師及び疾病金庫の州委員会（Landesausschuss der Ärzte und Krankenkassen）
1件当たり包括払い（Fallpauschal）
一般医（Allgemeinarzt）
一般保険料率（allgemeiner Beitragssatz）
医療供給計画（Versorgungsplan）
医療供給センター（medizinisches Versorgungszentrum）
医療助手（Arzthelfer/in）
医療ニーズ（Behandlungsbedarf）
外来特殊専門医診療（spezialfachärztliche Versorgung）
加算包括報酬（Zusatzpauschale）
家庭医（Hausarzt）
家庭医を中心とした医療供給（hausarztzentrierte Versorgung）
官吏（Beamte）
企業疾病金庫（Betriebskrankenkasse）
議決委員会（Beschlussgremium）
基礎包括額／基礎包括報酬（Grundpauschale）
基本タリフ（Basistarif）
基本法（Grundgesetz）
共同連邦委員会（Gemeinsamer Bundesausschuss）
組合（Genossenschaft）
健康基金（Gesundheitsfonds）
構造基金（Strukturfonds）
公的医療保険（gesetzliche Krankenversicherung）
国民保険（Bürgerversicherung）
試行（Erprobung）
実施権限の委譲（Delegation）
質の報告（Qualitätsbericht）

疾病管理プログラム（Disease‐Management‐Programm）
疾病金庫（Krankenkasse）
疾病金庫連邦中央連合会（Spitzenverband Bund der Krankenkassen）
疾病罹患状況（Morbidität）
社会的調整（Sozialausgleich）
社会的保護の必要性（Soziale Schutzbedürftigkeit）
需要計画（Bedarfsplan）
診断群（Diagnosis Related Groups（DRG））
人的会社（Personengesellschaft）
診療報酬総額（Gesamtvergütung）
選択タリフ（Wahltarif）
選択的契約（Selektivvertrag）
専門医（Facharzt）
専門家グループ（Fachgruppe）
地区疾病金庫（Ortskrankenkasse）
追加給付（Zusatzleistung）
追加保険料（Zusatzbeitrag）
DRGカタログ（DRG‐Katalog）
代替（Substitution）
代替医療保険（substitutive Krankenversicherung）
代替金庫（Ersatzkasse）
団体契約（Kollektivvertrag）
仲裁所（Schiedsstelle）
定額（Festbetrag）
ドイツ年金保険 鉱夫・鉄道・海員（Deutsche Rentenversicherung Knappschaft‐Bahn‐See）
ドイツ病院協会（Deutsche Krankenhausgesellschaft）
統一評価基準（Einheitlicher Bewertungsmaßstab（EBM））
同業疾病金庫（Innungskrankenkasse）
統合供給（integrierte Versorgung）

特別の外来医科診療（besondere ambulante ärztliche Versorgung）

特別報酬（Sonderentgelt）

認可委員会（Zulassungsausschuss）

年間労働報酬限度（Jahresarbeitsentgeltgrenze）

被保険者包括報酬（Versichertenpauschale）

病院計画（Krankenhausplan）

評価委員会（Bewertungsausschuss）

付加医療保険（Krankenzusatzversicherung）

補完原理（Subsidiaritätsprinzip）

保険医（Vertragsarzt）

保険医協会（Kassenärztliche Vereinigung）

保健医療における質と経済性に関する研究所（Institut für Qualität und Wirtschaftlichkeit im Gesundheitswesen (IQWiG)）

保健医療における実用的な質の向上及び研究に関する研究所（Institut für angewandte Qualitätsförderung und Forschung im Gesundheitswesen (AQUA)）

保険料負担義務のある収入（beitragspflichtige Einnahmen）

保険になじまない給付（versicherungsfremde Leistung）

補助具（Hilfsmittel）

ホメオパシー（Homöopathie）

民間医療保険連合会（Verband der privaten Krankenversicherung）

有限会社（GmbH）

リスク構造調整（Risikostrukturausgleich）

療法手段（Heilmittel）

類似薬（Analogpräparat）

連邦保険医協会（Kassenärztliche Bundesvereinigung）

連邦保険歯科医協会（Kassenzahnärztliche Bundesvereinigung）

連邦保険庁（Bundesversicherungsamt）

2　フランス

一時的使用許可（ATU：Autorisation temporaire d'utilisation）

1入院当たり包括評価方式（T2A：tarification à l'activité）
医薬品経済委員会（CEPS：Comité Economique des Produits de Santé）
医薬品効能評価（SMR：service médical rendu）
医薬品の販売許可（AMM：Autorisation de Mise sur le Marché）
医療協力連合（GCS：groupement de coopération sanitaire）
医療材料評価委員会（CEPP：Commission d'évaluation des produits et prestations）
医療データ研究機構（IDS：Institut des données de santé）
医療保険費用の推移に関する警告委員会（Comité d'alerte sur l'évolution des dépenses de l'assurance maladie）
外来診療多職種法人（SISA：société interprofessionnelle de soins ambulatoires）
画期性評価（ASMR：amélioration du service médical rendu）
継続的な職業発展（développement professionnel continu）
公益および有期事業促進包括金（MIGAC：Missions d'Intérêt Général et d'Aide à la Contractualisation）
公益に係る民間医療施設（ESPIC：Etablissements de santé privés d'intérêt collectif）
公的サービス義務契約（contrat d'engagement de service public）
公的病院サービス参加病院（PSPH：Participant au Service Public Hospitalier）
高等保健機構（HAS：Haute Autorité de santé）
自由医師組合（SML：Syndicat des Médecins Libéraux）
自律連帯全国基金（CNSA：caisse nationale de solidarité pour l'autonomie）
診療行為共通分類（CCAM：Classification Commune des Actes Médicaux）
責任包括料金（TFR：tarif forfaitaire de responsabilité）
全国医療機器・医療技術委員会（CNEDiMTS：Commission Nationale de l'évaluation des dispositifs médicaux et des technologies de santé）
全国医療職連合（UNPS：Union nationale des professions de santé）
全国医療保険支出目標（ONDAM：objectif national de dépenses d'assurance maladie）
全国公衆衛生会議（CNS：Conférence Nationale de Santé）
全国自営業者等社会制度（CNRSI：Caisse nationale du régime social des independants）
全国被傭者医療保険金庫（CNAMTS：Caisse nationale de l'assurance maladie des tra-

vailleurs salariés)

全国目標量システム（OQN：Objectif quantifié national）
相互保険会社連合（GEMA：Groupement des entreprises mutuelles d'assurance）
相対的治療指標（ITR：Intérêt Thérapeutique Relatif）
多職種の診療施設（maison de santé）
地域圏医療組織計画（SROS：schéma régional de l'organisation des soins）
地域圏介入基金（FIR：fonds d'intervention régional）
地域圏社会医療組織計画（schéma régional de l'organisation médico‐sociale）
地域圏病院庁（ARH：agence régionale de l'hospitalisation）
地域圏保健医療計画（projet régional de santé）
地域圏保健医療戦略プラン（plan stratégique régional de santé）
地域圏保健庁（ARS：agence régionale de santé）
地域圏予防計画（schéma régional de prévention）
地域総合診療医（praticien territorial de médecine générale）
地域病院共同体（CHT：communauté hospitalière de territoire）
調整委員会（IC：instance de cohérence）
特定長期疾病（ALD：affection de longue durée）
農業社会給付付属予算（BAPSA：budget annexe des prestations sociales agricoles）
農業社会共済中央金庫（CCMSA：Caisse Centrale de la Mutualité Sociale Agricole）
農業非被傭者社会給付資金調達基金（FFIPSA：Fonds de financement des prestations sociales des non‐salariés agricoles）
病院情報技術機構（ATIH：Agence technique de l'information hospitalière）
フランス医師組合同盟（CSMF：Confédération des syndicats médicaux français）
フランス医薬品・保健製品安全庁（ANSM：Agence nationale de sécurité du médicament et des produits de santé）
フランス共済組合全国連盟（FNMF：Fédération nationale de la mutualité française）
フランス保険会社連盟（FFSA：Fédération française des sociétés d'assurances）
フランス保健製品・安全機構（AFSSAPS：Agence Française de Sécurité Sanitaire des Produits de Santé）
法定基礎制度（ROBSS：régimes obligatoires de base de sécurité sociale）

保健医療ネットワーク（réseau de santé）
補足医療保険組織全国連合（UNOCAM：Union nationale des organismes d'assurance maladie complémentaire）
目的と手段に関する複数年契約（CPOM：contrat pluriannuel d'objectifs et de moyens）
労使共済制度技術センター（CTIP：Centre technique des institutions de prévoyance）
診療行為・保険給付体系化委員会（CHAP :Commission de Hiérarchisation des Actes et des Prestations）

3　イギリス

GP（General Practitioner）
GP 委員会（GP Committee）
NHS イングランド（NHS England）
NHS ダイレクト（NHS Direct）
NHS トラスト（NHS Trust）
NHS ウォークインセンター（NHS Walk-in Centre）
NHS 憲章（NHS Constitution）
NHS チョイス（NHS Choice）
NHS ファンデーショントラスト（NHS Foundation Trust）
イギリス医師会（BMA：British Medical Association）
イギリス製薬産業協会（ABPI：Association of the British Pharmaceutical Industry）
イギリス薬剤師会（RPSGB：Royal Pharmaceutical Society of Great Britain）
一般医療サービス（GMS：General Medical Service）
一般市民参加ネットワーク（LINKs：Local Involvement Networks）
医薬品安全委員会（CSM：Committee on Safety of Medicines）
医療改善委員会（CHI：Commission for Health Improvement）
価値に基づく薬価算定（VBP：Value-Based Pricing）
看護助産審議会（NMC：Nursing and Midwifery Council）
患者アクセス保障（Patient Access Scheme）
患者報告アウトカム評価（PROMs：Patient Reported Outcome Measures）
官民パートナーシップ（PPP：Public Private Partnership）

技術評価（TA：Technology Appraisals）
救急科（A&E：Accident and Emergency）
現代的医師卒後研修制度（MMC：Modernising Medical Career）
ケア基準法（CSA：Care Standards Act）
ケアの質委員会（CQC：Care Quality Commission）
健康改善推進地域（HAZ：Health Action Zones）
公正取引庁（OFT：Office of Fair Trading）
公定価格（National Tariff）
高度サービス報酬（Enhanced Service）
国民保険（NI：National Insurance）
国民保健サービス（NHS：National Health Service）
国立医療最適研究所（NICE：National Institute for Health and Care Excellence）
個別医療サービス（PMS：Personal Medical Services）
根拠に基づく医療（EBM：Evidence‐based medicine）
歯科サービス（GDS：General Dental Service）
時間外診療（OOH：Out‐Of‐Hours）
実績支払い制度（PbR：Payment by Results）
質調整生存年（QALY：Quality‐Adjusted life years）
質と技術のための報酬制度（CQUIN：Commissioning for Quality and Innovation）
社会的ケア監査委員会（CSCI：Commission for Social Care Inspection）
社会的ケア評価機構（SCIE：Social Care Institute for Excellence）
社会保障省（DSS：Department of Social Security）
処方箋薬価当局（NHSBSA：NHS Business Services Authority）
診断群分類（HRG：Healthcare Resource Group）
診療所（General Practice）
成果報酬（QOF：Quality and Outcomes Framework）
精神保健法委員会（MHAC：Mental Health Act Commission）
全国患者安全局（NPSA：National Patient Safety Agency）
全国ケア基準委員会（NCSC：National Care Standards Commission）
全国サービス枠組み（NSF：National Service Frameworks）

戦略的保健局（SHA：Strategic Health Authority）
総合医療審議会（GMC：General Medical Council）
地域保健局（RHA：Regional Health Authority）
地区保健局（DHA：District Health Authority）
提供者不問制度（AQP：Any Qualified Provider）
プライベイトユニット（Private Unite）
プライマリケアグループ（PCG：Primary Care Group）
プライマリケアトラスト（PCT：Primary Care Trust）
ヘルスケア委員会（HCC：Healthcare Commission）
包括報酬（Global sum）
法定傷病手当（SSP：Statutory Sick Pay）
保健ケア監査・検査委員会（CHAI：Commission for Healthcare Audit and Inspection）
保健省（DH：Department of Health）
保健省大臣（Secretary of State for Health）
保健当局（HA：Health Authority）
民間医療保険（PMI：Private Medical Insurance）
モニター（Monitor）
薬剤師職能団体（PSNC：Pharmaceutical Services Negotiating Committee）
薬価自主規制協定（PPRS：Pharmaceutical Price Regulation Scheme）
薬局公定価格薬剤コスト（NIC：Net Ingredient Cost）
予算定額制（block contract）
臨床委託グループ（CCG：Clinical Commissioning Group）
労働年金省（DWP：Department of Work and Pension）

執筆分担

序　章 …………………………………………………… 松本　勝明

第 1 章 …………………………………………………… 松本　勝明

第 2 章
　第 1 節～第 3 節 ……………………………………… 加藤　智章
　第 4 節 ………………………………………………… 松本　由美
　第 5 節 1 ……………………………………………… 加藤　智章
　第 5 節 2 ……………………………………………… 松本　由美

第 3 章
　第 1 節～第 3 節 ……………………………………… 片桐　由喜
　第 4 節 ………………………………………………… 白瀬由美香
　第 5 節 1 ……………………………………………… 片桐　由喜
　第 5 節 2 ……………………………………………… 白瀬由美香

第 4 章
　第 1 節 ………………………………………………… 片桐　由喜
　第 2 節 ………………………………………………… 松本　勝明
　第 3 節 ………………………………………………… 松本　勝明
　第 4 節 ………………………………………………… 加藤　智章
　第 5 節 ………………………………………………… 松本　勝明
　第 6 節 ………………………………………………… 松本　由美
　第 7 節 ………………………………………………… 白瀬由美香
　第 8 節 ………………………………………………… 松本　由美
　第 9 節 ………………………………………………… 白瀬由美香

事項索引

【い】

医学的抑制（maitrise medicalisée） 108
医学的抑制策 169
医師及び疾病金庫の州委員会 61
医師認証 165
1入院当たり包括評価方式（T2A） 126, 294, 295
1件当たり包括払い 38
一般社会拠出金（CSG） 292
一般保険料率 50, 51
医療改善委員会 242, 325
医療規制審議会 244, 245
医療供給センター 22, 74, 75
医療協力連合（GCS） 110, 111, 155, 156, 157
医療職指標 128
医療の質と安全の指標 163

【え】

営利私立病院 270
NHSイングランド 215, 233, 244
NHSウォークインセンター 196, 224
NHS継続医療 235, 317
NHS憲章 208, 209
NHSダイレクト 224
NHSチョイス 209, 212, 243, 249
NHSトラスト 198, 230, 232
NHSファンデーショントラスト 195, 230, 232, 240
NHSプライベイトユニット 206
NHSプラン 199, 222, 228
遠隔医療 151, 154, 156, 161

【か】

外来特殊専門医診療 70
かかりつけ医 121
かかりつけ医制度 120
加算包括報酬 36
家庭医 22, 35, 60, 62, 66, 71, 72
家庭医を中心とした医療供給 31, 46, 67
看護助産審議会 228, 244, 245
患者アクセス保障 219

【き】

技術評価 220
基礎包括額 50
基礎包括報酬 35, 36
基本タリフ 29
キャッシュプラン 206
共同連邦委員会 41, 55, 57, 61, 70, 73, 76, 78, 79

【く】

クリニカル・ガバナンス 246
グループ診療 144, 153

【け】

ケアの質委員会 239, 328
警告委員会 136
継続的な職業発展 164
ゲートキーパー 195
健康基金 22, 49, 51, 52, 82

【こ】

公益私立病院 270
公益に係る民間医療施設 110
構造基金 63
公定価格（ナショナルタリフ） 215
公的医療保険供給構造法 272
公的サービス義務契約 151, 152
高等保健機構 160, 163, 165
公立病院 270
国民保険 26, 28
国立医療最適研究所 214, 218, 250, 299
コミッショニング 194
コミュニティサービス 237

【さ】

在宅医療制度 168
在宅入院制度 119

参照価格	215	選択的契約	46
		専門医	22, 35, 60, 62, 66, 67, 226, 312
【し】		専門職基準局	244
		戦略的保健局	233
GP	194, 199, 209, 212, 221, 273, 275, 310, 317, 328		
		【そ】	
GPファンドフォルダー	198		
ジェネリック	40, 41, 43	総合医療審議会	226, 244, 245
ジェネリック選択権	122	【た】	
ジェネリック薬品	251		
試行	59	代替	73
実施権限の委譲	65, 72	代替医療保険	26, 28
実績払制度	215, 216	代替機能	269
質調整生存年	221	代替機能型	271
質と技術革新のための報酬制度	216	多職種の診療施設	158, 159, 161
質の報告	78	団体契約	46
疾病管理プログラム	31, 67	【ち】	
疾病金庫州連合会等	34, 36, 37, 61, 63		
疾病金庫連邦中央連合会	39, 40, 54, 65, 70	地域圏医療組織計画	148
指標	213, 214	地域圏介入基金	161
社会的調整	22, 52	地域圏病院庁	145
社会的保護の必要性	29	地域圏保健医療計画	141, 147, 148, 150, 154
社会保障財政法律（LFSS）	107, 109, 110, 132	地域圏保健庁	141, 146, 147, 149, 150, 169, 171, 272, 305, 306, 307
自由開業医制	270	地域総合診療医	151, 152
需要計画	61, 63	地域病院共同体（CHT）	110, 111, 155, 156
情報公開	249	中間ケア	233, 238
診断群	21, 38	仲裁所	56
診断群分類（HRGs）	215	【つ】	
人頭払い方式（包括報酬）	212		
診療委託グループ	304	追加給付	32
診療行為共通分類（CCAM）	124, 125, 294	追加保険料	22, 51
診療報酬総額	21, 34, 36, 37, 53	【て】	
【せ】			
		定額制	40
成果報酬	213, 247	定額予算（制）	247
責任包括料金	122	提供者不問制度	208, 218, 268
全国医療保険金庫連合（UNCAM）	106, 113, 124, 125, 129, 139	【と】	
全国医療保険支出目標（ONDAM）	110, 123, 129, 134, 135	ドイツ病院協会	39, 70
全国サービス枠組み	234, 243, 254, 326	統一評価基準	21, 34, 35, 36, 65
全国被傭者医療保険金庫	130	統合供給	31, 46, 67, 68
選択タリフ	30, 46	特別の外来医科診療	46
		特別報酬	38

独立開業医	195

【な】

ナーシングホーム	235
ナース・プラクティショナー	224, 228, 314
ナショナルスタンダード	248

【に】

二重機能型	271
認可委員会	22, 64, 65
認証	162, 163

【ね】

年間労働報酬限度	19, 27, 48

【ひ】

非営利私立病院	270
被保険者包括報酬	35
病院計画	22, 25, 60
評価委員会	21

【ふ】

付加的なサービスの実施に対する報酬（高度サービス報酬）と成果報酬	212
普遍的医療給付（CMU）	103, 107, 292
プライベート診療病院	205
プライベート診療保険	206
プライマリケア	140, 143, 150, 152, 193, 194, 196, 230, 233, 237, 247, 253
プライマリケアトラスト	199, 217, 230, 231, 232, 233, 237, 239, 304

【へ】

ヘルスケア委員会	242, 325

【ほ】

包括報酬	215
補完的機能	270
保険医協会	21, 25, 34, 36, 37, 61, 63, 64, 78
保健医療における質と経済性に関する研究所	54, 55, 58, 79
保健医療における実用的な質の向上及び研究に関する研究所	78
保健医療ネットワーク	158
保健省	193
保健センター	151, 154, 161
保険になじまない給付	21, 49
保険料負担義務のある収入	47, 51
補足医療保険組織全国連合（UNOCAM）	113, 130
補足機能	269
補足給付制度	272
補足的医療保険制度	109

【み】

民間医療施設（ESPIC）	112
民間医療保険	206

【も】

目標と手段に関する複数年契約	149
モニター	215, 232, 240

【ゆ】

郵便番号による宝くじ	209

【よ】

予算定額制	215

【り】

リスク構造調整	45, 50, 68, 82
臨床委託グループ	193, 194, 216, 220, 233

【る】

類似薬	41, 54

【れ】

連携医（médecins correspondants）	121
連邦保険医協会	65, 70, 73
連邦保険庁	68

松本勝明（まつもと　かつあき）
熊本学園大学教授。博士（法学）。1980年京都大学経済学部卒業，厚生省入省。在独日本大使館一等書記官，千葉大学助教授，厚生省福祉人材確保対策室長，マックス・プランク外国・国際社会法研究所招聘研究者，一橋大学教授，国立社会保障・人口問題研究所政策研究調整官，北海道大学教授などを経て，2015年から現職。社会政策の国際比較を中心に研究。主な著作に，『ドイツ社会保障論Ⅰ―医療保険―』（信山社，2003年），『ドイツ社会保障論Ⅱ―年金保険―』（信山社，2004年），『ドイツ社会保障論Ⅲ―介護保険―』（信山社，2007年），Reformen der sozialen Sicherungssysteme in Japan und Deutschland angesichts der alternden Gesellschaft, Nomos Verlag, 2007, 『ヨーロッパの介護政策』（ミネルヴァ書房，2011年）など。

加藤智章（かとう　ともゆき）
北海道大学教授，日本社会保障法学会代表理事。法学博士（北海道大学）。1979年小樽商科大学卒業。山形大学人文学部助教授，新潟大学法学部教授を経て，2009年から現職。社会保険法を中心に研究。主な著作に，『医療保険と年金保険――フランス社会保障制度における自律と平等』（北海道大学図書刊行会，1995年），『世界の医療保障』（法律文化社，2013年），『会社でうつになったとき』（旬報社，2014年），「社会保障と税の一体改革」論究ジュリスト2014年秋号など。

片桐由喜（かたぎり　ゆき）
小樽商科大学教授。修士（環境科学），1989年北海道大学法学部卒業。1995年北海道大学大学院法学研究科博士後期課程退学，小樽商科大学助教授を経て現職。イギリス，韓国の社会保障制度を中心に研究。主な著作に，共著『社会法の再構築』（旬報社，2011年），共著『世界の医療保障』（法律文化社，2013年），「医療サービスの情報提供と評価――日本とイギリスの比較を中心に――」週刊社会保障2748号（2013年），共著『家族法と社会保障法の交錯――本澤巳代子先生還暦記念』（信山社，2014年）など。

白瀬由美香（しらせ　ゆみか）
一橋大学大学院社会学研究科教授。博士（社会学）。1998年一橋大学経済学部卒業。2006年一橋大学大学院社会学研究科博士課程修了。同志社大学政策学部講師，国立社会保障・人口問題研究所室長等を経て，2017年より現職。イギリスおよび日本の医療・介護政策を中心に研究。主な論文に，「地域社会における医療のゆくえ：イギリスNHSの変遷をもとに」（中川清・埋橋孝文編著『生活保障と支援の社会政策』明石書店，2011年），「英国における看護師の職務拡大」（『社会政策』第3巻第1号，2011年）など。

松本由美（まつもと　ゆみ）
大分大学福祉健康科学部専任講師。博士（商学）。1993年神戸大学経営学部卒業。2008年早稲田大学大学院商学研究科博士後期課程単位取得満期退学。熊本大学教育学部専任講師等を経て，2016年から現職。日本とフランスの社会保障制度を中心に研究。主な著作に『フランスの医療保障システムの歴史的変容』（早稲田大学出版部，2012年），「フランスにおける保健医療計画の導入と展開――医療への平等なアクセスの実現を目指して――」国立社会保障・人口問題研究所『海外社会保障研究』（第178号，2012年），「フランス――漸進的な工業化を背景とした社会保障制度の創設」（田多英範編著『世界はなぜ社会保障制度を創ったのか』ミネルヴァ書房，2014年）など。

医療制度改革
ドイツ・フランス・イギリスの比較分析と日本への示唆

2015 年 3 月 5 日　初版第 1 刷発行
2017 年 9 月 10 日　初版第 2 刷発行

編著者　松本勝明
著　者　加藤智章・片桐由喜・白瀬由美香・松本由美
デザイン　佐藤篤司
発行者　木内洋育
発行所　株式会社 旬報社
　　　　〒 162-0041　東京都新宿区早稲田鶴巻町 544
　　　　TEL 03-5579-8973　FAX 03-5579-8975
　　　　ホームページ http://www.junposha.com/

印刷・製本　日本ハイコム株式会社

© Katsuaki Matsumoto et al. 2015, Printed in Japan
ISBN978-4-8451-1399-6